KB164915

보건 유토피아

이 책은 **(주)약업신문사**의 후원으로 출판되었습니다.

문예신서
192

보건 유토피아

로니 브로만

필리프 비버슨, 리샤르 베델, 앙드레 브리엥,

피에르 시라크, 소이직 크로쉐, 에릭 궤마이르,

카림 라우압디아, 노엘 라손, 장 리갈,

파트리스 트루이에

서민원 옮김

東 文 選

Rony Brauman

Utopies sanitaires

II. 개입의 전략

III. 건강, 이윤

IV. 공공, 개인: 국가와 질병

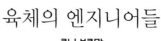

육체의 엔지니어들

로니 브로만

  부상자를 수술하는 것, 영양 실조에 걸린 어린아이에게 영양을 공급하는 것, 말라리아나 학질에 걸린 환자를 치료하는 것, 치료 차원의 급식소를 설치하고 예방 접종 캠페인을 벌이는 것 등, 이 모든 것들은 삶과 죽음을 가를 수 있는 몸짓들이다. 어떻게 보면 이 행위들 자체만으로 모든 것이 성취된 듯하기도 하다. 때문에 인도주의적인 원조에 있어서 이 몸짓들이 커다란 한 부분을 차지하고 있기도 하다. 그때부터 이같은 원조 몸짓의 효과를 증진시키기 위한 필수적인 지식이라든지 기술적인 방법이 문제가 된다. 그렇지만 지식과 기술만으로는 완전한 것이라고 할 수 없는 무엇인가가 있다. 왜냐하면 의료 행위라는 것은 언제나 그것이 사회적이나 문화적인 틀 속에서 벗어날 수 없는 바, 언제나 그 상황에 특수한 사람들과의 관계를 전제로 하기 때문이다. 이 때문에 의료 행위는 순수한 기술로 환원될 수 없는 어떤 것을 가지고 있다. 예를 들어 어떤 나라에서는 사지 중 다리를 절단하는 것이 사회적으로 받아들여질 수 없는 것이어서, 의사는 다리가 잘린 채 살아가기보다 온전한 몸으로 죽기를 원하는 다리가 썩어가는 환자의 고집에 자신의 의학적 지식이 요구하는 바를 헛되이 포기하게 된다. 게다가 기아의 상황에서 사회의 응집력을 위해 아이들이 우선이 아니라 노인들이 먼저 영양 공급을 받아야만 하는 경우도 있다. 우리들에게는 아이들이야말로 자동적으로 우리의 노력을 집중하게 되는 '나약한 집단'인데도 말이다. 그것은 그들에게 있어 어린이와 노인의 개념이 우리들과는 다른 단계의 도덕적 가치에 의해 결정되기 때문이다. 이곳 정글 속의 임시 병원에서 우리는 의사들이 폐결핵 환자들의 치료를 거부하고 '공중 보건 강령'의 미명하에 그들을 집으로 되돌려보내는 것을 목격하게 될 것이다. 이로 인해 이 환자들의 반 이상은 죽음을 맞이할 것이 뻔한데도 말이다. 그것은 바로 보건기술자들이 또 다른 청결함의 규범과는 정면으로 대립되는 청결함의 규범을 강행하는 상황이다. 이후로도 기술자라는 단어는 국경 없는 의사회의 의료 활동에 종사하는 모든 이들을 일컬을 것이다. 정말로 가장 '더러운 것'이 우리가 더럽다고 믿고 있는 것에 항상 부합되는 것은 아니다. 우리의 눈에는 너무나 당연한 것으로 여겨지는 모든 행위들이 또 다른 명백성, 그 또한 매우 '자연스런' 또 무엇보다도 인류의 윤리 강령이 서둘러 세운 내재적 사회의 선택들에 근거하고 있는 그러한 명백성과는 모순되는 경우가 있을 수 있는 것이다. 레비 스트로스는 다음과 같이 말한다. "언제나, 그리고 도처에서 인간은 자신의 몸을 그들의 기술이 만들어 낸 물품이나 기술의 재현 정도로 취급하고 있다."[1]

자, 이것이 바로 국경 없는 의사회 중 몇몇이 이 책을 통해 의사라는 직업에 대해 깊이 성찰하는 이유인 것이다. 기존의 전제 사항들, 그 믿음과 방법들뿐 아니라 의학이 우리 세상의 절규하는 부당함에 제공하는 개괄적인 이해들을 다시 한 번 분석하기 위해서 말이다. 의학 개론과는 거리가 먼 이 책은 너무나 빈번하게 자명성에 굴복하고 마는 의료 행위들과 선택들에 대한 비판적 성찰인 것이다.

위기에 처한 땅에서의 의료 행위들에 국경 없는 의사회는 이미 여러 해 전부터 국제적인 분규의 장과 전쟁이 일어나고 있는 땅에서 인도주의적인 원조 활동의 역할에 대한 나름대로의 명철한 조사 작업에 합류하려 무진 애를 쓰고 있다. 이 분석 행위와 입장 표시들은 자칫 인도주의적 원조 활동이 정치적 권력의 시녀나 도구가 될 가능성에 노출되어 부패한 용도 쪽으로 흐를 수 있다는 사실에 대해 관심을 가졌었고, 또한 지금도 그 관심을 놓치지 않고 있다. 왜냐하면 우리의 생각으로는 그것에 대한 관심은 무엇보다도 앞선 것이 되어야 한다고 믿기 때문이다. 만일 인도주의적인 원조 활동의 필연성 또는 필수성이 매우 빈번히 가중될 때 그와 비례하여 그것이 어떻게 이루어지는지와, 또 그 결과에 대한 분석 또한 전자의 중요성만큼이나 강조될 필요가 있다. 때로 그 활동과 그 참여에의 순수한 동기가 찬양받아 마땅한 경우 사실 이러한 모든 원조 물품이 쓰여져야 할 부분으로부터 유용되는 위험에 대해서 철저히 보호되겠지만 말이다. 이러한 위험을 완전히 폐지할 수 있으리라 헛되이 꿈꾸지 않기 때문에 분석에 필요한 최소한의 시간을 규칙적으로 내어 검사함으로써 그 활동을 분별하고 통제하는 것은 우리에게는 필연적인 일로 여겨진다. 역설적이게도 의학 일반에 대한 이같은 성찰이야말로 의학 활동 그 자체에 앞서는 것이다.

* * *

의술이 중대한 위기에 처한 상황의 가난한 나라들이나 좀더 안정된 환경에서 행해지건 혹은 대학병원이나 정글의 임시병원에서 행해지건간에, 이 모든 것을 떠나 의술은 그 자체로 과학적이어야 한다는 필연적인 방식을 유지한다. 바로 그 이유 때문에 '인류 원조 의술'이라는 것이 그 자체로만 동떨어져서 존재할 수 없는 것이다. 따라서 인류 원조 의사들이 다른 의사들과 구별되는 부분이란 그 각자의 개인적인 동기라는 의미에서뿐이다. 그러니까 인류애 기술자나 회계학자가 따로 존재하지 않듯이 인도주의적인 의술이라는 것도 따로 존재하는 것이 아니다. 발달된 조사 방법이 없다고 할지라도 이 물질적 결핍의 상황에서 의술을 행하는 의사들은 보다 부유한 환경에서 일하는 자기 동료들과 같은 도식의 정신과 같은 치료 방법을 가지고 있는 것이다.

가난하고 먼 나라에서 우리가 실행하는 보건-의학 행위에 대해 깊이 숙고해 보는 것은, 다름 아닌 우리가 가진 경험으로부터 교훈을 끌어내어 보다 좋은 방향으로 나아갈 수 있는 가능성을 우리 스스로에게 부여한다는 것을 의미한다. 그런데 그 본질이 결코 바꿀 수 없는 몇몇의 조정을 대가로 우리가 외부에 수출하는 활동인 만큼 마찬가지로 육체와 질병에 대한 우리 스스로의 문화에 대해 간접적으로 숙고해 보는 계기가 되기도 한다. 인도주의적인 틀 속에서 의술을 행한다는 것은, 그 일을 행하는 자원봉사자들의 물질에 대한 무관심은 제쳐 놓고라도 첫째는 그 치료 요법과 치료 도구(값비싼 의약품, 복잡한 도구, 생물학적인 검사, 엑스레이 등)의 빈곤함, 둘째는 언어와 문화 장벽으로부터 기인하는 매우 빈번한 환자들과의 의사 소통의 결핍으로 특징지어 진다. 당연하게도 환자들에게 제공되는 치료의 질을 좌우하게 되는 이같은 제약은, 의학팀으로 하여금 그들이 가진 약점을 핵심으로 몰고 간다고 여겨지는 전문적 과정에 있어서의 기술주의로 메우려 하는 경향을 가중시킨다. 이러한 특수한 제약 속에서 의학의 갈망, 즉 보살피는 의료인을 육체의 엔지니어로 탈바꿈시키려는 갈망이 드러나는 것이다. 환자와 의료인 사이의 선택받은 관계에 그 뿌리를 내리고 있는 인도주의적인 의료 활동의 소명은 그럼에도 불구하고 빛바래지 않은 채 존속한다. 그런데 그 활동 장소를 막론하고 이같은 관계들이나 육체들을 다루는 데 있어서 기술주의로의 가중되는 경향에 대해 자문해 보아야 하는 것은 내게 아주 중요한 일로 보여진다. 왜냐하면 이러한 기술주의적인 방향의 진보로 인해 위험에 처하는 대상은 바로 의료 행위의 대상인 인류이기 때문이다. '과학으로서의 의학'이란 사실상 자신의 상처, 즉 고통을 호소하러 오는 특수한 개인을 치료해야 하는 것이 가장 큰 의무이다. 의학의 개념은 필요한 경우, 또 다른 추상적인 총체인 '위험에 처한 집단'과 연합한 고립된 추상성의 총체인 질병을 가장 중요한 겨냥 목표로 삼고 있다. 이 책이 할애하고 있는 바는 바로 이같은 의학의 경향이 실제 의료 행위 속에서 어떻게 해석되고 있는가를 검토해 보고자 하는 데 있다.

엔지니어로서의 의사, 이 개인적이고 사회적인 육체에 대한 전문가는 현대 의사와 그 기원과 도정을 같이하고 있다. 엔지니어–의사의 방법론을 이해하기 위해서는 아마도 대략적인 것이 되겠지만 이 도정의 주요한 각 단계들의 발자취를 재고해 보는 것이 필연적인 일로 여겨진다. 치료 과정의 각 결정들에 있어서 "시험에 처한 의사의 단순한 정신의 생생함을 대체할 성공 가능성과 실패 가능성의 확률 계산"은 19세기 이후로 하나의 목표가 되었다. 그것을 당대의 프랑스 천문학자 피에르 시몽 라플라스는 장차 의학이 가능성의 과학들[2] 중 하나로 분류될 것임을 상기시키면서 설명한 바 있다. 의사이자 철학자인 프랑수아 다고네가 증명한 바 청진기의 발명이 자기 증상을 설명하는 환자의 말을 넘어서 숨겨진 주요 징후를 밝혀 줄 수 있게 되면서부터 이같은 의학의 변동은 가능한 것이 되었다. 언제나 해석에 있어 지극히 예민한 상대성과 의혹의 대상인 징후(symptôme)는, 세포 조직이나 신체 기관 손상의 반영으로서 유일하게 과학적으로 효력 있는 것으로 간주되는 증상(signe) 앞에서 무력해졌다.

파스퇴르 소독법의 혁명 및 세균의 발견과 함께 공중 위생의 개념이 태어났다. 이 혁명은 그때부터 한계가 무한해진 의학에 "목표를 변동시킬 것과 의료 활동 장소를 옮길 것"[3]을 강요한다. 병실과 실험실의 탁자로부터, 이 혁명은 병리적인 위험이 일반화되기 전에 세균이 퍼질 위험이 있을 만한 도처에서 감염의 씨앗을 추적하면서 실생활의 모든 면으로 전파된다. 그 자체로 탁월한 현대의 프로그램으로서 보건학은 "요람으로부터 무덤까지 각 개인의 전생애에 해당되는 과목이자 모든 분야에 개입할 준비를 하고 있다."[4] 보건학은 이렇듯 현대성 그 자체로 공중과 개인 사이에 놓인 경계선을 허물고 있다. 이같은 삶의 의학화는 20세기 기술의 진보와 더불어 가속화되면서 의학의 위상을 변모시켜 놓았다. 바야흐로 건강은 그 기준에 따라 차이를 재는 표준을 참조한 과학적이고 인체측정학적이며 생물학적인 정책의 대상이 되었다. "그 초기에는 특정 집단에만 국한되었던 [공중 보건]은 점차로 위험에 대한 개념의 일반화를 가로질러 사회 전반으로 퍼져 나갔다. […] 공중 보건이 다루는 바 문제들 또한 점차로 건강의 전통적인 개념들과 공중 보건의 범위로부터 멀어지게 되었다. 몸에 해로운 것으로 알려진 행동들에 대해서도 이후부터 점진적으로 모든 인간의 행위가 조사와 정상화 과정의 대상으로 탈바꿈하게 된다."[5]

19세기 벨기에의 천문학자이자 통계학자인 랑베르 아돌프 케틀레는 '수단의 인간'이라는 단어를 처음으로 사용하였다. 그에 따르면 인간이라는 통계학적인 존재는 "그 중력의 중심이 육체인 하나의 개체라는 데 있다." 상품 산업 시대는 그 제창자에게는 그다지 경의를 표하지 않으면서 이 개념의 탄생과 성공에 제반 조건을 마련해 주었다. 1978년에 열린 국제회의에서 '2000년에는 모두에게 건강을'이라는 슬로건을 목표로 정한 세계보건기구는, 그 대표 사무국에 통계학 분야의 라부아지에에 걸맞는 인물의 초상화를 걸어두어야 하지 않았을까. 세계보건기구의 전문가들에게 있어서, 그러니까 모든 국가들은 이 정의를 다음과 같이 수정해야만 했으니 말이다. "건강은 질병과 불구 상태의 부재뿐 아니라 신체적·정신적·사회적으로 완전히 건강한 상태이다." 그렇다면 어떻게 이같이 명확한 이데올로기가 인간보다도 초식동물이나 식물의 건강을 상기시키지 않는다고 말할 수 있을까? 또 어떻게 이같이 합성된 현학적 이데올로기가 인류를 위한 행복의 지평에서 올더스 헉슬리가 상상한 바 최상의 세상에서 악몽으로 변하지 않는다고 장담할 수 있겠는가?

병인이 되는 모든 감염원을 쓸어내고 깨끗한 세상의 도래를 표방하면서, 지구인의 건강 상태를 개선시킬 방법을 모색하여 모인 세계 보건 분야의 전문가들은, 케틀레가 말한 '평균적 인간'의 수치화된 추상성에 손을 들어 주는 격이 되고 말았다. 현재의 위생 부재 프로그램과 더불어서 말이다. 1978년, 세계보건기구는 마치 이후에 있을 완전한 전염병 소멸의 전주곡으로서 수많은 보건 전문가들에 의해 해석된 바 공식적으로 지구상에서 천연두의 완전한 소멸을 공표한 것도 사실이다. 현실적으로도 괄목할 만한 성장을 이룬 과학은 이같은 전문가들로 하여금 건강이란 것은 하나의 생리학적인 규범으로 환원될 수 없다는 사실을 망각케 하고 있다. 이 생리학적 규범이 표방하는 바는 무엇보다도 먼저 자신의 망각, 다시 말해서 자신의 한계 저 너머에까지 갈 수 있을 것이라는 느낌을 갖는 것, 때로는 착각에 가까운 자기 확신으로 일단 병에 걸린 후 걷고 일어날 수 있을 것이라는 그러한 자신에 대한 확신을 보는 것에 있다. 건강을 "끊임없이 새로운 규범을 생성해 내는 총체의 능력"[6]이라 간주하기보다 하나의 절대성으로 치부하면서, 그 자체로 이 규범적인 능력의 제한으로 여겨지는 질병과 건강의 관계를 무시하고 있다. 육체의 사용이라는 관점에서 주관적이고 문화적이며 사회학적인 차원들을 간과하는데다가 모든 것을 '정상적인 것'이나 '병리적인 것'으로만 환원시키려는 데 급급한 나머지 그들은 '건강'과 '질병' 사이에 생생히 살아서 교환되는 역동성을 필치 한 끝으로 묵살시켜 버린다.[7] 바야흐로 새로운 보건의 전도 사업 시대가 열린 것이다. 세계보건기구와 전문화된 그 사무국들이 열광적인 전도사의 역할을 하는 가운데 말이다.

일반 대중에게 질병에 대처하는 방법을 교육하기로 되어 있는 건강사무국들과 공중 보건 기술자들의 다중화는 대중에게 전폭적인 책임을 부과시키는 데 그 역할의 초점을 맞춘다. 그들은 개인이 '그들의 위험스런 행동들'과 이 행동으로 인해 야기된 질병들과 같이 '잘 다스려야 할 재산'으로 여겨지는 그들의 건강에 대한 모든 질문에 대답할 수 있어야 한다고 믿는다. 정말로 이러한 건강 전도사들이 책임을 맡은 인구가 그렇지 않은 인구에 비해 육체적인 조건이 실제로 특출한가에 대해서는 그누구도 증명해 보이려 하지 않았다는 구절에 주목해 보아야 한다. 그들이 교육하는 바의 규범에 일치한다고 여겨지는 그들 자신의 존재 양식에 미루어 보아 이 '위험 인자'에 대항한 전사들이 당대인들보다 더 잘, 또 더 오래 사는가를 증명하는 일은 그럼에도 불구하고 선택의 문제로

만 남아 있을 뿐이다. 어쨌든 모두들 이 보건의 모든 엄격한 요구에 완벽하게 맞아떨어지는 생활을 하는 인구 전체에 대한 전염병학적인 연구를 기다리고 있을 텐데도 말이다. 이같은 모호함에도 불구하고 의학과학이 이룬 바 삶의 규칙들에 대한 공식화는 벌써 존재의 모든 영역을 점령하고 있다. 수많은 비정부 국제기구와 유엔의 특수기구들(이를테면 세계보건기구나 특히 유니세프)이 선두가 되어 그 공공 행위의 근간이 과학이라기보다는 보건의 교리 문답서에 더 가까울 사회적인 기술을 전파하고 있다. 불현듯 이같은 '훌륭한 삶'의 규범들과의 관계로부터 멀어짐은 과오, 잠정적으로 처벌받아야 마땅할 다시 말하면 책임 거부로 나타난다. 이같은 길은 이미 서구 선진국에서 오래전부터 걸어온 길이다. 의학이 경제학으로부터 도입한 통계학적인 개념의 '위험 인자'에 따라 그 가격대를 조정하는 개인의료보험조합들에 의해서 말이다. 그같은 치료 거부에 대한 유혹의 경향은 몇몇 의학 분야에서도 나타난 바 있다. 다행히도 지금은 극히 드문 일이지만 '건강의 지침'에서 완전히 이탈한 환자들을 치료 거부하는 경우들이 그것이다. 어쨌든 이같은 유형은 이미 건강유지기구(HMO; Health Maintenance Organizations)와 한 조가 된 미국 정부가 채택하고 있는 유형인 것이다. 참고로 이 건강유지기구는 보험 회사들의 소유이자 미국의 어마어마한 건강 시장의 거의 3분의 2를 장악하고 있다.

새로운 동시에 의미심장한 또 하나의 경향은 바야흐로 '건강의 교향곡'이라는 이 거대한 콘서트에 제약 회사들이 적극 참여코자 한다는 것이다. 그들의 생산 전략과 독점 상권의 보호 정책에 힘입은 바 그들이 내는 엄청난 이윤에 대해 재검토하면서 대연구소들은 무엇보다도 그 자체로 이윤을 남기는 것에 존재 이유가 있는 상업적인 기업이라는 사실을 상기시키는 것을 잊지 않는다. 그들은 또한 이윤 없이는 제약 연구도 있을 수 없다(비교. '극심한 의약품의 결핍'과 '세계화와 의약품'을 다룬 장)고 부언한다. 자, 그럼에도 불구하고 바로 여기에 예방의학의 상품 시장이 있다. 다시 말해서 그들이 질병을 지구상에서 완전히 소멸시킴으로써 이러한 시장을 함께 소멸시키기를 원한다는 것인가? 그들에게 더 이상은 꼬치꼬치 캐묻지 말도록 하자. 그들이 이 길에 들어섰다면, 그것은 그들이 이미 '수단으로서의 인간'이라는 시장 개념을 알고 있었기 때문이니까. 일상 생활의 의약화, 다시 말해서 위험의 매개 변수들의 범속화를 증명해 보려면 그저 약국의 문을 열고 들어가 보는 것만으로 충분하다. 그런데 이 위험에 대한 매개 변수들의 범속화는 의약품의 생산이 잘 굴러가기 위해서는 더할나위없는 방법인 것이다. 의약 산업의 의사 소통화는 그 재료의 능변술에 있다. 그들의 '일반 대중을 민감하게 하는' 캠페인은 특정 질병(심근경색·암 등)뿐 아니라 특이한 위험 인자들(자외선·담배 등)에까지 이른다. 기술된 위험의 항존은 조심성과 더불어 매 순간 보호의 필연성을 상기시킨다. 치료 요법과 예방 요법의 혁신이 그것을 가능케 한 것은 불행 중 다행이라고 할 수 있겠다. '이미지'의 캠페인에 대해 말해 보자. 그것이야말로 모든 오염된 찌꺼기로부터 해방된 순수함, 완벽한 건강 속의 지고한 행복의 이미지를 보여 준다. 여기서 우리는 이들이 제약 물품들을 팔고자 하는 유일한 목표를 가지고서 같은 겨냥점, 같은 운동 모습, 간단히 말해서 그들의 입장이 가장 이윤에 관심 없는 사회의 사도들이 채택하고 있는 일련의 총체적 입장과 이상하게도 닮아 있다는 것을 발견하고 만다.

이같은 캠페인은 예전에는 '공중 위생' 또는 '보건 정책'이라 불렸을 것이다. 오늘날 이것은 '건강 교육' 또는 '사회적인 의사 소통'으로 불린다. 다시 말해서 그들이 표방하는 복지와 '과학,' 사회 규범과 '객관적인 진실' 간의 지나치게 완벽한 일치는 거대한 상업적인 이윤과 맞물리면서 가히 혼란스런 상황을 드러낸다. 그것은 단순히 보수주의자 혹은 진보주의자의 정책 바탕으로부터 보건적인 국가가 수평선 위로 드러나고 있기 때문이 아닐까? 피에르 로잔발롱이 보여 주고 있듯이 신의 섭리에 합당한 국가와 등가의 것으로 여겨져야 할 보건적인 국가 말이다.

그는 말하기를 "신의 섭리에 합당한 국가란 각 개인을 향한 사회의 제 의무들과 사회 단결의 제 형식들을 고정시키는 재분배의 개념과 정의의 규칙의 결정화 자체에서 비롯된다. 그는 권리와 주체로서의 개인을 국가에 반향한다. 반대로 보건적인 국가는 사회를 전체로서 포착하는 것을 그 목표로 한다. 이러한 형식의 국가는 사회적인 것의 생산을 그 궁극점으로 할 뿐 각 개인을 보호하려 하지 않는다."[8]

***

국제원조기구들은 빈번히 서구 문명 수출의 주요 산물이라 할 수 있는 이같은 복지과학의 대표격으로서 소개되며, 모두들 그렇게 인식하고 있다. 이같은 '선입견'에 대해 질문을 던져 보는 것이 이 책의 출발점이자 이후 여러 저자들의 성찰의 중심을 차지한다. 이들 모두가 일선에서 발 벗고 뛰는 일꾼들이며, 그들의 실천들로부터, 또 그들 자신의 고유한 경험의 구체성 속에서 스스로에게 질문하는 동시에 우리에게 질문을 던진다. 물론 이 때문에 그만큼 가치가 있는 것이겠지만 말이다.

방법론의 문제들을 다룬 제1장은 다수의 보건-의학적 개입 방법들의 효능, 일관성과 합법성이 서로 경합하는 장이라고 볼 수 있다. 위의 제 방법들은 그것들이 기반을 둔 다음과 같은 개념들로부터 분석되었다: 나름의 첨예한 상황들의 내부에서 포착된 '보건' '공동체적인 참여' '위생의 불모지대' '사회로부터의 배제.'

제2장 **개입의 전략**은 조작 방법들을 포괄하는 광범위한 선택의 문제와 그 속에서 부딪힐 수 있는 역경들의 문제, 그리고 그 역경들의 제거에 관한 문제 제기로 전개된다. 다시 말해서 건강에 관한 문제에 있어서 과연 어디에 우선권을 둘 것인가, 왜 몇몇의 질병들을 일반 강령의 미명 하에 희생시켜야 하는 것인가, 제3세계의 굵직굵직한 전염성 유행병에 마주하여 국제 공동체가 어떻게 반응하는가와 같은 것들 말이다.

건강, 이윤의 제목하의 제3장은 지구상에 존재하는 불공정성, 다시 말해서 한창 증가일로에 있는 지구 한편의 인구가 필수적으로 필요로 하는 의약품을 공급받을 수 없도록 되어진 불공평의 구조를 그리려 하고 있다.

　공공, 개인: 국가와 질병을 다룬 제4장은 비정부 국제협력기구와 아프리카의 보건복지부 사이의 모호한 관계에 대해 다루었다. 다시 말해서 인류애 단체와 건강, 그리고 정치 사이의 관계를 가늠하려는 시도인 것이다. 마지막으로 이 협력의 내기 속에서 공공 분야와 상권의 밀월 관계가 우리에게 중요한 것으로 비추어졌으므로 다음의 세 선진국, 즉 미국·영국 그리고 프랑스의 의료보장제도를 서로 비교하는 것으로 이 책을 마치려 한다.

　이 분석은 감히 건강이라는 거대한 실천과 전략의 장을 모두 감싸안으리라는 자신은 하지 못한다. 이 분석은 무엇보다도 특수한 몇몇의 국면을 해명하려는 목적, 다시 말해서 행동 양식의 운영과 인구에 대한 행정 즉 '삶의 정부'[9]라는 현대 사회의 궁극적인 내기에 대한 논쟁에 이바지하려는 목적 이외에는 그 어떤 야망도 가지지 않는다.

I

방법론의 문제들

1

인분의 위험

소이직 크로쉐

> "나더러 이 15리터의 물을 가지고 뭘 어떻게 하라는 거야?
> ― 그렇다고 해서 그걸 다 마시겠다는 건 아니겠지?
> ― 아니, 그렇다면 이걸 가지고 목욕을 하라는 건가?
> ― 목욕하려면 한줌의 물만 있으면 되는데!
> ― 너한테는 아마 그럴 테지.
> ― 하지만 나는 머리끝부터 발끝까지 비누칠을 해야 하거든!
> ― 왜? 너 어디 잘못된 거 아냐?
> ― 아니, 내가 도시 출신이라는 걸 잊어서는 안 돼. 그러니까 내 몸에는 세균이 득실댄단 말이지. 게다가 이놈의 세균들을 무시했다가는 큰코다치거든…! 매일 비누칠을 하지 않았다가는, 며칠 안으로 백주에 내 시체를 발견하게 될걸."
>
> 마르셀 파뇰, 《내 어머니의 성》

　　서구 세계는 목욕의 예방의학적인 미덕에 상당한 신뢰를 보여 주고 있다. 그러니까 자주 씻는 것만으로도 얼마든지 병마로부터 벗어날 수 있다고 믿는 것이다. 이 믿음에 대한 조항은 제국적인 기업의 '개명(開明)이라는 임무'를 유포하는 가방 속에 언제나 함께 들어 있던 품목인 것이다. 오늘날에 이르기까지 그것은 그에 합당한 보건 교육과 실천의 밸런스를 맞추려는 진지한 발전 계획으로는 되지 못하고 있다. 반면 특수 출판은 제3세계에서 발견되는 거의 대부분의 질병이 청결의 부재로부터 기인한다고 생각한다. "전염병의 빈도와 심화의 주요 원인: 위생의 결여. 인분의 위험, 더러운 손, 파리, 식수와 음식물의 오염, 풍토와의 접촉. 그것은 박테리아성 장염(유아사망률의 가장 빈번한 원인 중 하나), 바이러스성 장염, 신생아 파상풍의 증가 원인이 되고 있다[…].”[10]

세계보건기구의 국장인 알판 말러 박사는 “인구 1천 명당 수도의 수야말로 병상의 수를 가늠하는 최고의 잣대”[11]라고 공언한 바 있다. 그러니까 국제기구들은 구구절절 선전 대상들의 열정 부족을 통탄하면서 비누와 화장실의 장점에 대해 악착같이 역설하는 것이다. 예를 들어 자원봉사하는 몇몇 국경 없는 의사회는 그들의 회의를 다음과 같이 표현한다. “우리는 빈번히 우리가 가정에서 강조하는 위생이 아무런 효과를 갖지 못함을 도처에서 발견한다 등등. 일반적으로 우리는 물을 끓여 마셔야 한다는 것은 알고 있다……. 알고는 있지만…….”[12]

80년대 동남아시아의 비정부국제의학기구에서 관찰된 바 보건 교육 메시지의 비적절함과 무모함은 현재까지도 변하지 않고 있다. 같은 시간에 이 캠페인의 수혜자들은 프랑스인들의 몇몇 행동에 대한 혐오감을 발전시켜 나가고 있었다: 이 **야만인들은** 잘 씻지 않아서 악취를 풍긴다. 진흙이 잔뜩 묻은 신발로 집 안을 서슴없이 들락거리고, 게다가 집 안에 개·고양이를 맘대로 들인다. 입도 가리지 않고 이를 쑤신다 등등. 그들의 담론에 있어서의 청결성이라는 것은 삶의 방식이나 미학적인 걱정으로부터 비롯된 것이어서 서구의 그것과는 매우 다른 실천 양식의 총체를 이룬다. 1991년 국경 없는 의사회는[13] 캄보디아에 있어서 청결성의 재현 양식과 그 기술이라는 주제하의 연구를 지원하기로 결정했다. 물질적인 조건을 비교할 뿐 아니라 한편으로는 캄보디아인 가족들을 통해, 다른 한편으로는 국경 없는 자원봉사 의사들에 의해 표출된 논리를 비교하는 것이 그것이다. 그런데 그 결과는 총체적인 상호간의 몰이해였다. 상대방의 습관에 완전히 무지한 채 각자가 자신만의 청결성의 개념으로 무장하고, 그 개념에 의한 습관 속에 함몰되어 있었던 것이다. 그렇다면 도대체 깨끗하다는 것이 무엇인가? 우리는 과연 어떠한 잣대로 더러움을 구분해 내는 것인가?

깨끗함, 질서정연한 것

인류학자 메리 더글러스는 성스러운 오염과 세속의 더러움에 관한 그의 저서 《오염에 대하여》에서 언제나 깨끗함의 범주는 자의적으로 정의되는 것으로 세상의 질서를 정립하는 데 한몫한다고 결론짓고 있다. "더러움은 질서에 대한 위협이다. 더러움을 제거함으로써 우리는 긍정적으로 우리가 선 자리를 조직해 나가는 데 전념할 수 있는 것이다[…]. 더러움에 대한 성찰은 자연스럽게 질서와 무질서, 존재와 비존재, 형식과 형식의 부재 사이의 관계에 대한 성찰로 우리를 이끈다[…]. 더러움의 개념들이 고도로 구조화된 도처에서 우리는 그것들을 분석함으로써 이 심오한 주제들이 내기 속에 던져지는 것을 깨닫게 된다."[14]

게다가 몸의 각 구멍이나 그 가장자리로부터 나온 물질들은 더러움과 오물의 원형을 이룬다. 오염물은 육체의 한계, 그것이 분비하는 물질들 속에서 그 기원을 찾는다. 가래침·소변·대변·피 등. 그런데 만약 이 육체가 사회나 또는 한 국가의 영토에 대한 은유라면 (손쉬운 은유로서 인체의 면역 체계는 대중을 위한 담론 속에서 빈번히 한 사회나 국가의 기능에 비교된다),[15] 또는 반대로 사회단체의 기능 또한 인간의 신체 기능에 비유될 수 있다면 과연 한 개인적인 단체에 있어 어느 '가장자리'나 한계들로부터 오염이 시작되는가? 줄리아 크리스테바는 더러움의 '경계선적인 요소'의 의미에 대해 강조한 바 있다. "더러움은 […] 한계와의 관계를 통해서만 그 의미를 부여받을 수 있다. 보다 특수한 면은 그것이 이 한계의 선택된 대상이자 그것의 다른 한 면인 가장자리를 표상하고 있다는 점이다."[16]

더러움은 그러니까 자기가 있지 않아야 할 자리에 있는 어떤 것을 의미한다. 프랑스어에서는 그 단어의 반의어인 '깨끗한'이 지시하는 의미, 즉 '적합한, 적당한, 합당한, 어떤 질서 속에서 그 자리를 적절히 차지하는 것'을 관찰함으로써 위의 가정은 입증된다. (영어의 **proper**가 이 의미를 잘 간직하면서 clean과 구분되는 사실을 입증하는 것은 흥미로운 일이다.) 조르주 비가렐로는 《깨끗함과 더러움》[17]에서 17세기 한 단어의 변천사를 다음과 같이 요약한다. "깨끗함은 질서와 합당성을 합친 것이다." 이 주제를 스위스 가정 청결성의 기원에 대한 연구인 《질서 속의 깨끗함》[18]이라는 제목으로 즈느비에브 헬러가 인계받는다.

덧붙여 19세기 이래로 위생이라는 용어 또한 그 특수성을 잃어버리고 있다. 사실 그 '고유한' 의미에서의 위생은 바로 "건강을 보존하고 정진시키려는 경향을 가진 원칙들과 행동들의 총체"이다. 그러나 이 단어는 현재 청결 행위의 동의어처럼 사용되고 있다. 파스퇴르 이후로 우리의 건강에 대한 개념은 비누나 살균제와 같은 상품을 이용한 목욕을 통해 병균주를 없애는 것에 너무나 밀접하게 연관되어 있는 것이 사실인 한은 말이다. 청결은 "보건의 기반을 이룬다. 왜냐하면 그것이야말로 우리를 모든 오염, 결과적으로 모든 세균들로부터 격리시키기 때문이다."라고 1897년 한 작가는 적고 있다.[19]

물의 위력

그러니까 19세기 말엽 병리학적인 박테리아의 존재와 함께 연상된 더러움은 몇몇 질병 전염의 원인으로 간주되었다. 그렇지만 언제나 그랬던 것은 아니었다. 프랑스의 농촌에서는 거의 최근까지도 불결함의 위생학적인 가치에 대한 믿음이 빈번히 회자되었던 것이 사실이다. 수많은 속담들이 더러움의 이로운 효과에 대해 언급하고 있다. "때가 있어야 머리가 잘 자란다." 또는 "이(蟲)가 건강을 지켜 준다."[20] 이렇듯 **인분의 위험**을 절실하게 깨달은 것은 불과 얼마 되지 않는다. "20세기 중반 무렵에 이르기까지 소수의 의사, 그렇지만 아마도 거의 대다수의 사람들은 쓰레기의 유익한 위력에 대한 신념을 가지고 있었다."[21] 이 당시, 그러니까 비가렐로가 묘사한 바 16,7세기의 물을 사용하지 않고 흰 천으로 얼굴을 비비는 '마른 세수'나, 19세기 대기주의자들의 이론에 따른 '일광욕'은 서서히 주요한 세정 행위의 도구인 물의 사용에 그 자리를 내주게 된다. 바야흐로 물이야말로 '세균과의 전쟁'에 있어 최초의 무기로 등장한다. 한 위생잡지는 다음과 같이 확언한다. "잦은 목욕은 최상의 살균제를 대신한다."[22] 물은 공공 장소나 개인 공간에서 필수 불가결한 것이 된다. 동시에 이같은 물의 승리[23]는 그 소비량의 현격한 증가를 불러온다. 특히 앞의 예문의 꼬마 파뇰에게서처럼, 특히 도시인들에게서 말이다.

그런데 물이 이처럼 청결함의 가치와 전우주적인 방식으로 밀접하게 연결되어 있는 요소인 것이 사실이라면, 특히 서구 그리스도교 세계에서 그 사실에 대한 연상으로 다음과 같은 유명한 표현들이 잉태된 것 또한 그리 놀라운 일은 아니다. "과오를 씻는 것" 또는 "죄를 씻어내는 것." 그와 마찬가지로 영국의 속담 **청결은 성스러움과 이웃이다**도 그같은 관계를 입증한다.[24] 한편 영국에서는 다각적인 청교도주의 운동이랄지, '도덕의 복귀 운동'과 군중의 위생 캠페인 사이에 일련의 밀월 관계가 형성되기 시작한다. 청교도주의라는 명칭으로도 불리는 1572년에 도입된 스코틀랜드의 장로교는 영국에 마지막 남은 교황주의의 잔재를 씻어내기를 마다하지 않았다. 즈느비에브 헬러는 계몽주의 운동으로 대표되는 19세기에 그와 같은 위생에 대한 강박적 이념을 스위스에 심는 데 이바지하는 한편, 유럽 전역에서 다른 저술가들도 이같은 경향을 답습하기 시작한다. "17세기 이래 신교의 영향은 당시까지 가톨릭교가 성스러움의 부문에 가두어두었던 의식을 분리시키는 데 있어 커다란 역할을 한다. 이에 바야흐로 동북유럽 전역에서 물의 위생학적인 사용이 이루어진다."[25]

그러나 파스퇴르 이래로 물은 세척하고 보호하는 동시에 전염성 유행병의 숙주가 된다는 사실이 밝혀졌다. 물속에는 콜레라균과 장티푸스의 원인이 되는 박테리아가 존재한다. 목욕 자체는 수백만의 걱정스런 세균들의 온상이다. "더러운 물로 행해지는 간단한 일상의 세안이 결정적으로 위험을 초래하는 원인은 아니다."[26] 물은 이때부터 위험해진다. 아니면 적어도 소독하는 동시에 오염되는 양가성을 갖는다. 영어권 사용자들은 어떤 범주의 질병은 **물이 질병의 원인이 되는 것**(수인성)으로, 다른 한편 **물이 질병을 씻는 것**으로 깨끗하고 풍부한 물로써 예방할 수 있는 질병군으로 나누고 있다. 이같은 용어는 지금까지도 영국계 전염병학에서 통용되고 있다.

청결성의 목가

19세기에 이미 프랑스의 부르주아지들은 비가렐로가 '비참의 목가'[27]라고 부르던 당시 빈자들에게 몸을 씻는 방법을 가르치려 노력했다. 줄리아 세르고는 프랑스에서 어떻게 물의 위력을 역설하려는 힘겨운 작업을 개시한 수업이 생겨났는지를 묘사한 바 있다. 그 구역 빈자들의 형언하기 어려운 더러움을 증언하면서 에느 푸르타도 진료소의 의사는 그가 사람들에게 하는 충고들이 얼마나 쓸모없는 것이 되는 가를 바라보며 통탄을 금치 못했다. 우리는 온 힘을 다하여 그들로 하여금 조그만 항아리의 물로 충분한 청결의 필요성과 몇몇의 위생상 꼭 지켜야 할 점들을 역설하지만 […] 그는 탄식한다. 그들의 얼빠진 표정, 보일 듯 말 듯한 미소는 […] 그 무엇도 그들의 몽매함을 꿰뚫고 지나갈 수 없음을 증명한다.[28]

즈느비에브 헬러는 20세기초 스위스에서 같은 현상을 분석했다. "1924년부터 방문간호사들은 각 가정을 방문하기 시작했으며, 그와 동시에 위생 규칙에 대한 교육을 실시했다."[29] 보관되어 있는 수많은 사진들에는 '흰색 상의에 짧은 머리를 한 방문간호사들'이 그들의 가정 방문 동안 침대 밑을 쓸거나 아이들의 이를 잡아 주는 모습이 담겨 있다. 오늘날 제3세계에서도 바로 이와 같은 원칙으로부터 출발하여 빈자들은 빈번히 질병의 희생자가 된다. 왜냐하면 그들이 깨끗한 물을 이용하지 않거나(**물이 질병의 원인이 되는**), 아니면 그들이 더럽기(**물이 질병을 씻어내는**) 때문이다. 위생의 선교사들인 국제원조기구의 자원봉사자들은 이렇듯 몇몇 진실에 타격을 가한다. 예방 접종이나 산전(産前) 건강 검진을 받기 전 진료소의 환자 대기실에 마련된 교육 프로그램에 불참하는 것은 불가능한 일이다. 아니면 진료소 직원이 가정의 위생 시설 설치를 감독하러 와서 보건에 대한 지식을 주입시키는 것으로부터 벗어나는 것도 거의 불가능하다. "우리는 각 가정의 보건 상태에 대한 앙케트도 **가정 방문**을 통해 해보았다. 그 목적은 한 번씩 모든 가정을 방문하여 가정의 청결 상태를 관찰하는 일이었다. 식수는 어디에서 얻는지, 물을 끓여서 먹는지 등등."[30]

이같은 방문 중간중간 다음의 텍스트에서처럼 손을 씻어야 한다든지, '깨끗한' 물을 이용해야 한다거나 또는 물을 끓여 마셔야 한다든지 하는 것들을 설명한다.

"어린이는 기본적인 위생 규칙들을 배워야만 한다.

── 어린이는 충분한 양의 가급적 깨끗한 물을 마셔야 함을 배워야 한다.

── 식수를 긷는 장소를 항상 깨끗하게 관리한다.

깨끗한 물을 더럽혀서도 안 되고, 더러운 컵들을 물에 넣어서도 안 된다.

── 식사 때 어린이는 먹기 전과 후(가능한)에 비누로 손을 잘 씻어야만 한다. 식사 전과 후에는 식탁 또는 돗자리를 깨끗이 닦고 물기를 제거해야만 한다. 접시와 수저 등을 잘 씻어 놓아야 한다. 음식물을 잘 정리하고, 쓰레기는 잘 없앤다. 몸을 더럽히지 않으면서 먹어야 하며, 꼭

꼭 잘 씹어먹으려 노력하고, 조용히 먹는 습관을 기르고, 앉아서 먹되 데지 않으려면 더운 음식을 엎지 말아야 한다."[31]

예의, 수줍음 또는 수치 때문에라도 일반적으로 이같은 서툰 교육의 수혜자들은 대답하기를 꺼린다. 게다가 대부분의 보건에 대한 메시지들은 좋은 교육을 가름하는 행동 방식과 태도의 총체로 무장되어 있다. 그것은 마치 19세기초 부테 드 몽벨의 《유년기의 정직한 시민 의식》에서 "청결함이 예의이다"라고 가르치는 것과 다를 것이 어디 있는가? 여기서 어린이는 '잘' 씹어야 하거나, '바른 자세로' 앉아야 한다. 여기 어디서 다른 것들에 비해 더욱 위생적인 부분이 있을 수 있는가? 그렇지 않으면 단순히 혈통 중심적 우주론적 원칙에 근거한 문화적인 실천인가? 무슨 권리로 이미 존재하는 가족 원칙을 이같은 원칙으로 대체하려 하는가? '깨끗한 물'이나 '더러운 컵'은 대체 무엇을 의미하는가? 이러한 전언을 들은 상대방은 충분히 모욕감을 느낄 수 있는 것이다. 그 자신의 판단에 따라 더럽다고 느껴지는 물을 마실 정도로 그는 바보가 아닌 것이다. 또는 만약 물이 더럽다고 판단됨에도 불구하고 그가 그 물을 마셨다면, 그것은 예외적인 환경 때문에 어쩔 수 없어서였을 것이다. (캄보디아의 크메르 공산당 치하에서 이같은 일은 수없이 일어났다.) 일반적인 가족 규범상 이미 실행되고 있는 식탁이나 식기의 세척 부분도 좋게 받아들여지면, 이미 알고 있는 사실을 다시 되풀이하는 것으로 최악으로는 사생활 침해로 받아들여질 수 있다.

실제로 몇몇 저자들은 그러한 캠페인의 유익성에 대해 자문하곤 했다. 보건 교육의 개입 효과에 대한 보고서를 다룬 한 잡지는 다음과 같이 결론짓는다. 그러니까 무엇보다도 교육 대상이 된 인구의 교육 이전의 보건 상황에 대한 연구가 전무했기 때문에 전과 후를 비교하여 그 효과를 추출한다는 것은 불가능하다.[32] 직접 달려가서 연구한다는 것은 문제도 되지 않는다. 왜냐하면 빈자들(완곡하게 표현해서 '빈곤 계층')은 다음과 같은 목표, 즉 염려의 **대상**, 또는 교육시켜야 할 무지한 그룹을 이루는 것이 당연하니까 말이다. 개발의 주체와 국제 원조의 수혜자라는 권력 관계에 기댄 채 우리는 전자의 지식만이 무조건 옳고, 후자는 무지와 미신으로 가득 차 있다는 생각으로 무장하고 있다는 사실을 발견한다. 오늘날 국경 없는 의사회 각각은 에느 푸르타도 거리의 의사들이 선언한 바 '몽매함'이란 말을 감히 상기조차 시키지 못한다. 그렇지만 어쨌든 그들은 환자들의 터무니없는 보건 지식의 부족에 대해서는 차라리 슬픔을 느낀다. "원주민들의 문제는 대부분 가난과 보건 지식의 부족에서 기인한다."[33]

서구의 기술자들이 제3세계에 와서 전파시켜야 할 이 교육, 이 지식들은 특히 보건에 관한 한 전염성 유행병학자들의 주요 타깃(과녁)이 되는 원주민들의 생활과 상반되는 것이다. 세균과의 싸움은 그 지역 원주민의 생활 습관과 기존의 지식과 정면으로 맞닥뜨려야 한다는 것을 의미한다. "왜냐하면 무지와 마찬가지로 지식은 모호함의 부재와는 거리가 먼 것으로, 한 부류의 인간이 다른 부류의 인간들에게 특정한 상황 속에서 도덕적인 내연과 함께 부과하는 어떤 것으로 이상성을 지향하는 동시에 매우 일시적인 개념이라고 할 수 있다. 그 추종자들에게 제시되고 사용되는 것으로서의 서로 다른 여러 종류의 지식들 사이의 관계는 변증법적인 관계라기보다는 대적 관계에 있다. 다시 말해서 이 지식 체계들 중 하나의 추종자들은 다른 지식들뿐 아니라 그것을 사용하는 사람들까지 제거하려 힘을 기울인다. 마치 다른 지식들은 틀린 것일 뿐 아니라 진부하고 나쁜 것이라는 듯 매도하면서 말이다."[34]

요르라이퍼 존슨은 비정부국제협력기구와 국가 문화 사이의 일치 부분을 나름대로 분석하면서 "결국 모든 것들은 질서 유지라는 한결같은 계획으로 귀결된다"[35]고 주장한다. 이 질서는 시민의 자유, 인간의 권리나 대전염성 유행병의 박멸 같은 여러 가지 색체로 장식될 수 있다. 그러나 모든 경우 행정/이윤을 목적으로 하는 외부의 관료 체계로 세워진 이같은 질서는 상하 계층 구조와 정해진 계획표 속에서 자리잡아 간다.

개발국(局)들은 정기적으로 가족이나 공공 장소의 효율적인 관리 계획을 시도한다. '공동' 관계수로, 서구의 규약(전염병학적이거나 박테리아학)에 맞추어 우물 파기…… 공중 보건 분야에 대해서 국가는 아무런 주저없이 규약을 강제법으로 실행시킨다. (의무적인 예방 접종, 의료진, 검역, 특정 병리 증상에 대한 자동 역학 검사……)

결국 프로이트에게 있어서 문명이 만약 다음의 세 가지——"청결성, 질서, 그리고 아름다움"으로 요약된다면, 도미니크 들라폭트는 "제도 국가는 그 전제주의적 특성이 강할수록 질서-위생-아름다움의 삼각 관계를 표상한다"[36]고 주장한다. 1975년부터 1979년 사이에 크메르 공산 체제는 불행하게도 이같은 이론을 그 최극단까지 밀고 갔다. 이 위생-질서-아름다움의 등식을 육체와 사회, 그리고 경관에까지 적용하면서 말이다. 다른 한편 들라폭트는 문명이란 언제나 시궁창을 동반한다고 확신한다. 강한 국가들은 언제나 하수구부터 건설했다. "왜냐하면 문명이란 언제나 승리자, 침략자의 것이기 때문이다. 그들은 가는 데마다 오물을 뿌리는 야만인들과는 근본적으로 다르다. 문명은 근본적인 금지. '대변 금지'의 역사에 다름 아닌 것이다."[37]

이같은 논리 속에서 "한 국가의 제국주의와 오물 처리 정책의 연결에서 […] 동일 실체론"[38]은 폴 포트 전제주의 체제에서 또한 비극적인 양상으로 드러났다. 그러나 그 원칙은 매우 미세한 양이지만 매번 국제기구의 **보건국**에서 확인된다. 난민 수용소를 조직하면서, 스스로 주인인양 행세하면서 오물을 버리는 장소와 화장실을 할당한다. "이곳에서만 대변을 볼 것."

쓰레기

1988년 제3세계의 대도시들에서 쓰레기 처리 문제에 대한 다수의 연구가 국제환경기구의 국제문제담당부 프로그램하에 행해졌다. 예를 들어 페스에서는 대다수 농민 출신의 새로운 인구들을 도시의 광범위한 구역의 오염 책임자로 간주했다. "가장 많이 더럽히는 사람들은 시골 출신들이다. 그들은 오물을 아무때나 아무곳에나 상관 없이 버려 버릇했던 것이다. 더럽히는 것은 바로 그들이다. 그들은 농촌에서와 똑같이 도시에서 행동한다. 그러니 도시가 더러워지는 것은 당연한 일인 것이다. 그건 모두 시골 출신들이 더럽히는 것이다."

마찬가지로 캄보디아에서, 특히 80년대에 수도권 주민들이 자기 도시가 더럽다고 말하는 것을 듣는 일은 충격적이었다. "**예전에** 프놈펜은 이렇지 않았는데." 그들에 따르면 그 잘못은 전쟁과 하수도 시설의 파괴에도 있지만, 결정적으로는 도시에 정착한 농민들의 행동에 있었다. 이같은 이방인에 대한 반복되는 비난 속에서 우리는 무엇을 보아야 하는가? 그들은 동족이 아니었던가? 캄보디아에서 도시 사람들은 농민들을 비난한다. 그리고 농민들은 베트남인들을 비난한다. 이러한 행동 양식은 다음과 같은 매우 간단한 2개의 커다란 범주로 세계를 가르려는 의도일 수밖에는 없다. 즉 우리는 깨끗한 사람들, 저들은 천한 **시골뜨기**인 것이다. (프랑스에서도 20세기초에 브르통 출신의 농민들을 그렇게 불렀었다. 그들이야말로 일종의 단순한 정신 상태, 또는 촌스러움이란 특성의 화신처럼 보였던 것이다.)

만약 청결함과 불결함의 현실이 각 개인에 따라 변한다면 "절대적인 최소치, 질문의 여지없는 원칙은 우리야말로 청결하다고 하는 확신이다. 청결함에 대한 확신이 없이 동일성의 구축은 있을 수 없는 일이다. 자신의 것, 자기 고유의 것이 된다는 것은 고로 깨끗한 것이다." '부정적'으로 기능하는, 다시 말해 동일성으로서의 불결함에 대한 반항으로 사회 가장자리의 사람들, 청소년들, 반대자들은 반대의 표시와 사회의 기존 질서에 대한 의심을 표출한다. 이같은 반항은 일종의 항의·분리를 의미하며, 그들의 주변에서도 그렇게 취급당한다. 외부에 적용된 이 반항은 같은 목적을 이용한다. 이방인이나 분명치 않은 미지인들과 명백히 구별되는 것이다. 무질서나 더러움을 설명하기 위해서는 거의 우주적인 원칙인 듯해 보이는 '타인' 또는 '더러운 외국인'으로 대변되는 속죄양의 필요성은 메리 더글러스의 이론이 다시 한 번 확증시킨다. 오염의 개념은 배제라는 주요 원칙을 필요로 한다. 그것은 가정의 고유 공간과 가정의 문턱을 넘어 광대한 외부 세계 사이에서, 그뿐 아니라 사회 그룹들 사이에서의 경계선 획정을 의미한다. 만약 빈자들과 이방인들이 가장자리로 내몰려 인간 쓰레기 대접을 받는다면, 그들이 쓰레기를 처리하는 일만을 그 생계 수단으로 발견한다는 것이 그리 놀라운 일은 아닌 것이다. 조르주 네벨은 이미 그 사실을 다음과 같이 지적하고 있다. "공공 위생 체계의 혜택을 전혀 받지 못하는 사람들은 문자 그대로 그들의 분뇨 위에서 살고, 청결한 사회를 뒷받침하기 위한 인력을 제공한다." 여기서 다시 한 번 크메르 공산 체제는 이 논리를 그 극단적인 결과로까지 몰고 갔다.

크메르 공산 체제하의 위생과 청결

크메르 공산당의 선전 전단은, 그들의 혁명이야말로 '위생 정책에 모든 힘을 다한 것(아나마이, anamay)'이라는 사실을 강조한다. "위생 규칙들의 기계적인 적용이 모든 종류의 전염성 유행병을 퇴행시키거나 제거하는 데 기여했다. 의사들은 집이나 마을의 청결 상태를 가까이에서 감시하였고, 단체 급식소나 그외의 공공 장소에서의 위생 규칙의 준수에 대해서도 주의를 늦추지 않았다."[39] 그러나 그들이 제창한 바의 위생은 매우 특수한 성질을 가진다. 우선 육체 자체는 단련되고 연마되어 혁명 정신에 따라 위생화된 것이어야 했다. "문화를 담당한 동지는 혁명적 삶의 방식의 규범들을 정했다. 그는 우리의 의생활과 머리 모양에 대한 방법을 지정해 주었다."[40] "[…] 서너 명의 검은색 군복의 젊은 병사들이 도착했다——이렇게 긴머리를 하다니 이 여자애들 대체 어떻게 된 거요? 다 잘라야 해요. 도대체 위생적이지가 않지 않소."[41]

똑같이 머리를 자르고 검은색의 농민복을 착용함으로써 얻어진 육체적 외양의 획일화는 커다란 사회적인 몸체의 구성을 허용했을 것이다. 그리고 그 속에 모든 차이점들이 녹아 들어갔을 것이다. 그후로 위생·청결과 이념적인 순수성이 기성 사회의 풍속(상쿰 카스, sangkum chas)에 대한 급진적인 유죄 선고 속에서 서로 혼재되었다. 크메르인의 정신 상태는 외부적인 요소로 인해 부패(롤루이, roloui)되었다. "제국주의자들과 미제(美製) 파시스트의 썩어빠진 정신 상태로부터 벗어나시오."[42]

'크메르 혈통'의 순수성 원칙을 주장하면서, 또 민중과 영토의 개념을 혼동하면서 그들의 외국인 혐오증은 명백히 무엇으로부터 오염의 위험이 도래하는지를 지적하고 있다. 그러니까 그들로서는 국경에 밀집한 베트남인들과 싸우는 것뿐 아니라 '내부의 적'과도 싸워 이겨야 하는 것이다. 혁명 초기 사회 계층이나 그들의 도시 주거 방식에 따라서 규정된 바 이 적은 또한 여러 다른 이유로 화교와도 부합된다. 우선 그들이 상권과 고리대금업을 장악하고 있었기 때문이다. 그러나 이것은 단지 한 가지에 대한 설명에 불과하다. '혁명 격문'이라는 이름하에 지명된 내부의 적은 빈번히 외부적인 인자로 정의된다. 제국주의로 인해 더럽혀진 정신의 정화 작용은 특히 집합적인 '물질들'의 허용으로부터 시작된다. 인분의 관리에 있어서 전체주의 국가의 역할에 대한 들라폭트의 논문과 그대로 닮은 이 오물에 대한 정책은 혁명을 통한 모든 주체의 장악에 다름 아니다. 그러니까 이들 모든 주체의 생산물은 그 자신으로 되돌아와야만 한다. 비료 제1호(소변은 비료 제2호이다)인 인분은 밭을 비옥하게 하기 위해 국가가 수거한다. 이것은 중화인민공화국의 모델을 따른 것이다. 아무도 이 의무로부터 벗어날 수 없다. 식량 배급은 반드시 일정량의 비료와의 교환 조건하에만 가능했다. 그러나 인분이 의미하는 것은 그들의 생산 의무 이상의 어떤 것이었다. 그것은 동시에 축출의 한 도구였으며, 그랬던 만큼 "크메르 공산당은 인분에 대해 일종의 공포심을 가지고 있었고, 그것을 보자마자 눈을 돌려 버리거나 그것으로부터 발을 돌렸다."[43] 그러니까 자신의 혁명 열성을 보여 주거나, 과거의 잘못을 속죄하는 데 있어 인분은 하나의 가능성이었다. "누구나 가장 바라던 일은 이상하게도 화장실 청소였다[⋯]. 혁명기에 인분에 대한 혐오를 극복하는 것은 이념의 변화에 대한 증거였다[⋯]."[44]

그러나 그들은 적의 계층으로 전락한 전쟁 포로에게는 선택의 여지를 주지 않았다. "나는 그 소식을 듣고 화가 치밀어올랐다. 물양동이를 운반하는 것은 그에 비하면 치욕스런 일이 아니었다. 난 똥지게를 운반해야 했던 것이다. 바야흐로 전쟁의 노예인 가장 최하 계급으로 전락해 버렸다. 나의 추락은 완전한 것이었다."[45]

이러한 경우, 개인의 육체는 더 이상 거대한 사회의 몸통을 이루는 기관이 아니다. 더 이상 오염을 이루는 분비된 생산물이 아닌 새로운 사회의 '가장자리에 선' 개인으로 찌꺼기에 불과한 것이다. 가장 불결한 계층, 다시 말해 열악한 계층으로 몰린 경우 가장 혐오스런 일을 하는 것은 논리상 틀릴 것이 없다. 그것을 메리 더글러스는 다음과 같이 묘사한다. "하나의 육체로 재현될 수 있는 전체의 체계는 작업의 배당 덕택에 기능한다. 머리는 가장 경멸시되는 육체의 부분이 찌꺼기를 운반하는 동안 [⋯] 사고를 담당한다."[46]

이 이미지는 매우 효과적으로 캄보디아의 문화를 설명하고 있는 만큼 그들이 육체의 재현에서 두개골(발, kbal)에 가장 높은 가치를 부여한다는 사실을 보여 준다. 즉 두개골의 성스러운 특성은 물리적 공간(논의 '머리')뿐 아니라 알파벳(각 문자는 '머리'로부터 시작해서 '발'로 끝난다)에까지 미친다. 다른 동남아시아 국가들에서처럼 육체의 상징화는 또 다른 주제들을 끌어낸다.

곤경에 처한 건강의 선교사

캄보디아에서의 청결성에 대한 재현 과정과 그 실천에 대한 조사는, 그러니까 1991년 국경 없는 의사회에 의해 이루어졌다. 이 연구는 이 의사회에서도 완전히 그 성격을 달리하는 다음의 두 집단에 관심을 가졌다. 즉 협회의 상층부, 그러니까 소수의 책임자 집단은 사생활의 영역(육체의 청결, 각 가정 환경 정비, 오물 수거……)에까지 그들의 문화적인 모델을 강요하려 시도하는 보건 교육에 회의를 가진 것처럼 보였다. 배타적으로 그들의 치료자로서의 임무에만 기대어 이 몇몇 개인들은 공중보건의 원칙이 한 개인에 있어 좋은 것과 나쁜 것을 가늠하는 바에 대해 일반적으로 회의적인 입장을 보였다. '문화적인 경계선들'을 획득하기 위한 제국주의적인 행정에 의해 제3세계에서 이미 이용된 바 이같은 인류학적 관점과 원칙에 근거한 최근의 협회는 그들에게는 위험한 것으로 비쳐졌다. 이 실천가들에게 있어 그것은 단지 마케팅의 기술, 다시 말해서 의사의 본분에 위배되는 자의적 조정일 뿐이었다. 이런 의미에서 그들의 관점은 메리 더글러스의 그것과 맥을 같이한다. "인류학자들은 건강과 어린이 · 자연을 위협하는 위험들이 이념적인 지배에 대한 투쟁의 무기로서 사용될 수 있다는 사실에 대해서 의견이 일치한다."[47] 이 연구의 두번째 관심의 대상이 된 집단은 보다 다수의, 그러니까 거의 모든 활동가들을 포함한다. 그들은 보건 교육의 장(화장실 사용 홍보 책자나 홍보 간판들)에 있어서나 지역 의료인의 교육 프로그램의 준비에 있어서 즉각적으로 또 정확하게 사용될 수 있는 정보들을 얻고 싶어했다.

의사들 · 산파 · 간호사나 기호논리학자들은 국경 없는 의사회를 위한 '임무'(지금까지의 표현을 그대로 사용해서)를 완수해 나가면서, 때로는 난생 처음으로 깨끗한 것과 더러운 것의 분리에 있어서 문화적 차이를 경험한다. 문명인의 선입견에 이끌리어, 짧은 체류 기간(임무는 대부분 6

개월이고, 간혹 가다 1년이다) 동안 자신들이 지나간 발자취를 조금이라도 더 강하게 남기려 성급한, 특히 병원에 대한 위생 등급의 상향 조정 권고에 자극받은 일꾼들의 임무는 낙심스러운 것이 아닐 수 없다. 이들이 창에다가 모기장을 설치하자마자 환자들, 이 '파괴자'들은 오물을 버리거나 씹던 껌 등을 뱉으려 재빨리 모기장을 찢어 버린다. 그들은 또한 아무도 사용하지 않는 화장실이나 샤워장을 만들어 놓거나, 앞마당은 쓸면서 건물 뒷마당은 쓸지 않는 고용인들을 힐책한다. 창틀에 걸어 놓은 말린 생선은 이제 막 하얗게 칠해 놓은 건물 벽에 흔적을 남겨 놓기 시작한다. 그들은 아주 유감스럽게 생각함에도 불구하고 아무도 건물 한 가운데를 맘대로 다니는 돼지들에 아랑곳하지 않는다. 1991년 캄보디아에서 가히 밑 빠진 독에 물 붓기라고 할 수 있는 이 임무를 맡은 한 임원은 메리 더글러스를 만족시킨 다음의 한마디로 상황을 설명했었다. 내가 그에게 왜 그렇게 생선 말린 것에 크게 신경을 쓰느냐고 물으면서, 그것이 그렇게 환자의 건강에 커다란 해악을 미치느냐고 하자 그는 가볍게 신경질을 내며, 그러나 연민에 차서 다음과 같은 단순한 논리를 토로한다. "병원은 말린 생선을 위한 장소는 아니니까요."

이같은 건강 투사들의 입장은 매우 불만스러운 것으로 나타난다. 광범위하게 외부 세계를 배제했던 의료 환경에 너무나 익숙해진, 어릴 적부터 공공 장소에도 마찬가지로 적용된 바 청결성에 대한 재현화에 완전히 절여진 그들에게 있어 1991년에 선언된 그들의 목표는 깨끗한 환경에서 일하는 것이었다. 일반적으로 의료 행위 이외의 관리를 맡고 있는 현지 인력을 대신하지 않으면서 말이다. 그러니까 그들은 보다 더한 열성으로 청소해 줄 인력이 필요해진 것이다. 그러나 무슨 방법으로 그들의 실생활을 바꿀 수 있을 것인가? 특히 쥬네스트가 보여 준 바 무균 상태와 살균의 장에 익숙한 간호사들은 협회 지도층에서 이 살균 문제에 대해 지역의 인력이 관심을 가지고 스스로 동기 부여를 할 수 있는 문화적인 열쇠를 그들에게 제공할 것[48]을 간절히 기다리고 있었다. 그들을 설득하여 행동의 변화를 낳기 위해 질병의 전염 가능성이 있는 인자들을 가시화시키는 데 집중된 아이디어는 실제로 실현 불가능한 방법으로 나타났다. 특히 현지 간호사들의 행동이 그들의 신경을 건드렸다. 무균 규칙은 그들이 있는 곳에서는 지켜지고 있는 것처럼 보였다. 어쩌면 서구 간호사들의 맘에 들려는 노력처럼 말이다. 그렇지만 병원 내의 개인 환자들에게 실행되는 주사의 경우를 보더라도 1인용 주사기 상자가 소독도 되지 않은 상태에서 마치 미생물학적 원칙을 멸시라도 하는 듯이 현지 간호사들의 가운 주머니로부터 나오는 것이다……. 사실상 무균원칙으로부터의 단절은 서구에서는, 또 의학 사회에서는 최고의 공포를 의미한다. 이 공포를 우리는 기술적인 용어로 '오염'이라고 부른다.

이 조사 작업은 가정의 청결성 실천에 대해서도 적용되었고, 이에 도시와 농촌 중산층의 다섯 캄보디아 가정이 이 조사 작업에 직접 협력하였다. 이 가짜 '일곱 가족 카드놀이'에서 국경 없는 의사회의 임원들은 그들의 상대 역할인 다섯 캄보디아 가족의 단위에 비해 일관성 있는 총체를 구성하지 못하였다. 특히 그들의 삶의 양식과 캄보디아식의 그것과의 사이의 왕복 운동은 병원 공간 관리의 문제에 있어서 일종의 양립 불가능성을 낳았다.

은유로서의 육체

국경 없는 의사회 마을과는 달리 모든 캄보디아 가정에서는 가구들의 수가 매우 한정되어 있어 집 안의 중심 공간이 확 트여 있다. 이 공간이야말로 그들이 정성을 다하는 장소이다. 이곳에서 눕기도 하고, 먹기도 하고, 손님들을 맞이하기도 한다. 그러니까 가족의 친밀성의 장소일 뿐 아니라 방문객을 맞이하는 장소인 것이다. 그들은 이 공간을 하루에 두 번 쓸고 닦는다. 바닥의 윤기와 고색에 자랑스러워하기도 한다. 그러니까 이들은 신발을 신고 다니며 이 장소를 더럽히는 것을 삼간다. 국경 없는 의사회의 간호사들은 캄보디아인 병원측 관계자들이 아무렇지도 않게 당직실에 과일 껍질이나 오염된 소독솜 등을 내버려두는 것에 아연실색한다. 그러나 온갖 종류의 사람들이 신발을 신고 나다니는 이 타일 바닥, 청소한 지 한 시간만 지나면 벌써 시커멓게 먼지가 쌓이는 장소, 사람이 살지 않는 이같은 장소는 그들에게는 공공 장소일 뿐인 것이다. 잘 문질러 윤나게 닦아 놓은 청결함의 공간은 간호사실 한쪽 구석의 침대 칸막이 주변으로 옮겨진다. 바로 그 장소에서 간호사들은 낮잠도 자고, 식사도 하고, 그들만의 사적인 공간을 구축한다. 병원이라는 열린 장소에서 끊임없이 사람이 드나드는 외부 세계, 공공 장소로부터 격리된 '자기 집' 같은 공간 말이다.

캄보디아의 가정에는 거실 입구에 들어서기 전 일련의 '문지방'이 있다. 그러니까 계단이나 테라스 같은 것으로 그곳에 외부인이 신발을 벗어 놓을 수 있는 장소 말이다. 이같은 가정 공간의 관리는 육체의 특수한 각 부분의 재현을 의미한다. 다시 말해서 우월한 육체의 부분으로 정성과 각별한 주의의 대상인 머리와 그에 대비되는 열등한 부분으로서의 발. 태국에서는 육체의 양끝을 이루는 이 부분이 서로 가져야 할 관계를 다음과 같은 속담으로 잘 요약하고 있다. "발은 머리를 두려워한다." 그렇지 않아도 이들은 자기 발을 지나치게 주무르는 일을 금기시한다. 손조차도 사실상 화장지 대신으로 사용(화장실에서 휴지를 이용하는 이는 없다)하는 왼손만으로 발을 만진다. 국경 없는 의사회의 팀들이 일하는 병원의 화장실은 수세식 변기를 갖추고 있지만 용수 공급이 항상 정상적인 것이 아니므로 병원 관리인으로서는 정기적으로 막힌 변기를 뚫는 작업은 참으로 악몽 같은 일이 아닐 수 없다. 게다가 그 속에서 옥수수 이삭, 야자 열매 껍질, 기왓조각 등의 기막힌 오물들을 함께 발견하는 것은 차지하고라도 말이다. 국경 없는 의사회의 보건 담당관들은 성급한 감이 없지는 않지만, 이로부터 캄보디아인들의 개인적인 습관에 대한 결론을 끌어내었다. 그리고 적합하지 않은 것으로 판단 내려진 수세식 화장실을 아주 약간의 액체만을 받아들일 수 있는 구식 화장실로 교체시켜 버리기로 결정 내렸다. 규칙적인 용수 공급에 대한 필연성은 불행하게도 검토 대상에 들어가지 못했고, 악취가 강하게 풍기는 새로운 화장실의 설치는 현지 병원 관계자들에게는 매우 생생한 반응을 불러일으킨 반면, 환자들은 병원 정원이나 건물 뒤쪽으로 볼일을 보러 가는 것을 택했다. 이 행동 논리는 국경 없는 의사회 임원의 기대에 다시 한 번 실망을 안겨 주기에 충분한 것이었다.

게다가 협회 관계자들은 만약 농촌에 화장실이 존재한다면 일반적으로 집의 뒤편에 위치한다는 사실 또한 무시했었다. 그러니까 사람들은 부엌의 창문을 통해 바로 이 장소로 야채 껍질이랄지 구정물이랄지 등을 버렸던 것이다. 집의 앞부분은 접대용 테라스와 함께 외부와의 접촉 공간으로서 이른 아침의 정성들인 빗질로 새롭게 단장되며 언제나 완벽하게 관리되었다. 육체의 상징성은 가정의 공간으로까지 펼쳐진다. 그러니까 집도 마찬가지로 머리와 발을 가지고 있는 것이다. 공공 건물, 그러니까 병원 또한 예외가 아니다. 공들여 쓸고 잡초를 제거한 미소짓는 '얼굴'을 나타내는 병원 입구와 앞마당은 누구나 오물을 버리고 관리가 엉망인 건물 진흙탕의 '항문' 구역과는 대비된다. 메리 더글러스는 육체의 상징성을 사회를 설명하는 원동력이자 '구심점'으로 간주하고 있다. 적어도 캄보디아 가정 공간의 관리에 미치는 이 육체의 상징성의 영향은 명백한 것으로 보인다. 우리가 우리 육체의 특정 부분에 보다 더 관심을 갖는 것과 마찬가지로 거주지에서도 어떤 부분은 언제나 청결하게 유지하는 반면, 가장자리는 쓰레기로 가득 채운 채 방치하니까.

그럼에도 불구하고 세균들은…?

우리의 입장이 병원에서 일어날 수 있는 전염의 현실을 무시한다거나 멸균 규칙의 엄수에 대한 필연성을 부정한다는 것은 아니다. 크메르 공산당 통치하에 캄보디아 인민은 이미 건강 정책이나 치료의 부재, 그렇지 않으면 최악의 치료를 경험하였다. 농민들 사이에서도 야자유를 수혈하는 것이나 오렌지 열매를 담아두던 병에 들어 있던 용액을 주사하는 것이 어떻게 감염이나 농양을 일으킬 수 있는지에 대해 듣는 것은 흔히 있는 일이다. 오염된 주사기나 주삿바늘의 사용으로 인한 위험은, 많은 환자들로 하여금 병원이나 크메르 공산당 소속의 간호사를 의식적으로 회피하게 만들었다.[49] 오늘날에는 이미 잘 알려진 바 소독되지 않은 기구로부터의 감염 위험에 새로운, 그렇지만 많은 사람들이 그 위험에 대해 잘 알고 있는 에이즈바이러스로 인한 위험이 덧붙여졌다. 바야흐로 현지의 보건 요원들의 교육을 담당할 외국으로부터 파견된 기술자들의 역할은 명백해졌다. 즉 사고를 피할 수 있는 모든 방법(교육, 기자재, 생물학적인 통제 등등)을 정착시키는 것이다. 어떤 예외도 허용될 수 없었다. 대중은 외국인 전문가들에게서 그 이상의 방법론적인 엄정함을 기대했다.

정신과 의사이자 인류학자인 장 피에르 히겔은 현지인들의 실생활 습관에 대해 몇몇 의사들의 지나치게 자만적인 '자기애적' 태도를 지적한 바 있다. 특히 현지인들의 실생활 습관이 서구 의학적인 논리에 완전히 상반될 경우 그 태도는 더욱 심하게 나타난다. 한 프랑스인 의사가 캄보디아인 전통 치료사와 좋은 관계를 맺을 의향으로 소독도 하지 않은 고약을 상처가 벌어진 복합 골절 위에 바르는 것을 방치한 결과, 그것이 감염을 일으켜 조직 괴사와 급기야는 절단에 이르는 과정을 히겔은 이야기한다. 그는 특히 충분히 숙고하지 않은 '서양과 동양의학의 혼합법'이나, 유혹에의 시도를 특히 주의하라고 경고한다. 그런데 히겔에 따르면 이 유혹은 빈번히 그 속에 선조 때부터 내려오는 원주민들의 민간요법에 대한 '깊이 억압된 공격성'을 숨기고 있다.[50] 어쨌든 대부분의 경우 가식 없이 드러나는 이와 같은 공격성은 위생의 이름으로 현지인들의 생활 양식과 투쟁을 벌이려 한다. 의료기구의 자원봉사자들은 모든 방법을 다하여 환자의 안전과 질병 예방만을 추구한다고 말한다. 우리도 이같이 추앙받아 마땅한 그들의 의도에 돌을 던질 수는 없는 것이다.

그렇다면 실수는 어디에 있는 것인가? 그것의 해답으로 우리는 분명히 그 해결 방법이 있을 다음의 네 가지를 열거해 볼 수 있을 것이다. 즉 그들이 맡아야 할 사람들이 무엇을 좋아하는지, 그들의 행동 양식은 무엇인지에 관련된 현지인의 삶의 조건에 대한 무지; 장르의 구분을 명확히 하지 않는 것(공공의 건강과 **상반되는** 병원의 위생); 우선 순위를 어디에 두어야 할지 모르는 것(모두 중요한 것이 아니고, 모두 다 위험한 것도 아니다. 그러니까 모두 다 바꾸어야 할 것도 아닌 것이다); 마지막으로 현지인 고유의 뿌리와 의미에 바탕을 둔 지식과 성찰의 부족.

결코 간과할 수 없는 최초의 장애물은 청결에 대한 담화에서도 사회적인 적대성이 드러나는 것이다. 흥미롭게도 그들은 서로 같은 말을 주고받는다. 그러니까 의사들과 간호사들은 환자들이 화장실을 사용하지 않는다고 비난하고, 그에 대해 환자들은 병원 관계자들에게 책임을 돌리면서 병원의 불결한 상태가 견딜 수 없는 지경에 이르렀다고 되받는다. 도시인들은 자기 도시에 만약 농촌사람들이 없었더라면 훨씬 깨끗했을 것이라고 믿는다. 농촌 사람들은 도시야말로 악취가 풍기고 오염되었다고 생각한다……. '몇몇 엘리트'들이 맘대로 주무르는 서구의 기술자들은, 이 엘리트들과 작업('대중'을 위한 그 유명한 보건 교육의 전언을 번역하는 것도 포함하여)에 있어 접촉하고 관계를 맺고 있다. 그리고 이 조종 관계는 재인식되고 평가되고 분석되어야 할 필요성에 직면해 있다. 도대체 세계보건기구측 인력은 어느 편에 설 것인가?

병원 내에서도 세계보건기구의 고문과 교육자들의 임무는 관리인 또는 금고담당자로 배가된다; 세계보건기구는 의약품이나 시약, 임금의 일부분을 공급한다. 사실 병원을 유럽의 규범에 맞추어 효력 있게 깨끗하게 관리하려는 유혹은 지대하다. 깨끗한 것과 기분 좋은 것, 다시 말해서 미적으로 아름다운 것 사이의 경계는 단숨에 허물어진다. 야자수 열매와 비닐 봉지들은 앞마당 잔디밭의 미관을 해친다. 이제 막 흰색으로 칠한 건물 벽은 마른 생선으로 얼룩지기 시작하고, 검댕이 잔뜩 묻은 냄비 나부랭이나 땔감용 나무가 폐병 환자(병원에서 사는)의 침대 밑에 가득 쌓여 있다⋯⋯. 이같은 상황은 세균 감염의 위험성을 불러일으킬 뿐 아니라 위생과 청결에 있어 프랑스인 기술자들을 혼란시킨다. 이에 이들은 환자의 삶의 양식을 바꾸려 권력을 휘두르지 않을 수 없게 된다. 그럼에도 불구하고 병원의 위생에 대한 원칙들의 속절없음은 서로 모순된 강령에 따라 이리저리 휩쓸린다. 특히 환경 문제에서는 더하다.[51] 그러나 우리가 기대하는 그 이름만으로도 '강령'의 위력은 의식화(儀式化)되고 굳어져서 마치 독립된 논리에 귀속된 것처럼 이성의 제어로부터 빠져나간다. 이렇게 해서 우리는 장르의 혼재와 동시에 우선권을 어디에 두어야 할지 모르는 혼란이라는 두 가지의 위험에 직면한다. 바야흐로 우리는 직업의 책임 한계를 넘어서고, 세균에 대한 공포는 직업적인 기형 상태로 접어든다. 병원의 위생 강령은 잘못 이해된 공공 건강 원칙의 미명하에 사생활의 영역에까지 슬그머니 끼어든다. 일단 병원 밖으로 나오면 그들은 보다 심한 사생활 침범을 스스로에게 용인한다. 천만다행으로 소위 수혜자들은 엄청난 무감각을 무기로 그들의 사생활 침범에 꿋꿋이 대항하고 있지만 말이다.

예를 들자면 설사병의 빈도를 줄인다는 핑계하에 결핍의 현실을 무시한 채 성급하게 번역된 국제적인 책자로부터 베껴 온 전언은, 식탁 앞에 앉기 전 세숫대야에서 손을 비누칠해서 씻어야 한다고 강조한다. 캄보디아 농촌의 보통 가정에서 한번이라도 체류해 본 사람이라면, 누구나를 막론하고 건기에 물이 귀해졌을 때 이와 같은 권장 사항은 너무나 터무니없는 것이 된다는 사실을 깨닫게 된다. 최근에 캄보디아에서뿐 아니라 세계보건기구가 개입한 여러 국가에서 시민 전쟁, 학살, 삶의 질 저하 속에서 깨끗한 마실 물이 없어도, 손에 비누칠을 하지 않아도 살아남을 수 있다는 것을 우리는 보았다. 최악의 사실은 세계보건기구가 주재하는 난민촌의 난민들이 세균 검사를 마친 물만을 마시는데도 불구하고 이질에 걸렸다는 점이다. 이들은 자기 나라로 돌아가서 그들의 동포들처럼 우물이나 늪의 물을 마시는 데 다시 익숙해져야 했다.

이러한 상황에서 보건 교육의 경고성 조심은, 이 글의 서두 인용문의 꼬마 파뇰의 선언만큼도 심각하게 받아들여지지 못한다. ("매일 비누칠을 하지 않았다가는, 며칠 안으로 백주에 내 시체를 발견하게 될걸.") **위험한 인분**의 위험은 크메르 공산당의 폭력이나 그 이름을 막론하고 어느 통치 군대라도 그 강도에 있어서 비할 것이 못된다. 그러니까 의료기구의 일원들에게 우선시되어야 할 것으로 보이는 점에 대한 감사와 조사의 필연성에다가 현지에서 실행되는 청결의 조건에 대해 그들 상호간에 의견과 경험을 나누려는 노력이 덧붙여져야 할 것이다. 그것은 그들로 하여금 우선은 시간 낭비를 줄이고 선의로 '도우러' 온 현지인들에게 쓸모없이 상처입히는 것을 막을 수 있는 방법이 될 것이다.

마지막으로 그들이야말로 그곳을 지나가는 방문객에 불과하다는 사실을 너무나 쉽게 잊어버리는 장소의 문화에서 청결함과 불결함이 무엇을 의미하는지에 대한 성찰을 아껴서도 안 될 것이다. 어느 한도까지 '현지의 풍속을 완화시켜 제도화시키는 것'이 올바른지를 결정하는 데 있어서 두 문화간의 양립 불가능한 차이점의 존재는 존속할 수밖에 없는 듯하다.

한 무리의 캄보디아 학생들(또는 병원의 고용인들)이 중학교 교사나 병원 안마당을 청소하러 가게 되면 어김없이 잡초들을 뽑는 데 온 힘을 다한다. 각자 가지고 온 호미로 땅을 다 뒤집어엎은 후에 그들이 떠나고 나면 남아 있는 것은 신기하게도 전혀 다치지 않는 비닐 봉지들이나 기름종이들뿐의 메마른 땅이다. 수세기 동안 아무곳이나 마구 침입하는 잡초와 싸워 왔기 때문에 정착된 그들의 이같은 선택은 생물학적으로 분해 가능한 오물들만 견뎌내는 자연보호 운동이 주류를 이루는 서구인들에게는 하나의 위협이 되지 않을 수 없다. 나는 한 외국인이 만약 '청결'(마당의 종이들)이 제대로 지켜지지 않는다면 캄보디아의 기관에 보내는 자국의 자금을 끊어 버리겠다고 위협하는 것을 목격한 적이 있다. 이 나라와 자매결연한 캄보디아인들이 10여 개의 바구니에 이제 막 뒤엎은 흙을 가져와 건물 주위에 뿌리는 것은 그야말로 완벽한 상호간의 몰이해였다. 이러한 종류의 상황에서 그렇게나 그들에게 기쁨을 주는 요리나 춤 같은 분야에서처럼 문화적인 이타성을 지혜롭게 받아들이라고 위생의 전도사들에게 권장하는 수밖에는 무슨 방법이 있겠는가?

2

욕망의 불투명한 존재:
공동체에 참여한다는 것

소이직 크로쉐

  몇 년 전부터 국제개발기구들은 그들이 정착하고자 하는 지역 인구의 실생활을 조사하기 위해 인류학 분야를 도입하는 빈도수를 늘이고 있다. 그러나 이들이 아직도 사회과학에 '개발 주체들' 자신에 대한 분석을 의뢰하는 일은 극단적으로 드물다. 그런데 외국 단체에 적용될 때 특히 친숙한 용어인 '믿음'이나 '재현' 등은 개입의 주체인 사회 '개발자'들에게도 똑같이 적용될 수 있다. 이러한 명목으로 1978년 이래 국제보건기구가 제도화한 공동체에의 참여라는 주제는 1980년대의 그에 대한 몇몇 굵직한 연구를 촉구한 바 있다.[52] 또한 1997년 서구 단체들은 캄보디아에서의 에이즈를 위한 투쟁이라는 프로그램을 진행하면서 다시 한 번 이 주제를 조명했었다.[53]

  세 가지의 특성이 이 나라에서 학교의 경우와 마찬가지로 인류애적 국제 공동체의 이념과 활동이 발전해 나가는 데 동기가 된다. 첫번째로 지극히 최근의 일이지만 그 발생 속도에 있어서 놀라울 만한 속도로 퍼져 나가는 후천성면역결핍증으로 인한 전염성 유행병이 그것이다. 그 다음으로는 이 나라에서 벌어지는 국제 원조가 정치적이고 경제적인 무게에서 왜곡된 형태를 띠게 되었다는 것. 마지막으로 오랫동안 핵가족 중심 사회로 인식되어 왔던 캄보디아의 사회가 집단적인 활동 계획을 위한 여러 차례의 공산주의 체제의 강요 이후로 심각한 피해 의식으로부터 벗어나지 못하고 있다는 것을 들 수 있겠다. 바로 이러한 맥락 속에서 서구의 전문가들은 급증하는 질병에 맞서기 위해 '공동체의 힘을 빌려' 조직적으로 대처해 나가기로 한 것이다.

공동체가 표상하는 이념: 늙은 바닷뱀인가?

1978년 알마아타에서 열린 국제보건기구 공식협의에서 발주된 지 20년이 된 '공동체에의 참여'라는 이념은 그 이후 상당한 성공을 거두었다. 따라서 이 용어는 본래의 의미인 기초 건강에 대한 치료 차원의 프로그램 단계를 넘어서게 되었다. 그리고 수많은 얼굴을 가지고 마치 강박관념처럼 보건 당국의 여러 담론·보고서·제안서 등에 등장하게 되었다. "그것은 너무나도 간단하다. 만약 당신의 계획서에 **공동체에의 참여**라는 말이 나오지 않는다면 경제 원조를 받을 생각은 아예 말아야 한다……"라고 수많은 기술자들이 고백하고 있다. 그런데 이 개념이 그렇다고 완전히 새로운 것은 아니다. 공동체 개발이라는 이름하에 1950년대에 이 단어는 이미 심각한 실패를 경험한 바 있다.[54] 그러나 이 모든 것에도 불구하고 단기간의 기억에만 의존하는 관료주의 체제는 에이즈에 대한 투쟁에 있어 국제 협력체의 활동을 끊임없이 주창한다. 유엔의 특별 협력지부인 국제에이즈협회의 한 전문가는 1997년 "국제 공동체의 위상에서 벌인 활동은 […] 에이즈에 대한 범세계적인 요구에 있어 항상 중요한 역할을 해왔다"고 확언한다. 어쨌든 이 병에 걸린 사람들은 '국제 공동체'(적어도 제3세계 국가들에서는)가 그들의 안전을 책임져야 할 것이라고 당연히 믿고 있는 듯하다.

그런데 사회과학 분야에서는 적어도 1세기 전부터 '공동체'를 이루는 기금이 토론의 대상이 되어 왔다.[55] 40년도 넘게 연구 조사한 이후 1955년 조르주 힐러리는 94개의 원칙 리스트를 출판하였다. "그러나 그가 수많은 정의들 중 발견할 수 있었던 유일한 공통분모(공동체들)에서 중요한 것은 인간들이었다."[56] 또한 1960년대의 사회학자들은 결국 이 개념을 포기하기에까지 이르렀다. 그런데 인류애적 구조 활동의 행정담당 부원들과 기술자들은 자진해서 공동체를 하나의 육체를 가진 인격체에 비유하여 다음과 같이 말한다. 국제 공동체는 "스스로 응징되고" "참여하려는 자기 의지를 보여 주며" 그렇지 않으면 정반대로 '주저함'을 감추지 않는다. 그것은 지식들("일반적으로 국제 공동체들은 후천성면역결핍증이 무엇인지, 에이즈가 어떤 것인지를 잘 이해하지 못하고 있다"[57])을 획득할 수 있는 지성적인 존재이다. 그러니까 그것은 영혼의 상태나 감정들을 느끼는 것이다. ("국제 공동체는 후천성면역결핍증/에이즈 전염에의 공포에 공감하고, 따라서 감염된 사람들을 격리시키는 것으로 그 반응을 대신했다."[58]) 그런데 이 텍스트의 어느 부분도 이 에이즈라는 기묘한 총체를 묘사하는 데는 아무런 노력도 할애하지 않고 있다.

공동체라는 뜻을 가진 영어의 Community는 프랑스어에서도 역시 공동체라는 뜻 Communauté이지만, 프랑스어에서는 특히 원조나 개발을 목적으로 하는 작은 그룹의 전문가들을 가리킬 때 흔히 사용된다. 예를 들어 파리에서는 우라카(Uraca; 아프리카 공동체에 대한 성찰과 활동 단체)라는 공동체가 그 목적으로 "아프리카 공동체의 프랑스 사회 속의 융화"를 표방한다.[59] 몇몇의 대학에서는 공중 보건 강좌 프로그램이 '공동체에서 실행되는 건강 교육'으로 소개되기도 한다. 그런데 문제시되는 국제 공동체나 국제 공동체의 활동은 프랑스 자체에서이거나(예를 들면 아프리카 출신의 이민자들), 아니면 국외의 경우(개발도상국가들) 거의 대부분 외국인들을 위한 경우일 때가 많다. 해외에 사는 프랑스 출신들, 보건 또는 사회 정책들의 수혜자들은 공공 서비스의 사용자들이다. 해외에 살면서 이들은 영어의 **해외 추방자 공동체**가 되는 것이 아니라, 그들 자신도 이렇게 표현하고 있듯이 '해외 거주 프랑스인'인 채로 남아 있는 것이다. 그들이 다루고 있는 바의 그룹 일원과는 스스로를 동일시하지 않는 관찰자들이나 임시 파견원들이 정의한 바에 따르면 공동체라는 개념은 보다 빈번히 외부의 것에 적용된다는 것이 여러 번 입증되었다.[60] 그러니까 공동체라는 것은 타자들인 경우가 더 많다는 것이다.

· 캄보디아의 상황

  이러한 문제들은 무서운 속도로 퍼지고 있는 에이즈 전염성 유행병이 제기하는 위급하고도 극적인 문제들에 직면해서는 너무나 탁상공론적이고 활기 없는 의견으로 비칠 수 있다. 그러나 자금 공급자들이 그 제도의 지극히 모호한 정의만큼이나 그 기능에 있어서도 완전히 미지의 것인 실체에 그들의 수입 원천을 투자하기로 결정할 때는 도대체 누가 실생활에서 환자들을 치료하고 씻기고 먹이는가를 알고자 하는 노력을 경주하지 않을 수 없다. 전염병학자들은 2000년대에는 아시아에서 가장 많은 에이즈 감염자가 나올 것으로 예상하고 있다. 캄보디아에서 1997년에 그 숫자는 약 1천2백만 인구 중 7만에서 12만 사이였다. 예측된 가정에 따르면, 효과적인 개입이나 행동의 급진적인 변화 없이는 2006년에는 캄보디아의 에이즈 양성 반응자의 수는 약 1백만에 이를 것으로 추정된다.[61] 이 나라에 처음으로 바이러스가 도입된 시기가 최근이라는 점으로 미루어(80년대 후반), 특히 그 급속한 확산이 지도층에 경각심을 불러일으킨다. "여러 요인으로 미루어 보아 […] 캄보디아가 이 전염성 유행병에 가장 심각하게 피해를 입은 나라들 중의 한 나라가 될 가능성이 높다."[62] 보건부 장관 산하 국립에이즈협회 국장인 티아 팔라 박사는 공적인 장치의 무능력함을 애써 감추려 하지 않는다. "후천성면역결핍증/에이즈 없이도 국민 건강이라는 주제에서 국민의 욕구를 충족시키는 문제는 상당히 심각했었다. 이제 후천성면역결핍증/에이즈와 더불어 그 문제는 거대한 재앙이 되었다."[63]

1995년 보건부에 할당된 금액(국가 예산의 불과 4.8퍼센트)은 1천7백만 달러, 그러니까 1인당 매년 1.9달러였다. 이웃 나라인 태국은 1990년대 초반 같은 금액을 단지 에이즈의 예방 활동에만 할애한 바 있다. 에이즈의 예방 활동에 대한 투자는 매년 2천만 달러를 필요로 하는데, 이는 캄보디아 정부와 국제기구가 현재 할당한 금액의 약 4배에 이른다.[64]

캄보디아에 대한 국제 원조

캄보디아는 기아나 지진과 같은 급작스런 자연 재앙의 피해를 입은 몇몇 지역을 제외하고는 아마도 전세계에서 가장 많은 원조기구가 집중한 나라일 것이다. 그러나 이러한 상황은 최근의 일이다. 1975년부터 1979까지 이 나라는 외국에 그 문호를 완전히 닫고 있었다. 그나마 비정부국제기구와 국제기구들에 그 문을 약간씩이나마 열기 시작한 것은 고작해야 1979년부터 1989년 사이였다. 이 기간 동안 인류애 단체들은 나름대로 그들의 노력을 다하여 태국과의 국경에 있던 난민 수용소에서 난민들을 돌보았다. 이후 캄보디아에서 보다 자유롭게 일하는 것에 대한 허가가 난 것이 1989년부터였고, 1991년 평화 조약이 수호된 후로 비정부국제협력기구가 난민들을 국경에서 본국으로 송환시킬 때 더불어 다른 단체들도 이 나라로 조수처럼 몰려들었다. 1997년에 공식으로 집계된 바 1백18개의 국제기구와 외국의 비국제기구들은 현실을 완전히 반영하고 있지 못하다. 틀림없이 2백여 개에 가까운 단체들이 이 나라에 몰려들었을 것이다. 이들이 풀어 놓은 금액만도 1996년의 집계에 따르면 자그마치 1억 3천만 달러에 이른다.[65]

이 금액에 국제기관(세계은행개발국 산하 아시아은행과 국제통화기금)과 33개의 다국적증여국위원회가 매년 할당한 금액을 합산해야 한다. 이 33개의 다국적증여국위원회는 이 나라의 40퍼센트의 예산에 해당하는 4억 5천만 달러를 지불하기로 합의한다. 이 기금 중 반은 기증자 자체, 그러니까 그 나라 대사관과 협력기관들을 거쳤고, 그 나머지는 유엔이나 비정부국제기구의 지부로 우회되어 사용된다.[66] 자연히 정부는 그 일상적인 기능의 수행에 있어 외자에 강하게 의존하게 되고, 그것은 몇몇 관찰자들의 우려를 자아낸다. "캄보디아는 전쟁에서 살아남았다. 크메르 공산당의 통치에서도 살아남았다. 또한 80년대의 국제적인 고립과 교역 금지로부터도 살아남았다. 그런데 이 넘쳐나는 국제 단체의 원조의 물결 속에서 과연 살아남을 수 있을 것인가?[67]

원조나 개발 사업의 제도화된 연간 기금은——그것이 개인적인 것이건 정부에 속한 것이건, 종교적 성향을 띤 것이건 기술적 성향을 띤 것이건——수많은 캄보디아인을 고용한다. 보건부 산하의 공무원들은 이런 상황을 진퇴양난의 형국이라고 설명한다. 외국의 여러 기관들은 활동의 노하우를 가지고 있으며, 그들의 급여 일정 부분을 이들에게 제공한다. 캄보디아인들이 과연 이 외국 기관들을 무시할 수 있을까? 그런데 문제는 이 기관들이 정작 중요한 문제에 대해서는 정확히 알지 못한 채 정책을 결정한다는 것에 있다. "만약 에이즈가 급속히 확산된다면, 그것은 자금을 지원하는 측의 유연성 부족 때문이다. 우리는 그들의 목표가 잘 실현될 수 있도록 급여를 받고 일하는 것이며, 프로그램 또한 우리의 것이 아니다. 왜냐하면 우리 급여는 결코 적당한 수준이 아니고, 우리 고유의 프로그램은 그들의 예산에서 장외로 밀려나 있다. 기관의 고문들은 우리가 하는 말에는 귀 기울이지도 않고, 그들만의 관점에서 계획을 짠다."[68]

캄보디아를 위한 협력위원회(CCC; 비정부국제기구의 협력 기관)가 여러 기관들을 활동 분야별(농업·교육 등등 모두 21개 분야)로 나누었을 때 몇몇 분야는 그 중에서도 가장 중요한 부분을 독점한다. 건강(62개 기구)과 특히 '공동체 개발'(23개 기관). 30여 개의 협회가 '에이즈' 위원회의 이름으로 등록되었다. 유엔의 산하기구들과 그 특수 협력 기관들,

다국적 원조기구인 Onusida도 함께 이 분야의 활동에 자금 원조를 하였다. 1993년 이래로 7백30만 달러가 지원되었다. 그러나 너무나 많은 수의 수혜자들에게 분배된 이 금액은 마치 밑 빠진 독에 물 붓기식이 되어 어떤 활동의 효과도 보장할 수 없게 된 것에 국제기구는 불만을 토로한다. 덧붙여 다국적원조기구나 국제기관들의 대표격인 비정부국제기구들 사이의 경쟁은 모든 활동의 실행을 어렵게 만들고 있었다. "국제기구들의 최초 반응은 자기 고유의 길을 외곬으로 고집하는 것이었으며, 서로를 향한 의혹이 드러나 결국 극단적인 기능 불능의 작은 단편으로 나뉘게 되었다. 이로 인하여 국가의 노력 집중의 일관성이 믿을 수 없을 만큼 파괴되었다."[69]

이렇듯 비록 외국이나 다국적 혹은 양국적인 또는 개별적인 기관들(앞으로 협력이라든가 참여라는 개념의 '공동체'라는 용어로 사용되는 것을 보게 될)이 **증여위원회** 또는 **NGO위원회**의 이름으로 정기적으로 재구성된다고 할지라도 각자 기금에 접근할 때는 그 활동과 경쟁에 있어 상당히 독립적인 양상을 띤다. 원조기구의 일원들이 경쟁기구들을 비평할 때는 자진해서 능란하게 연설을 하다가도 이상하게도 현지의 활동 관계자들에게는 놀랄 만큼 어리숙한 면을 보여 준다. 캄보디아의 제도권과 공무원들(사실 그들은 절대 '공동체'라는 이름으로 불리지 않는다)에게는 계층이나 정치적인 분열의 결과로밖에는 비치지 않는 핵분자화한 기관 상호간의 비난들은, 마을의 지역 사회나 자의적으로 **공동체**라고 불리는 서로 다른 그룹들 사이에서는 절대 드러나지 않는다.

두 종류의 활동이 제시된다. 환자를 치료하거나 감염을 예방하는 것. 1997년 10월, 30개의 국제기구들 중에서 단지 5개의 기관만이 프놈펜에서만 환자들에 대한 치료를 행했다. 극소수의 협회와 단지 몇몇의 양국 또는 다국적 기관들만이 감염의 원천을 통제하는 기술 분야(혈액은행, 감염경로추적센터……)를 담당했다. 그외의 다른 기관들은 전염성 유행병이 아직까지는 그 파급 효과에서 철이른 시기였던 당시 환자들이 눈에 보이지 않는다고 하면서 정보와 교육 분야에 돈을 쏟아부었다. 이런 유형의 활동은 두 가지의 전략을 추구한다. 첫번째 전략은 윤락녀, 담배와 맥주를 파는 여인들, 군인, 경관들, 광부들 등과 같은 그들의 행동 습성상 위험에 노출되었다고 간주되는 그룹을 겨냥하는 것이다. 두번째 전략은 때로 활동 도중(교육이나 개발 또는 건강 분야)의 '공동체'에 정보를 주려는 노력이다. 다른 개인들 중에서 캄보디아 현지 협회의 고용인들이 지휘한 첫번째 방법은 여론의 일치를 보지 못했다. 서구의 책임자들과의 대담시에 보다 탁월한 방법으로 '공동체의 의식화'가 채택되었다.

이같은 결정은 그 활동 중의 하나를 자의적인 근간으로 하여 즉각적으로 이름을 짓는 당시의 습성과는 모순을 이룬다——예를 들어 그 주안점이 교육 체계에 있다면 '부모들의 공동체'——그 사회-경제적인 위상에 있다면 '사업 공동체'——최근의 역사적 사실에 비추어 1992-1993년에 국경의 난민촌으로부터 돌아온 망명자들의 특징을 따서 '**귀환자들의** 공동체'라고 부른다. 보고서를 읽어보면 이같은 경향은 확실해진다. 모든 인간의 범주가 사실상 어느 순간에는 '공동체'라는 단어속에 포함되지만, 이 중에서도 특정의 개인들이 '목적이 되는 군(群)' 또는 '위험에 처한 군'을 이룬다. 공동체라는 용어는 **넓은 분야**에 퍼져 있지만, **윤락녀들**('성을 파는 노동자'라고 불리는)을 상기시키는 경우는 전혀 찾아볼 수가 없다. 왜일까?

공동체를 찾아서

비정부국제기구의 대부분은 공동체에의 참여를 주창하고, 이 개념이 의견 일치를 불러일으키지 못하는 것에 대해 한탄한다. 보건부에 발송된 편지는 보건 프로그램의 협력 기관인 메데캉(**Médecam**)을 중심으로 집성된 지부들의 관점을 보여 준다. "수많은 비정부 원조 단체들은 그 철학 원칙으로 공동체(**보건 공동체의 일꾼들**을 포함하여)에 근간을 둔 참여라는 방법을 채택하고 있다. 그러나 주요 기관들이나 국제 은행들은 이같은 전략을 **입증된 실패**로 간주하여 파기하고 있으며, 현재 새로운 방법(사회적인 마케팅, 위촉 사업, 계약 등등)을 실험하고 있다. 건강지부 개발 안내서에서 공동체에의 참여라는 의미 쪽으로 치우치는 몇 개의 제안들은 지금까지는 가장 주의를 덜 끌고 있다."[70]

그러나 위의 글이 주장하는 바와는 반대로 세계은행의 수많은 프로그램들과 마찬가지로 Onusida는 계속해서 국제 공동체 활동을 이끌어 나가고 있다. 게다가 유니세프는 그 전략을 완전히 재조정할 것과, 사회 개발을 위한 활동 공동체(CASD)라고 불리는 새로운 프로그램을 약진시키기 위해 모든 지부들을 재조정하기로 결정했다. 여기서 말하는 공동체는 매우 명백하다. 즉 농촌 지역의 마을이나 도시 지역의 구역 등과 같은 지리적인 특성의 공동체를 의미하는 것이다. 이 선택은 또한 오랫동안 그 의미가 분명했었다. "캄보디아에서 현대적 삶의 조건과 마찬가지로 전통 사회적인 경향은 공동체적인 접근 방법이 윤리적이거나 정치적, 또는 실생활의 어느 면에서도 그다지 바람직하지 않은 것으로 내모는 것이 사실이다. […] 마을 내부나 공동체 사이의 협력이나 분배와 같은 정신은 전통 캄보디아 농가 사회에서 낯선 것이 아니다[…]. 사실 이것은 최근까지만 해도 사마키〔(samakee; 캄보디아어로 '협동'이라는 의미) 베트남 통치하에 매우 광범위하게 사용된 용어로서 특히 누구에게나 불쾌감을 주는 집단 생산 그룹이라는 의미 이외에도 몇 세기 전부터 서로를 미워하는 이 두 민족 사이의 새로운 우정이라는 의미로 사용됨)라는 개념으로서 매우 악용되어 왔다. 그러나 특별히 캄보디아인들이 개인주의자라고 주장할 이유 또한 없는 것이 사실이다……."

위의 글을 유니세프의 주요 자료인 다음 문단의 이 인용구와 비교해 보는 것 또한 독자들을 혼란시키기에 충분한 것이 될 것이다. "그의 저서 《크메르의 미소 뒤에 숨은 것》에서 샤를 마이어가 기술한 것과 같은 맥락의 에비하라와 마르텔이 농촌 연구에서 적은 것에 따르면, 그 시기나 활동에 있어서 너무 딱딱한 국제기구들에게 캄보디아 농민들은 일종의 증오심과도 비슷한 역겨움을 갖는다. 그것이 그들을 매우 개인적인 사람들로 비치게 한다. 당시 대부분의 […] 농민들은 관계 시설 없이 벼 농사에 들어갔다 […]. 개별적인 가족 조직보다 더 높은 수준의 공동체적인 조직은 필요가 없었다."[71]

과업의 완수라는 새로운 목표와 현지인과의 접촉으로부터 터득한 양식과의 사이에서 궁지에 몰린 이 기관의 고용인들이 느끼는 괴리감은 여러 대담을 통해 나타난다. 그럼에도 불구하고 1996-2000년의 유니세프 예산(총 7억 3천3백만 달러)은 사회 개발을 위한 활동 공동체에 또 다른 프로그램들(교육, 건강……)보다 우선권을 부여함과 동시에 2억 1백만 달러를 지원하기로 결정한다.[72]

한편 국제후천성면역결핍증/에이즈협회는 현지에 협회들을 조성하면서 "개발도상국에서의 후천성면역결핍증/에이즈에 대항한 공동체적인 활동을 지지할 것"을 그 목표로 하고 있다.[73] 이 협회들은 공동체적인 특성을 갖는다. 즉 '공동체 안에서' 일하고, 공동체를 인식하고, 공동체를 공동체라는 이름으로 부른다 등등. 그러나 최초의 평가 과정에서 일련의 의문점이 드러난다. 이 의문점이란 "가족과는 다른 사회적인 제도의 취약점 또는 부재로부터 강조된 바 있다 […]. 몇몇의 관찰자들은 캄보디아에는 수많은 역사적 혹은 문화적인 이유로 인해 공동체 의식이라는 것이 아예 존재하지 않는다고 못박는다 […]."[74] 이 모든 것에도 불구하고 이 기관은 캄보디아에서 활동을 개시하기로 결정하였다. 그러나 최초의 홍보 과정에서 "수많은 참석자의 예방 전략이 결정적으로 개별적인 것에 그쳤음이 확실해졌다 […]. 비정부국제기구는 후천성면역결핍증과 에이즈의 충격에 공동체적으로 직면하는 것보다 개별적으로 직면하는 것을 그들보다 더 쉽게 받아들이는 듯했다."[75]

결국 거의 대부분의 비정부국제기구가 공동체를 위해서, 또는 공동체와 함께 일할 것을 선언한다면 이들 중 몇몇은 굳이 대외에 천명하지 않더라도 국제 공동체라는 라벨을 받게 될 것이다. 유니세프가 관장한 한 보고서는 대부분의 지부나 기구(현지 또는 국제적인) 또 그들의 활동은, 그 용어의 반복적이고 광범위한 사용에 비추어 그들의 작업 자체가 공동체에 기반을 둔 것임을 보여 준다.[76] 그런데 이 기관들 자체는 때로 그와 같은 사실을 상기시키려는 의도로 보여지는 바 공식적인 용어와 원칙을 천명해 마지않는다. 그러나 일단 이 개념 자체에 의심을 부여하기 시작하면, 이 의심은 사무직이나 행정직에 종사하는 그룹보다는 현장의 기술자로부터 나오는 경우가 많다. 다음 간호사의 경우가 그렇다. 에이즈 환자를 방문한 후에 이 간호사는 다음과 같이 말한다. "캄보디아에서 누구나 공동체 개발이라는 말을 들먹이고 있지만 캄보디아인들은 전혀 공동체적인 존재들이 아니에요. […] 공동체는 완전히 파괴되었어요."[77]

그런데 이같은 확언은 워낙 공동체가 그래야 할 이상에 '공허한' 비전을 제공하는 매우 오래된 사상의 한 흐름에 합류한다. 즉 산업화 과정이나 급속한 도시 집중 현상의 희생물로서의 '공동체의 죽음' 말이다. 독일의 사회학자인 페르디난트 퇴니에스는 화기애애하고 총괄적이자 소규모 사회인 19세기말의 농촌 공동체 사회를 익명의 조각난 사회이자 '공동체적'인 관계가 파괴된 산업 사회와 대조시키고 있다.[78] 캄보디아에서 우리는 빈번히(특히 외국인들이 이렇게 말한다) 예전에는 공동체가 존재했으나, 현재는 전쟁과 크메르 공산당 때문에 파괴되었다고 말하는 것을 들을 수 있다. 그런데 몇몇의 글은 이미 전쟁이 일어나기 전부터 캄보디아 사회가 분열되기 시작하여 핵가족 중심의 사회가 되었다는 것을 증명한다.[79] 이 글들은 흔히 프랑스어로 되어 있어 영어권이 거의 대부분인 상당수의 개발기구들에게는 미지의 것으로 남아 있다.

하나의 대상을 구축한다는 것: 공동체

공동체라는 용어는 너무도 자주, 또 너무나 많은 문맥에서 서로 다른 의미로 사용되기 때문에 대부분의 경우 그 진정한 의미를 가려낸다는 것이 어려울 때가 많다. '개발자들'의 텍스트들이나 담론에서 우리는 이 용어를 약 세 가지로 구분해 볼 수 있다. 첫번째의 것은 단순히 '사람들'을 가리킨다. "공동체? 그건…… 뭐라고 해야 하나…? 기본은. 일반적으로 사람들이다."[80]

이같은 사용이 가장 보편적인 듯해 보인다. 적어도 다음과 같은 표현들을 포함하는 경우에는 말이다. **공동체에 기반을 둔**이라거나 **일반적인 공동체, 넓은 의미의 공동체** 등. 이러한 해석은 또한 거의 대부분(대다수의 텍스트) 가장 적합한 것이기도 하다. 이 경우 그 의미와 문맥은 너무나 모호해서 독자로 하여금 이 단어 뒤에 있을 수 있는 어떤 사회적인 현실도 감지할 수 없게 한다.

두번째 유형의 사용은 특별한 구분 없이 인종적인 그룹('베트남인의 공동체'), 지형적인 그룹('연안 공동체, 국경 공동체'), 또는 직업에 따른 그룹(사이클 동호회, 택시 운전사 모임), 연령에 따른 그룹(자모회나 청소년들: 모자(母子)회), 지역적 협회(작가협회, 공동체에 기반을 둔 모든 기관들), 특별한 성적 경향을 나타내는 사람들('이성애 공동체'), 특정 물품(라디오나 텔레비전의 특정 채널의 시청자 또는 청취자)이나 술집의 고객들이나 사용자들("카페나 레스토랑에서 비디오 카세트를 [빌려 주는 것]은 공동체를 움직이는 데 효과적인 방법이다."[81])의 기관, 회사나 국제기구들('기증자위원회' '가톨릭 비정부국제기구 공동체')을 집대성한다. 그 가능성은 무한하다. 왜냐하면 하나의 대상을 구축하는 데 있어서 '최소한의 공통분모'[82]만으로, 그리고 이용 가능한 최소의 특성만으로도 충분하기 때문이다. 이런 맥락에서 볼 때 귀걸이를 단 '공동체'를 상상하는 것마

저도 너무나 자연스러운 일이다.

어느 한순간 특정 담론이 이 대상에 현실적이거나 상상적인 가치를 부여하는 경우가 있다. '개인주의'와는 상반된 공동체는 가족이라는 사이클을 넘어선, 그러니까 혈연이 없는 사람들간의 참여와 협력·협동·단결력을 의미한다. "공동체를 우리는 어떻게 이해하고 있는가? 그것은 함께 일하고, 함께 살며, 서로 돕고, 서로의 신념을 나누고, 함께 문제를 해결해 나가는 사람들이다."[83]

그 다음으로 우리는 이 용어가 사용되는 왕복의 공간에 주목해 볼 것이다. 이 돌아오는 운동의 특징은 이미 구축된 대상을 정의한다. 사이클 운전자들의 공동체는 헛되이 지정된 것이 아니다. 그 속에는 언제나 육체의 정신, '움직이면' 그것으로 충분할 그들 사이의 자연스런 연대성이라는 것이 존재한다.[84] 이러한 정신이 표출되지 않는다면, 그 반대로 그 속에서 분열이 나타난다고 해도 위의 대상은 항상 공동체일 것이다. 다만 '이질적'인 특성을 지닌 공동체로 나타날 뿐이다. "공동체의 심장부에는 멤버들간의 협동이라는 목표와는 반대의 것인 긴장이 존재한다. ──권력이나 자원, 계층 구조의 분열, 인종이나 계층에 따른 차별, 서로 다른 정치적 성향, 귀향자들과 기존 거주민들 사이의 불신과 몰이해──이 모든 것들이 공동체를 분열시키는 것들이다."[85]

메시아주의나 '약한 의미의 테러리즘'이라고 부를 수 있는 것과 공동체의 이념을 비교할 수 있는 다수의 동기가 여기서 드러난다. 우선 지나치게 체계적인 반복적 용어 사용의 결과 나타난 상투적 고식주의 효과가 그것이다. 그 다음으로 모든 인간은 자기가 원하든 원하지 않든 간에 의무적으로 하나(혹은 여러 개)의 공동체에 속해 있다고 하는 확신이 그것이다. 비록 그 공동체들이 외부로부터 정의되어졌다고 할지라도 말이다. ("모든 사람들은 여러 공동체 속에서 살고 있고, 그들의 이념과 행동 양식은 그들 주위의 다른 사람들과의 관계에 의해 형성된다는 것이다."[86]) 적대주의적인 힘이 그를 동지들과 갈라 놓으려고 할 때 협동의 경향을 가진,

집단주의적 성향의, '좋은' 인간의 내연적인 개념이 이렇듯 솟아나오는 것이다. 마지막으로 우리는 여기서 한 이념에 대한 개종자적 선교 정신 ("공동체적인 활동을 이끌고 '지지하는' 것이 '공동체의 개발 참여자들'의 일이다"[87])을 발견할 수 있다. 그들 담론의 주요한 한 부분이 이미 실행 중인 방법들을 기술하는 반면, 개발 참여자들이 그것을 위해 급여를 받고 일하는 임무는 다음의 군사적 성향이 강한 어휘의 도움을 얻어 표현될 수 있다. "필요에 대한 평가와 농촌 참가 평가의 도구를 이용하는 매우 참여적인 성향이 강한 과정이 그것이다. 이렇게 비정부국제기구는 어떻게 그들의 공동체와 작업하는가를 배운다……."[88] 아니면 "협력이라는 주제를 도입하기 위해 교육자들은 […] 여러 그룹으로 나뉜 참가자들이 다른 그룹들과 경쟁하거나 협력하면서 결과를 최대화시켜야만 하는 '경쟁 대 협력'이라는 단위를 이용한다."[89] 공동체 개념의 세번째 사용은 지형적인 총체, 즉 마을이나 구역 같은 단위에 적용된다. 이것에 대해서는 조금 후에 다룰 것이다.

화자들은 이 문제에 자기를 완전히 동일시하려 하지 않는다.[90] '기증자 공동체'를 충분히 인식하고 있는 해외로 파견된 기술자의 보고서를 통틀어 '나의 공동체'라는 말이 나오는 일을 우리는 결코 본 적이 없다. 캄보디아인들 편에서 보자면, 그들 또한 한 조직의 한가운데에서 행하는 활동 범위 외에서는 전혀 '공동체'(사카쿰, sahakhum)라는 단어를 사용하지 않는다. 그들에게 이 단어는 최근에야 그 의미 작용이 확실해진 기술적인 단어인 것이다. 바로 이런 맥락에서 "난민 수용소에서 사람들은 그들에게 공동체가 의미하는 바를 설명했다고 **귀향자들**은 말한다."[91]

협동이나 공동의 참여라는 이념의 귀결인 이 용어는, 그러니까 40대의 한 캄보디아 여인에게서처럼 거부적인 반향을 일으킬 수 있다. "나는 이 공동체라는 단어를 싫어해요. 폴 포트 시대를 떠올리게 되거든요. 그 시절에는 항상 '앙카르[92] 앙카르'라고 떠들어댔어요. 지금은 '공동체'라고들 말하죠. 그런데 이 공동체라는 게 도대체 누구를 위한 것이고, 도대체 무엇인지 난 도통 알 수가 없어요. 그 시절에도 마찬가지였어요. 이렇게 말하곤 했죠. '앙카르가 이렇게 해야 한다고 명령한다. 앙카르는 이렇게 이야기하고 있다⋯⋯.' 그러면서 항상 이것저것을 우리에게 강요했어요⋯⋯." 공동체에의 참여에 대해서 캄보디아인 기술자는 다음과 같이 설명한다. "외국인들이 도착해서 공동체의 개발에 대해 말하기 시작할 때 마을 사람들이 도대체 어떻게 생각하는지 아세요? 공산당 통치 하에서 그랬던 것처럼 아마도 이 외국인들이 또 우리에게 명령하기 시작하는구나 이렇게 생각합니다. '서로 협동했으면 좋겠소. 함께 일했으면 좋겠소' 하고 말이에요. 이 몇 마디 말만으로 사람들은 그만 욕지기를 내고는 아연실색해지는 것이죠. '당신들 폴 포트 시대로 다시 돌아가길 원하는 것은 아니겠죠?'"[93]

이같은 지적은 내가 18개월 동안 일하고 겪은 마을에서의 내 자신의 관찰을 재구성시킨다. 수년간의 강요된 공동체 생활 이후로 핵가족과 혈연 관계의 틀 내부에만 국한된 인간 관계의 한계로의 움츠림은 공인된 단결 노력의 핵심을 이룬다. 이러한 망설임이 그렇게 새로운 것만은 아니다. 1960년대 시아누크가 창립한 최초의 협동 단체가 그러한 것이다. 이 단체는 당연히 실패로 끝났고,[94] 마을은 더 이상 나눔의 단위가 아니라는 것이 다시 한 번 밝혀졌다.

마을 공동체

제3세계에서 마을(또는 구역) 주민들이 교환이라든가 참여 활동으로 특징지어지는 삶의 방식을 영위하고 있다는 것은 이제는 오래된 거의 진부한 사실임에도 불구하고 인류학자들은 그 사실을 끊임없이 재탕하고 있다.[95] 대부분 서구의 개발 전문가들과 기술자들은 도시 출신들이고, 이같은 '부락 공동체'에 낭만적인 향수를 가져온 것은 사실이다. 그

촌장과 '고문의 역할을 하는 마을의 연장자'(매우 상투적인 이미지)와 더불어 펼쳐진 논의 한가운데에 자리잡은 공간적 대상인 부락은, 일상 생활사의 크고 작은 일들을 민주적으로 결정짓는 자율적인 정치적 단위로 생각될 것이었다. 더구나 사회적 또는 경제적인 차이점의 부재, 또는 그 것들이 거의 충돌하지 않는 것으로부터 인간 관계의 평형성과 충돌의 조절점('사회적인 조절'이 뛰어난)에 적합한, 그러니까 위상의 균등함이 가능할 것으로 비쳤을 것이다. 고립성과 소단위 그룹은 그와 더불어 구성원들간의 만남이나 협동의 의무를 용이하게 했을 것이다. ("마을 모두가 서로를 알고 있었다.") 그것은 다시 한 번 이미 오래전에 효력을 상실한 이미지일 뿐이다.[96]

이같은 재현 이미지들은 한편은 서구 마을에 대한 이상화되고 신화화된 이미지와, 다른 한편은 그들이 잠깐 방문한 부락이나 구역에 대한 서구인들의 짧은 인상으로부터 기인한다. 그러나 캄보디아의 마을(품)에서 공간의 이용은 서구의 '농촌 공동체'에 대한 기성 판별 기준의 대부분과는 정반대일 경우가 허다하다. 한편은 사람이 거주하는 어떤 공간(한 집으로 충분하다)을 막론하고 품(phum)이라는 명칭으로 족히 불릴 수 있다. 다른 한편 가장 빈번하게 발견할 수 있는 주거 형태는 물줄기나 사잇길을 따라서, 아니면 띄엄띄엄 한 동이나 두 동씩 나란한 형태를 취하는데 기호나 표시·중심 따위도 집단적인 구조도 나타나지 않는다. 그러나 집들 사이를 가로막는 울타리나 담이 없는 것은 자유로운 왕래를 가능케 하고, 그들의 왕래나 비밀스런 거래를 지배하는 약호가 없는 것도 외부의 관찰자에게는 언동과 물질에서의 강력한 교환망을 엿보인다. 다음의 한 벨기에 고문의 증언처럼 말이다. "내가 사는 구역이 우리들과 다르다는 것은 너무나 확연히 드러난다. 사람들은 언제나 서로 이야기하고, 항상 무언가를 서로 빌려 주고 모든 것을 함께한단 말이지."

빈민들을 위한 공동체

어떤 유형의 공간이나 주거 형태는 '공동체'라는 말로 가히 불리어도 좋을 듯하다. 에이즈 예방법을 집집마다 홍보하는 임무를 띤 한 비정부원조기구가 규칙적으로 방문하는 프놈펜의 한 구역에는 빈민촌과 왕국의 세력가들, 부유층의 빌라가 공존한다. 이 부유층의 저택은 높다란 담장과 철책으로 둘러싸여 있어 불행하게도 '공동체를 교육'시킬 임무를 가진 국제기구의 종사자들에게는 접근 불가능한 지역으로 되어 있다. 그런데 공동체는 개인 공간의 부재로 정의된다. 동시에 외부인들로 하여금 이 영역으로 들어와 그들의 전언을 전달하고 대화를 할 수 있는 가능성의 장으로도 정의된다. ("그러나 제일 먼저 우리는 그들에게 찬성하는지를 묻는다"라고 그들의 책임자는 덧붙인다.)

이같은 유형의 활동들의 합법화는 공동체들을 구성하는 인구, 다시 말해서 사회적인 빈민 계층에 대한 기성 관점에 바로 맞아떨어진다. 프놈펜의 한 빈민촌에서 정보 부문을 이끌어 온 또 다른 비정부국제기구의 한 캄보디아인 상담원은 그 관점을 매우 잘 묘사하고 있다. 이 빈민촌의 예를 들면서 그 국제기구의 종사자는 끊임없이 다음과 같은 표현을 사용한다. 사하쿰 솜낭 아나티파데이(sahakhum somnang anathipadei), 영어로는 squatter community(무단 거주자 공동체)이고 '불법 거주자 공동체'라고 지칭할 수 있다. 이 말의 기원과 자기 구역을 '공동체'로서 인정받을 수 있는지의 가능성에 대해 우리가 묻자 그녀는 다음과 같이 설명했다. "내가 사는 X지역은 공동체가 아니에요. 그것은 상캇(sangkat, 구역·지구)이죠. 합법적으로 사는 사람들더러 공동체라고는 안한답니다. 불법 거주인들을 공동체로 묶어 부르죠. 그들은 자기 친구들이나 피붙이들을 불러모아 집을 짓게 하고 같이 삽니다. 그들 중에는 군인들도 있고, 망명자들도 있어요. 특히 그들은 가난하죠."[97]

그것이 품고 있는 또 다른 숨은 의미로서 필연성으로부터 생겨난 미덕인 협동과 단결의 의무는 인구의 최하 계층을 특징짓는다. 그러니까 공동체란 흔히 가난한 사람들을 일컬을 때 사용된다. 다시 말해서 가난한 사람들이 공동체에서 사는 것이다. 어쨌든 화자들은 현재의 상태에 대한 확신("캄보디아의 농민들은 그들의 공동체 내부에서나 서로 다른 공동체 사이에서 서로 돕고 협력하는 것을 당연시하고 있다"[98])과 보다 나은 사회적 현실을 이루겠다는 의욕 사이에서 왔다갔다하는 듯하다. 그녀는 주저하면서 다음과 같이 덧붙인다. "어떤 공동체적인 프로그램도 사람들을 의식화시키는 데 엄청난 시간을 쏟아붓지 않고서는 빛을 볼 수 없어요."[99]

이 대화로 미루어 보아 집단적 운명에 대한 감정일 수도, 그 구성원들 간의 나눔의 관계일 수도 있는 공동체는 분명히 존재한다. 그러나 그러기 위해서는 일단 공동체를 건설하고 재건설해야만 한다. 프로그램의 한 책임자가 고백하고 있듯이 이 계획은 그들이 전혀 모르고 있는 하나의 구조를 향한 싸움이다. 캄보디아인들이 마을이라고 부르는 것과 그것을 지배하는 사회적인 관계들의 현실은 현재로서는 완전히 미지의 것이다.

공동체, 그 사용법

원조 단체들은 그러니까 미처 그들을 속속들이 알 시간을 가지기에 불가능한 광대하고 수많은 익명의 총체들을 상대한다. 제도적인 지침들은 공동체를 임명하고, 유동시키며, **공동체 지도자들**의 범주에 따라 일에 착수하는 데 사용된다. 이 공동체의 지도자라는 용어는 거의 모든 경우 읍이나 마을 또는 구역, 다시 말해서 도나 지방 같은 대단위 지역의 대표자들이 아닌 가장 작은 인구 단위의 대표자들을 말한다. 그런데 이 후자, 즉 상위 계층의 보다 정치적인 특성을 갖는 지도자들은 '협동이나 협력의 장'으로서의 공동체의 이상과는 그다지 부합하지 않는 듯해 보인다. 일반적인 절차는 비정부국제기구의 의향을 각 마을의 촌장에게 보이는 방문으로 시작된다. 그럼으로써 **마을 미팅**이 주선되는 것이다. 이런 유의 회합에 마을 사람들은 이미 상당히 익숙해져 있다. 이같은 모임은 폴 포트 통치 때 **미팅**이라는 이름으로 생겨서 후임 정권에까지 쉬지 않고 계속되었기 때문이다. 비극적인 방법으로 종말을 맞이할 수도 있었기 때문에 모두들 이 모임이 빨리 끝나기만을 초조하게 기다리며, 가능한 자기 의견을 최소한만 드러내는 방법을 터득하고 있었다. 몇몇 기관들은 때로 공동체에 새로운 개념을 홍보하기 위해 소위 '참여'의 기술을 끌어들인다. "마을의 건강위원회의 투표 후, 우리는 마을 사람들에게 현안과 '농촌의 참여적인 평가'를 위한 필수 요건들을 제안해 줄 것을 부탁했다. 우리는 우리가 하려는 일이 그들의 자원과 주거가 그곳에 있는 공동체의 현안에 대한 일이라는 사실을 그들에게 주지시키기 위해 지도를 이용했다."[100]

그러나 우리는 정말로 마을 사람들이 마을의 다반사와 국제기구가 이끄는 계획들에 보조를 맞추기를 바라는지에 대해서 자문해 보아야 했다. 캄보디아의, 사회적인 조화에 우선권을 두는 것과 구성원들의 보호라는 임무를 맡고 있는 촌장에게 권력을 위임하는 등의 개념들은 태국의 북동부 마을 행정에게 관찰되는 임무의 분배에 부합한다. 이것이 바로 비참여적인 민주주의에 다름 아니다. 각자는 자기 책임량의 엄격한 틀 안에서 자신의 의무를 완수하여야만 한다. 어떤 존재나 운명(카마, kamma)이나 사연으로 이 임무가 그에게 부과되는가는 중요한 것이 아니다. "그것은 세상의 법칙에 내재한 무엇이므로 당신이 그것으로부터 피해 달아나는 것은 불가능하다. 만약 당신이 농사꾼으로 태어났다면 이 상황이 요구하는 임무를 맡아야만 한다. 아주 다행스러운 일은 각 개인이 맡은 바의 임무는 극소량이라는 것과 다른 사람들의 임무는 무시

해도 좋다는 것이다."[101] 촌장의 임무(나티, nathi)는 명령을 내리는 것이고, 그 밑에 있는 사람들의 임무는 반항하지도 지나친 복종심을 드러내지도 않으면서 그 명령에 복종하는 것이다. 임무에의 이탈이 의미하는 무질서는 마을 구성원 전체, 촌장의 '전면적' 위상뿐 아니라 이같은 문제를 일으킨 사람 자체의 위상마저 위협하게 된다. "첫손가락에 꼽히는 사회 규범이 은밀하고 보이지 않는 듯이 자기 자리를 지키는 것, 캄보디아어로 니크 쿠오인(neak cuo)"[102] 캄보디아에서도 그것은 마찬가지이다. 합리적이고 이성적인 행동은 그러니까 자기와 상관 없는 일에는 간섭을 하지 않는 것이다. "캄보디아인이 자원해서 무언가를 한다는 평판을 받은 적은 없다."[103] 그러나 그같은 사실이 대부분의 국제기구로 하여금 마을의 자원봉사자들에 다름 아닌 공동체의 또 다른 대표자들을 뽑고 교육시키는 것을 막지는 못한다.

자원봉사자들

공동체의 '위원들'과는 구별되는 마을의 자원봉사자 또는 공동체의 자원봉사자들은 거의 모든 분야에서 뽑히지만, 그 중에서도 특히 마을의 건강위원회의 주요한 활동인 보건 부분에서 많이 발탁된다. 그들은 특히 비정부국제기구나 최근의 국제기구들의 주도하에 주로 활동한다. 국제기구가 고용하는 마을의 건강 부문 자원봉사자(VHV; village health volunteers)들은 공동체에 대해 말하고, 공동체가 존재한다는 것을 알리는 데 이용된다. 그들을 통해 국제기구들은 '공동체와 대화'하고, 공동체에 전언을 전달하며, 계획을 실현한다. "공동체라? […] 그것은 사람들이지. 그러니까 사람들의 저 깊숙이까지 내려갈 길을 찾아야 해."[104] 한 프랑스 전문가가 말한 이 마지막 표현은 흥미로운 방법으로 70년대와 80년대 혁명과 정당 간부들이 '최하층'(물라탄, moulathan)을 세뇌시키고, 그들을 만나러(코 물라탄, choh moulathan) '내려가려' 할 때 사용했던 단어를 재구성한다.

몇몇 국제기구는 혁명의 인상을 풍긴다. "건강 분야의 자원봉사자들의 고용은 공동체와의 작업을 위한 새로운 방법이기도 하다."[105] 이 방법 또한 이미 60년대 캄보디아를 포함한 여러 지역에서 수많은 실패를 가져온 것으로 광범위하게 성토되었던 정치 기법으로 거슬러 올라간다. 60년대에 공동체 개발 서비스가 국가 공무원들로 구성된 '기초 교육 서비스' 즉 국립 교육부 산하에서 빛을 보았다. 그것은 기초 건강의 치료 부문의 선구자 역할을 한 서비스였다. […] 그 실패는 완전한 것이었다.[106] 그러나 비정부 국제원조기구의 대부분은 이같은 입장에 반대한다.[107] 어떤 국제기구는 위원회에서 원하는 인물들이 당선되도록 미리 예정하여 선거를 주선한다. ("우리는 약 25퍼센트의 여성과 전통적인 산파를 원한다.") 또 다른 어떤 국제기구는 촌장이나 읍장이 자원봉사자를 임명해 주기를 기대한다……. 또 다른 경우는 자원하기만 하면 받아들인다. 그러나 아무도 그들을 심각하게 받아들이지도 그들의 말에 귀 기울이지도 않는 그저 돈 될 만한 일을 찾는 그다지 쓸모없는 이들이나 풋내기들이라는 것을 인정한다. "거의 대부분 아직 독신의 젊은이들이지요, 물론 마을 사람들은 거의 흥미를 갖지 않아요. […] 어머니들은 말한다. '왜 그들은 연세 든 분들에게 에이즈가 무엇인지를 설명하라고 부탁하지 않지요?' 그러나 자원봉사자들을 고르기는 어려운 일이에요. 왜냐하면 수입이 없는 까닭에 아무도 자원봉사자가 되려 하지 않거든요."[108]

덧붙여 공동체의 참여라는 개념은 더욱더 의무적이고 까다로운 것이 되고, 자원봉사자들은 점점 더 많아지는 계획들(특히 어린이들을 예방 접종에 등록시키거나 비타민 A 결핍증이나 출혈성 뎅그열, 영양 실조, 말라리아, 산후 파상풍, 폐결핵에 대한 정보를 전달하고, 현재는 예방 접종의 날에 참가한다거나 마을의 위원회에서 개최하는 회의에 참석하는 것, 비정부국제기구가 개최하는 교육에 참가하는 것 등)을 실현시키기보다 많은 기구들에 의해 도입된다. 그에게 주어진 모든 임무 완수를 허락할 만한 자원봉사자는 쉽게 풀타임으로 일할 것이다. 그들의 미래는 더욱 고난을 예고하는데, 왜냐하면 점점 더 많은 국제기구들이 에이즈 환자들을 위한 가정 방문 치료 계획을 시작할 것이라고 말하고 있기 때문이다. **위원회 치료** 또는 **가정 치료**라고 불리는 이 프로그램은, 건강한 자원봉사자들을 고용할 것과 "그들 공동체의 병자들을 치료할 수 있는 공동체의 자원봉사자망을 구축할 것"[109]을 예견하고 있다.

가정 방문 치료와 공동체적인 치료

그들의 능력에 맞는 일에 비해 낮은 직급에 낮은 급료를 받게 될 현지 의료진들을 고용하는 대신에 외국의 원조기구들은 공무원과 비슷한 수준의 급료의 **비전문가**들을 찾는다. 이 자원봉사자들의 작업은 아직까지 결정된 것은 아니지만, 장이나 피부 감염과 같은 빈번한 기회주의적 질병에서 '기본적인 치료'를 담당하거나 영양이나 청결……에 대한 조언을 주는 일들에 관한 것일 수 있다. 이같은 활동을 명명할 용어는 그 치료가 환자의 주거지에서 행해지는 까닭에 **가정 방문 치료**와 **공동체적인 치료** 사이에서 주저한다. **공동체**나 **공동체 본부** 같은 용어를 사용하는 경우는 병원의 바깥에서 일어나는 모든 일을 말한다.[110]

그러나 우리는 **공동체적인 치료**가 공동체의 구성원들을 포함할 것을 또한 바란다. 하지만 이 공동체 자체는 새로운 변신을 겪고 있다. "그렇다. 공동체, 그것은 이웃들이다. 만약 우리에게 이웃이 없다면 공동체가 그 역할을 하여 가족을 지탱해야만 한다."[111]

몇몇의 자료는 특히 환자들이 위급한 상황을 제외하고는 집에서 체류하는 것을 선호한다는 사실을 보여 주고 있다. 그러니까 일반적으로 **공동체적인 치료**의 발달상 제기되는 첫번째 문제는 보건 건강의 각 체계가 개인의 필요에 부응하기에는 벅차다는 것이다. 한편으로는 "캄보디아의 많은 사람들에게 있어서 병원은 단순히 가까이 가기에는 어려운 장소로 인식된다. 많은 가족들이 수송비나 의료비를 감당해 낼 수 없는 것이다."[112] 다른 한편 "병원이라는 공간은 에이즈 환자의 수를 다 감당하기에는 턱없이 모자라다. 에이즈에 직면한 제도적인 기능은 나약하기 짝이 없다. 다시 말해서 존재감이 없는 것이다. 수많은 환자를 감당하기 위해 필수적인 공동망 체계가 강화되어야 할 것이다."[113]

두 기구의 고용인들은 비정부국제기구들 중 하나가 가정에서 환자들을 치료하는 것처럼 병원에서 에이즈 환자들을 돌보면서 다음 두 갈래 욕망의 갈림길에 놓여 있다. 그 하나는 공동체에 '위임하려는' 욕망——"병원을 나서도 가족이 없는 환자는 우리에게는 커다란 문제이다. 그러므로 공동체의 필요성이 절실해진다."[114]——두번째의 욕망은 만성 질환이나 전염병 환자들에 관한 책임을 회피하는 캄보디아 사회에 대한 지각에의 필요성이다——"버려진 환자들은 병원측에는 큰 문제이다. 왜냐하면 그들에게 치료비를 청구하는 일이 불가능한 것은 물론 가족이 있는 환자들보다 훨씬 더 많은 정성(씻기고, 먹이고 등등)을 요하기 때문이다."[115]

가족이 그 자체로서 환자들을 책임질 수 있는 한계 수치는 이미 잘 알려져 있다. 특히 농촌 지역을 중심으로 한 조사에 따르면, 비록 환자가 자기 가족의 구성원일지라도 농촌 가정의 75퍼센트는 에이즈 환자나 나병 환자·결핵 환자를 돌볼 것을 거절하고 있다.[116] 환자가 자기 가족에게서 버려지는 현실은 전염의 위험과 더불어 틀림없이 이웃의 손가락질을 두려워하거나 수치스러워하는 데서 그 원인을 발견할 수 있다. 태국에서 에이즈 프로그램을 이끌고 있는 비정부국제기구들은 많은 에이즈 환자들이 그들의 가족에 의해 도시에(병원이나 석탑에) 버려지고 있다는 사실을 지적한다. 또한 '전통적인' 공동체 구조에 대한 탐색의 일환으로 태국에서처럼 환자들을 사찰에서 돌볼 수 있는 가능성에 대해 연구하는 기관들에 관해서도 우리는 문제를 제기해 볼 수 있지 않을까 한다.

공동체의 '전통적인' 대표들

점점 더 많은 국제기구들이 '전통적인 지지 체계'로서 '전통적인 지도자들'을 찾아나서고 있다. 스님들, 비구니들, 부녀회장이나 전통의술 전문인들이 '공동체의 대표들' 또는 **'공동체의 인적 자원'**으로 생각된다.[117]

협동·우애·협력이나 사회 변화의 주자라는 활동적인 추진력으로서 종교의 이미지는, 서구에서는 매우 최근의 동향이기는 하지만 서서히 사회 속으로 스며들기 시작해 국제기구의 계획 모델이 된다. 만약 우리가 바라는 것과 같이 **사찰**(wat)이 종교 공동체(**샹가**(shanga)는 수도승들의 공동체이다)의 이념에 잘 부응하는 것이 사실이라면, 승려들과 농민들 사이의 관계는 완전히 다른 것으로 나타난다. 주술치료사라든가 마을의 침술 전문가들에게 치료받는 이미지에 비하여 마을 사람들과 수도승과의 관계는 보다 존경에 근거한 것이라고 할지라도 객관적인 관계에 머문다. 그런데 여러 에이즈 프로그램에 수도승과 비구니의 참여를 모색하는 서구의 국제기구들은 그 이상의 것을 바란다. '공동체를 통해' 에이즈 환자를 돌보려는 탐색 가운데 보다 많은 국제기구들이 사찰을 최상의 공동체적인 제도로 간주하고 있다. "만약 마을이 캄보디아 시민 사회의 기초 단위라고 한다면, 왓트(사찰)는 각 마을의 단결심을 전제로 하고, 샹가(수도원의 규칙)는 시민 사회의 가장 광범위하고 굳건한 제도를 나타낸다."[118] 국제기구들은 캄보디아의 사원이 태국 사원의 역할을 해 주기를 바라고 있는 것이다. 특히 이 분야의 "교훈을 태국 북부의 경험으로부터 효과적으로 끌어내기"[119]를 염원하면서 말이다.

현실적으로도 그 공동체적인 본래의 위상 이상으로 사찰은 환자의 수용이라는 측면에서 싼 값의 대안이 될 수 있는 까닭에 정부의 관심을 끈다. 보건부 산하의 에이즈 프로그램 국장인 티아 팔라도 그 사실을 다음과 같이 피력한다. "자원이 더 이상 문제에 대처할 수 없을 정도로 고갈되었을 경우 종교 단체를 이용하는 것은 [...] 매우 흥미로운 가능성이다."[120]

이같은 아이디어는 유혹적인 것으로 보인다. 그러나 그것은 불행하게도 이중의 착각 위에 세워져 있다. 첫번째 착각은 사찰의 역할이라는 것이 한 공동체에 속해 있을 것이라는 점이다. 조금 전의 마을 개념에서와 마찬가지로 이같은 종교 생활에 대한 해석은 서구의 작은 교회의 그것에 다름 아닌 그리스도교적인 모델로부터 많은 부분 기인하고 있다. 그런데 마을 외부에 자리잡은 사원은 특정한 날에, 그것도 대다수 노파들이나 소수의 매우 신앙이 깊은 남자들만을 끌어모을 뿐이다. 또한 사찰 위원회 위원들은 보다 많은 땅과 마을의 존경을 향유하는 '유서 깊은 가문'로 이루어진다. 건물 보수에 자원하는 일을 제외하곤 마을 사람들은 사찰의 생활이나 활동에 거의 참여하지 않는다. 사람들은 1년에 약 네 차례 사찰을 방문한다. 그들의 사찰이 지닌 아름다움을 자랑스러워하는 농민들은, 사실 그것으로부터 잇속을 차리기 위해서만 사찰의 건립이라든가 종교인들에의 성금에 협력한다. 유감스럽게도 비정부국제 기구는 이같은 '잇속 챙기기'의 핵심적인 의미에는 완전히 무지한 것 같다. 정작 서구 그리스도교의 '공유' 개념에서처럼 위의 개념만 잘 이용해도 훨씬 쉽게 프로그램을 짤 수 있을 텐데 말이다.

캄보디아에서 승려들의 정치적 혹은 사회적인 참여가 증가일로에 있는 데 반해, 그 한계 또한 여전히 드러나고 있다. 소수의 활동적인 승려들만이 최전선에서 평화적인 시위라든가 행보를 위해 수만 명을 동원할 수 있는 능력을 보여 주고 있을 뿐이다. 단지 몇몇 지방의 승려나 사찰만이 국제기구의 프로그램에 참여하는 것을 허락할 터이다. 그러나 대다수의 불승들은 아마도 에이즈 환자를 받아들여서 돌보아 주는 일에 그다지 많이 열광하지 않을 것이다. 실제로 많은 환자들이 이웃의 사찰에 옮겨지자 사찰측으로부터 빈번히 축출되었다. 다음의 경우가 그 예이다. "운동장 문가에서 한 걸인이 자고 [있었다]. 아무도 그에게 주의를 기울이지 않았다. 나는 소씨를 불러 그를 병원에 데려갈 것을 부탁했지만, 소씨는 의사가 그를 받아들이지 않을 것이라는 핑계로 내 부탁을 거절했다. 그를 어디로 데려갈지 망연해진 나는 사찰로 갔다[…]. **아샤르** [보살]가 내 사무실로 와서는 다음과 같이 말했다. "왜 살아 있는 사람을 사찰에 데리고 왔습니까? 이건 불법이에요!" 이에 나는 그를 원래 있던 운동장 문가의 땅바닥에 다시 데려다 놓았고, […] 이틀 만에 그는 죽었다.[121]

두번째의 착각은 태국 사찰의 환자 수용의 질에 대한 것이다. 사실 태국의 사찰들이 익명을 요하는 환자들의 피난처로 이용되고 있다는 사실은 거의 언급되고 있지 않다. 사찰의 책임자들이 매우 유감스러워하고 있는 가운데 거추장스러운 환자를 가진 가족들이 이들을 치워 버리려 하는 데 사찰은 좋은 장소인 것이다. 죽어가는 사람들로 가득 찬 사찰의 방들보다 눈에 안 띄는 집에서 환자를 돌볼 것을 환자 가족에게 설득하려는 태국 수도승들의 노력은 거의 효과를 거두지 못하고 있는 것으로 보인다. 전문가도, 의약품도, 건강한 사람들의 감염을 예방할 만한 능력도 가지지 못하는 진료소에 대한 지역 의료진들의 불안과 비판까지 무시되고 있는 가운데 말이다.

몇 개의 전제들

'공동체'의 개념을 둘러싼 현학적이고 매우 오래된, 또한 광범위하게 출판된 논쟁은 서구의 사회심리학과 국제기구의 사회학자들의 힘을 얻어 더욱 생기를 띠게 되었다. 엄청난 결핍의 상황에서 어마어마한 액수가 그 속에 투자되었지만 이 개념의 제3세계 국가들로의 광범위한 도입,

그 이용과 결과는 아직도 분석되어지지 않았다. 대담 때 만난 사람들 중 몇몇은 그들의 프로그램이 근거를 두고 있는 '공동체'에 대한 정확한 개념 정의가 부재한 상황을 추측할 수 있는 여지에 대해 참을 수 없어했다. 캄보디아에서 에이즈는 엄청난 속도로 퍼지고 있고, 이것은 분명히 위급한 상황이다. 우리는 닥치는 대로 모든 것을 시도해 보아야만 한다고 그는 말했다. 그저 '뭔가가 일어나고' 있으면, 공동체를 이루고 있는 것이 무엇인가를 알 필요는 없다는 생각은 여러 번 피력되었다. ("그렇다, 사람들이 함께 행동할 때가 공동체의 역동적인 정의인 것이다.")

이같은 관점은 이미 공중 보건 분야의 전문가들이 지지한 바 있다. "공동체에의 참여에 대한 범주주적 효력을 가진 정의는 가능하지도 않지만 꼭 필요한 것도 아니다.[122] 그러나 신경 써야 할 것은 이미 구축된 안정적인 몸체로서의 공동체가 아닌 '참여' 자체이다. 국제기구의 몇몇 사회학자들은 다음과 같은 맥락에서 공동체의 존재를 인정하고 있다. "그것은 그것 자체로 정의되는 것이 아니라 하나의 활동과의 관계를 통해 정의된다[…]. 하나의 활동을 위해 하나의 공동체가 생겨나는 것과 똑같은 방법으로 이 활동이 더 이상 행해지지 않을 때 공동체는 해산된다."[123]

그러나 이런 종류의 덧없는 기구가 긴 호흡으로 중병에 걸린 환자의 치료를 수년간 책임질 행정을 과연 수행할 수 있을 것인가? 국제 원조를 맡고 있는 임원들에게 있어 보다 중요한 것은 그들이 촉구하는 바에 대한 조속한 답변을 획득해 낼 가능성 안에 있는 것으로 보인다. 위급한 상황 속에서 몸으로 입증되고(해외로 파견된 기술자들은 한정된 시간 안에 자신의 능력을 입증해 보여야만 한다. 평균 2년으로 때로 그보다 짧은 경우도 있다) 관찰된 바 사회적인 현실("캄보디아인들은 전혀 협동적이지 못하다")과 잠재적인 사회 관계를 활성화시켜야 할 임무 사이의 커다란 갭은, 기술자들로 하여금 자기 합리화적인 설명을 갖다대거나 입증되지 않은 결과에 자족한다거나 그것도 아니면 즉각적인 효과를 모색하게 한다. 사실적으로 요약하면 국제 행정가의 임무는 일정 액수의 예산을 얻어내어 그것을 사용하는 데 있다. 우리, 즉 의사들이나 환자('소비자')를 보호하는 위원회측에 격렬한 반발감을 일으키는 것들이 제3세계라는 핑계하에 묵인되고 있는 듯해 보인다. 유화적 제스처의 담론하에 국제기구들이 개입하는 사회들의 복잡한 현실에 대한 그들의 무관심은 정당화되고, 해당 국가의 추방 요구에 순순히 응한다. 그리고 모든 짐은 가난한 민중들에게 돌아간다. '공동체'는 가장 가난한 환자들이 구성한다. 감히 그 누가 이 선의를 가장한 위선을, 이미 만들어진 공식들의 허무함을, 종교 세계의 '친절한 위원들'의 범죄에 가까운 무지함을 고발할 것인가?

3

보건의 불모지

필리프 비버슨

치료 구조들이 거의 전무함을 의미하는 '보건의 불모지'라는 개념은, 실제의 필요라든가 국민들의 요구로부터라기보다는 가능성 또는 행동의 필요성으로부터 나온 계획들이 실천되기 위한 핑계로써 빈번히 이용되었다. 예를 들어 상호 협력의 계획에 어려움을 겪고 있는 어떤 기구나 어떤 정부는 어떤 특정의 요구를 고려해서가 아니라 이미 각본화된 계획에 대한 기존의 해답 방법이라는 기능으로서 가난한 한 지역을 돕기로 결정 내리는 것이다. 이미 주어진 서비스 리스트를 통한 부분들로부터 나온 요구는, 특히 그것이 유일한 제도적 논리 즉 기술적 그리고/또는 재정적인 방법에만 그 바탕을 둘 때야말로 공허한 것으로 드러나고 만다.

때로 계획의 기원으로 의학적이거나 보건적인 동기는 아예 존재하지 않는 경우마저 생긴다. 이를테면 단순히 또는 순전히 정치적이거나 외교적인 필요성에 얽힌 것으로서 교환이나 자본의 유입을 통해 이러한 필요성을 금전화시켜야만 하는 것이다. 사실상 의료 구조들의 정착은 도덕적으로 흠잡을 데 없고, 정치적으로 언제나 승자임을 보장하는 일종의 선택의 장을 이룬다. 그 어떤 선물에 비해 병원은 언제나 '엄청난 필요성'이라는 담화로 잘 장식된 강력한 우정의 상징물인 것이다. 그런데 이같은 제공은 빈번히 '보건의 불모지'를 동반하는 것이 문제이다. 그것은 결국 이 선물이 그저 좋은 취미 이상은 아니라는 것을 드러낸다.

그러나 이 보건의 불모지라는 개념은 멋대로 세워진 알리바이 이상의 것이다. 그것은 때로 선의로부터 행해진 실수일 수도 있다. 이 개념은 무지의 암흑이라 추측되는 것에 맞서 싸워야 한다는 비서구 세계에 대한 무의식적인 멸시와 가족적 편파주의에 근거한 정신 기능에 그 뿌리를 박고 있다. 이같은 행동 양식은 대화도 후퇴도 깊은 분석도 필요로 하지 않는다. 그러니까 환자들과 대화를 나눈다는 것은 말도 안 되는 일로 보인다. 그 원칙상 끊임없이 진보를 거듭하고 있는 우리의 건강에 대한 개념이나 의학적 모델(그러나 빈번히 우리가 타인들에게 제안하는 체계들을 우리 자신은 원치 않는다)만이 모든 사람에게 당연히 적절한 것인 양 믿고 있는 것이다……

전통 치료의 장이 존재하고 있는 사실이 최초 방문객의 눈에 보이지 않는다고 해서 우리는 쉽게 아무것도 없다고 상상해 버린다. 숨겨진 현실을 기술할 능력이 없는 성급한 관찰자는 부재 또는 무(無)로 결론짓는다. 보이는 것만을 믿는 서구화된 전문가들에게 현실은 시각으로 축소되고, 건강의 정책적인 차원은 단순히 이념화된 기술적 관점 쪽으로만 치우치게 된다. 현실은 훨씬 미묘하고 복잡함에도 불구하고 보고는 극단적으로 단순화되어 있는 까닭에 보건의 불모지는 그릇된 진술로 가득차 있다. 이것은 모든 방향에서 고려하기를 거절하는 것과는 또 다른 차이를 이해할 능력의 부재인 것이다. 진보에 대한 고갈될 줄 모르는 주제를 가진 도덕 지향적 슬로건의 대공세 "진보는 서로 나눌 때에만 그 가치가 있다" "건강은 개발의 근간이다" "건강은 권리이다"에 부어지는 넉넉한 관심과는 대조적으로 이 시선은 현실을 비껴갈 뿐이다……

그렇다고 해서 그 반대로 원시적인 것과 전통적인 것, 문화적인 것, 또는 고통과 빈곤을 마치 진정한 가치인 양 생각하여 변호하자는 것은 아니다. 중요한 것은 특정한 이념을 무시하는 우리의 눈앞에서 벌어지는 것들에 대한 정확한 이해 부족을 인정하자는 것이다. 보다 단순히 말해서 그 치료적 능력을 현지에서 인정받고 있는 치료사들, 최전선에서 활동하는 인력의 존재를 인정하자는 말이다. 이 능력이 임상적인 시도를 통해서 입증된 것은 분명 아니지만, 그 사실을 경험적으로 확인한 사람들에 의해서는 효력이 입증되었다. 또한 이것이 과학적인 이해(부분적으로)의 틀 속에 들어가는 것은 아니지만, 치료받고자 하는 이들의 필요에 만족할 만하게 부응(부분적으로)하고 있는 것은 사실이다.

나의 목적은 단순히 이미지를 위한 정치적 의사 소통의 도구로서 정착되고 유지된 인구의 건강과는 상관 없는 의료 계획들을 묘사하려는 데 있지 않다. 나는 우리가 보건적인 것을 무기로 개입하려는 사회를, 그들이 우리의 개입을 복지의 상징으로, 또 나은 삶에 대한 약속처럼 여기고 환영할 준비가 되어 있다고만 순진하게 믿는 지식인의 자기 만족을 만천하에 드러내려는 것에만 만족할 것이다.

1985년부터 1990년까지 기니에서 국경 없는 의사회의 임무

1984년, 세쿠 투레[124]가 사망한 바로 다음날 기니공화국은 새로운 형태의 협력 관계로 문호를 개방하고 오랜 파트너, 특히 유럽인들과의 관계를 재개했다. 유럽연맹은 코나크리에서 회의를 열고, 로메의 조약의 틀 안에서 막대한 자금을 특히 의료 부문과 보건 부문에 할당하였다.

유니세프는 기니에서 국가 전체를 통틀은 모델을 정착시키려는 최초의 기회를 발견하였다. 이 지속적인 개발 모델은 건강 체계에 적용되었으며, 바마코의 시도라고 이름 붙인 탈중앙화와 자치 관리 형식에 근간한다.

유니세프와 세계보건기구의 합작 시도인 바마코의 시도(IB)는, 1987년 말리의 바마코에서 개최된 세계보건기구 정기회의에서 공식적으로 빛을 보게 된다. 거의 10년 전인 1978년, 알마 아타에서 열린 세계보건기구의 공식회의에서 탈식민지화의 다음날부터 본격적으로 시작된 보건 체계의 실패에 부응하기 위한, 소위 '기초 건강 정책' 전략을 부각시키기 위한 의안이 협의되었었다. 이 전략은 질병과 사망의 가장 빈번한 요인을 겨냥한 기본적인 치료 방법을 강조한 것이었다. 그 체계는 5개에서 10개의 의약품으로 구성된 '마을 약국'을 가진, 불과 몇 주 만에 교육을 마친 건강 공동체의 자원봉사요원들로 주류를 이루었다. 이 건강 자원봉사요원들은 중국 '맨발의 의사들'의 경험으로부터 영감을 얻어 예방이나 보건 교육과 같은 일상적인 건강 부문의 책임을 맡았다.

바마코에서는 건강 부문의 개발과 전세계 건강 부문의 모든 활동가들의 재도약을 제안하는 전략에 그 주안점을 두었다. 정치적인 결정 요소들의 분석으로 깊이 들어가지 않고서도 총결산은 몇 개의 항구적인 문제를 드러냈다. 국가는 자국 인구의 건강 부문 지출을 점점 더 감당할수 없는 사태에 처했다. 또한 지방을 희생시키는 수도권 중심, 또는 종합병원의 자원 독점. 마지막으로 대부분 그 이외의 아프리카 국가들에서 나타나는 건강 부문 서비스의 악화가 그것이다.

알마 아타에서 옹립된 목표는 그 어떤 경우를 막론하고 부조리한 것임에 틀림없다. "2000년대에는 모든 이에게 건강을"이라는 이 목표는 달성되지 못할 것이며, 후원자 후퇴의 위험마저 증가하였다. 이같은 상황을 극복하고 자금원들의 관심을 되살리기 위해 기초 건강 분야의 서비스에 대한 새로운 접근 방법과 새로운 슬로건이 있어야 했다. 지방자치적 관리와 치료비를 받음으로써 건강 분야의 지출을 보완하는 방법이그것이다. 이렇게 바마코의 시도가 태어났다.

치료는 공식적으로 유료화되었고, 특히 그것의 관리가 정착되었다. 일정액으로 매입하여 일정액의 이윤을 남기고 파는 '필수적인 의약품' 판매는 건강 센터의 기능을 유지하고, 새로운 의약품을 매입하기 위한 지출을 감당해야만 했다. 이같은 것을 우리는 '비용의 회수'라고 한다. 어떤 이들은 치료약의 판매 수익으로 예방 접종 같은 예방 활동의 재정을 지원해야 한다고까지 제안하기에 이르렀다.

흔히 이미 성취된 것, 또는 자명한 것으로 제시되는 공동체적인 참여는 국민들 자체가 그 투자를 관리하는 동시에 열매를 수확하는 까닭으로 수단인 동시에 지속적인 기능을 보장하는 활동으로 간주되어 왔다. 그 이념 자체는 새로운 것이 아니지만, 발상 자체는 단순하고 열정에 찬 것이었다. 그러나 모델의 실험적인 기반은 취약한 것으로 남아 있었다. 어쨌든 구습으로부터 탈피해야 했고, 이에 자금원들은 좋은 반응을 보이게 된다. 탈중심화와 자치를 중심으로 한 이같은 건강 정책이 가져오는 제약을 인식하고 있는 국가들은 그럼에도 불구하고 이러한 모험에 다시 한 번 기회를 주게 되어 바마코의 시도에 찬성표를 던진다. 그것은 비록 짧은 기간 동안이지만 기초 건강 분야의 서비스를 재약진시키고, 기술적인 원조가 새로운 도약을 할 수 있도록 자금 조달의 보장을 의미하는 것이었다.

여기서 우리가 말하려는 것은 이 모델의 합법성이 아니다. 이미 완전히 틀을 갖춘 한 체계의 '도입'과 보건의 불모지에 숨겨진 이념을 피력하려는 것이다. 하나의 활동 방향을 기니의 건강 분야 구조의 재구축 노력(이 프로그램의 보다 정확한 이름은. PEV/SSP/ME: Programme élargi de vaccination, 예방 접종 확산 프로그램──Soins de sant primaire, 기초 건강 증진──Médicaments essentiels, 필수 의약품)에 붓기 위해, 또 그 과정에서 모든 사업 파트너들은 보건의 재난이라는 말을 피하기 위해 이 보건의 불모지라는 지표가 필요했던 것이다. PEV/SSP/ME 프로그램은 솔직히 말해서 흥미로운 선택으로 간주되었을 뿐만 아니라 현실 속에서도 그것을 대처할 어떠한 방안도 당시로서는 가지고 있지 않았던 것이다.

당시(1986) 한창 팽창일로에 있던 국경 없는 의사회는 정 많은 사람들로 가득한, 그들 또한 힘겨운 터널을 벗어나고 있다고 믿던 이 환대하는 나라에서 벌어지는 계획에 열정적으로 참여하였다. **기니가 건강해지고 있다**라는 제목으로 국경 없는 의사회가 찍은 작은 비디오 르포르타주는 당시의 이같은 열정을 완벽하게 반영하고 있다. 이러한 꼭두각시놀음, 카메라 장난은 국경 없는 의사회와 그들의 동반자인 기니인들을 화합시

컸다. 그러나 협회의 노하우와 임무에 관한 목적의 명증성을 보여 주려 한 이 다큐멘터리는, 고의는 아니었지만 맹목적인 방법으로 현지의 현실에 가장 가까운 모습을 보여 주어야 한다는 최초의 의무를 배반한다.

몇 개의 간결한 공식으로 분석하건대, 기니에서 의학이란 "파산 상태이거나 아예 존재하지 않는다." 이같은 입장을 기니의 한 의사 또한 같이 나눈다. 경시청 건강 부문의 책임자인 이 의사는 거의 불모지화한 병원과 진료소에 대해 설명하기 위해 다음과 같이 사심 없이 덧붙인다. "국민과 보건 서비스 사이의 신뢰에 위기가" 왔다. 그 과정에서 우리는 기니의 의사들과 보건 책임자들은 당시에 그같은 난국을 시정할 그 어떤 구조책도 가지고 있지 않다는 사실을 목격하였다. 얼룩 없는 백지 담론처럼 그들은 그들이 자기 사회의 건강과 의학의 현실에 대해 알고 있는 모든 것을 악의 없이 그들만을 위해 간직한다. 이 모든 것을 일단 발설하기 시작했다가는 그들 모두 정신 분열의 초기 증상에 빠질 것이기 때문이다.

비디오의 뒷부분에서 불도저가 폐허의 쿠루사의 병원 건물들을 밀어내는 이미지에 한 사회자의 설명이 덧붙여진다. 국제원조기구의 한 기술자 특유의 말투로 그는 다음과 같이 말한다. "처음 우리가 도착했을 때는 아무것도 없었지요. 그야말로 폐허였어요." 아주 여러 번에 걸쳐서 우리는 그 말을 듣게 된다. "기니에는 아무것도 없어요. 아무것도 찾아볼 수 없어요. 모두 가져와야 해요, 약 하나 없어요. 모든 게 텅 비어 있죠." 또 반복된다. "파리에서 다 가져와야 해요." 모든 것은 설명되었다…….

세쿠 투레 이후 기니는 마치 보건 부문에 있어서 처녀지와 같았을 거라고 생각하는 것이다. 그러나 그것은 한창 만개하던 전통의학을 제외하고라도 완전히 틀린 판단이다. 기니는 소련을 비롯한 '우방들'과의 활발한 협력 기간을 이미 가지고 있었던 것이다. 수많은 기니의 의사들은 동구 국가들이나 쿠바에서 유학하였다. 그러나 기존에 있던 모든 것들은 방치되거나, 아니면 완전히 폐허가 되었다. 이 사회에서 의학이 사라졌다고 믿는 것은 일종의 출발점인 동시에 지금부터 이루어질 모든 일을 합법화하는 데 이용되었던 것이다. 얼룩 없는 백지나 처녀림처럼 출발지로서 좋은 조건이 또 어디에 있겠는가?

임무의 시작

최초에는 물론 수도도 전기도 의약품도 환자도 없는 텅 빈 병원만이 우리의 눈에 들어왔다. 낡고 유효 기간이 지난 장비들, 유령 같은 의료인들, 아니면 아예 아무도 없는, 모든 다른 공공 시설과 마찬가지로 폐허가 된 진료소들. 아예 의료 서비스의 요구가 없었거나, 모든 방법으로 의료 서비스를 요구한다는 것은 너무 지나친 일이었다고 말할지도 모른다. 그러나 그와는 반대로 작은 농촌 마을에서와 마찬가지로 국가 전체에서 의료 서비스에 대한 기대는 매우 강하고 한결같은 것으로 나타났다. 어떤 마을의 촌장이, 어떤 도지사가, 어떤 보건부 국장이 그들의 보건 구조가 새로이 부활하기를 강하게 바라지 않겠는가? 어쨌든 이 체계에 대해 요구되는 보완책은 많은 성찰을 필요로 할 것이다. 그런데 불신이나 주저가 그것에 대한 즉각적인 필연성처럼 재빨리 자리잡기 시작했다. 한편 우리 아프리카인 동료들은 오래전부터 '행동할 필요'의 명증성을 앞에 두고 단기적이나 장기적인 기간의 이같은 '도입된 계획들'의 효율성에 대한 주저와 의심(대부분의 경우 매우 합법적인)을 방기하는 것을 배워 왔다.

동반자들의 도덕성에 대해 한치의 의심도 없는, 그럼에도 불구하고 이같은 서두에서 결론에의 경향으로부터 일종의 이해 관계를 같이하는 이들끼리의 묵계 같은 것을 관찰할 수 있다. 그것이 명확한 방법으로 조합된 것이든 그렇지 않든 '보건의 불모지'는 '상황의 심각성'을 요구하는 유예 기간이나, 특히 만기일(선거 일정이나 예산 연도 등등)에 있어서 우선권을 가지는 만남의 지점이자 기간 축소의 지점을 의미한다. 민중들의 염원이 강한 것은 당연한 일이다. 비록 그 성급한 실행 과정으로 인한 그같은 사실을 강조하지 않는 것이 유감이라고 할지라도 말이다. 어떤 가정의 어머니가 열병에 걸린 자기 아이를 효과적인 치료를 받을 수 있는 진료소에 데려갈 수 있기를 꿈꾸지 않겠는가? 그러나 요구와 필요들과 의료 계획 간의 엄청난 차이가 곧 드러나고 만다.

기니에서 공동체에 참여하는 것은 매우 강력히 추진되었고, 마침내 계획의 계약 조항에 있어서 한 부분이 되었다. 공동체의 참여에 대한 지표는 진료소의 건설과 운영에 기여하는 형태로 요구를 물질화시키는 만큼 그 요구의 존재를 가시화시키는 데 사용되었다. 어느 날 진료소를 방문한 한 성급한 논리학자는 보수 공사가 금방 시작될 것이라고 서명한다. "나는 **공동체의 참여**를 기다리는 중이고, 이제 곧 공사에 들어갈 것입니다." 이렇듯 공동체의 참여는 적어도 이 논리학자의 언어 속에서는 한 무더기의 모래, 몇 개의 목재, 벽돌들로 그 의미가 축소된다. 그렇다면 '공동체'의 관점에서 공동체의 계획에 참가하는 것 또한 고역으로 탈바꿈했는가? 몇몇 마을에서 명백히 그런 것 같다. 그러니까 공동체의 계획을 확장하려는 '체계적'인 필요성은 현실적으로 공동체의 참여를 또 다른 한 논리학자의 말에 따라 공동체에 대한 '의무'로 변신시키면서 지역 인구로 하여금 공동체에 참여하는 사실 자체를 저어토록 하는 극심한 장애물에 부딪치게 되었다.

그러니까 일반적으로 그 명확성(일관성)의 부재에도 불구하고 요구는 강했다. 이렇게 우리는 빠른 속도로 건축과 하부 구조, 물자와 장비들에 관련된 모든 요구에 동의하게 된다. 객관적으로 이 모든 투자는 기능적인 것으로 이후에도 사용할 수 있거나, 다 사용한 후에는 '재활용' 가능성의 대상이 될 수 있다. 왜 몇몇 세부 사항을 잘 조정하고, 때에 따라서는 투자 리스트를 장기화시키는 등 모든 것을 **한발 앞서서** 결정하지 않는가? 그렇지만 기본적으로는 '아무 문제도 없다.' 새로 단장한 진료소는 의사들에게는 자부심을, 회사들에게는 일자리를, 정치권에는 권력을, 자치장들에게는 영향력을, 어떤 사람들에게는 풍부와 때로는 희망을, 일반 대중에게는 최상의 질을, 보건 치료의 장을 의미하기 때문이다.

마지막으로 국경 없는 의사회의 임무는, 재구축의 약진 속에서 새로운 출발의 대담성과 참가자들의 열정에 힘입어 독재 정치의 말기라는 시대 상황 속에서 개입되었다. 우리는 이렇게 일에 착수하였던 것이다…….

복잡한 문제의 돌출 시기

최초의 국면이 지나고, 최초의 진료소가 지어지면서 소위 어려움들이 가시화되기 시작하였다. 그 모두를 여기에 나열한다는 것은 말이 안 된다. 왜냐하면 그 어려움들 중 어떤 것들은 '보건의 불모지'라는 개념과는 특별한 상관 없이 일어났기 때문이다. 그렇다고 그 어려움들을 생겨난 순서대로 상기시킨다는 것도 특별한 의미는 없을 것이다. 그렇지만 여기 인용해도 좋을 만한, 분명히 가장 중요한 자리를 차지할 만한 어려움이 있다. 그것은 이 어려움으로 인하여 다른 문제들이 생겨난, 아니면 적어도 여러 다른 문제들과 함께한 어려움이다. 그것이 바로 경험을 재생산하고, 기니 전체를 통해 그 경험을 일반화시켜 확장하려는 실용적이자 **구조적인** 필연성이다.

분명히 이같은 필연성(PEV/SSP/ME 프로그램의 '담당 범위'를 일반화시키는)은 공평성에 대한 근심으로부터 나온 것이다. 어떻게 특정 진료소만을 복권시켜 변두리에서 벌어지는 일은 완전히 무시하고, 그 진료소 주변의 주민들에게만 의료 행위의 혜택을 줄 것인가? 도대체 어떠한 잣대로, 또 어떠한 우선권에 따라 이같은 선택을 정당화시킬 것인가?

임무는 불가능한 것으로 밝혀졌다. 첫째로 처음부터 그것이 필요들의 객관적인 평가에 따른 조망 속에 배치될 것으로 미리 예정된 것이 아니었다. 두번째로 그것은 서로 다른 지방이나 서로 다른 주민들간의 의료적인 우선권 사이에 존재하는 미묘한 차이점들을 고려한 것도 아닌, 그저 '보건의 불모지'라는 총체적이고도 근본적인 진단 속에서 다루어져 왔기 때문이다. 게다가 만약 우리의 동반자인 기니 정부와 재정 지원자들이 계획을 실현시키는 데 있어서 계획의 진행 상태에 따른 강령들을 숙지하고 있었다면 더 나은 결과를 가져왔을지도 모른다. 국가 전체를 포함하는 계획을 위해 예정된 기간 안에 예산을 지출할 수 있는 것.

'조종 계획'이라 부르기에 적합한 이같은 절대적 모호성은, 때로는 현실상 의심 가능한 비평적인 검증의 대상이 되어야 할 지성적인 기만으로 그 가장자리를 두르고 있다. 거의 모든 경우 의학의 논리는 제도의 논리와 부딪힌다. 그래서 더 강한 논리가 살아남는다. 이러한 상황에서 의학적인 논리는 강한 핸디캡을 가지고 출발한다. 따라서 시간이 지날수록 의학적 논리를 참조하는 일이 더욱 어려워지게 된다.

기니에서 '보건 담당 범위'라는 용어뿐 아니라 '해야 할 모든 것'에 대한 확신에 대해 숙고해야 할 필연성은 PEV/SSP/ME 프로그램이 요구하는 계획의 강령들로 우리를 자연스럽게 이끈다. 쿠루사의 행정청으로부터 시작된 계획은 마니아나·칸칸, 그리고 마지막으로 다보라 행정청에까지 빠른 속도로 진전되었다. 위의 행정청들은 모두 북부 기니 지역에 있다. 각 행정청마다 빈번히 건강국의 비호를 받고 있는 주변의 10여 개의 진료소로 이루어진 병원은 점진적으로 재건되었다. 그에 따라 건강 활동이 '프로그램'의 규정에 따라 재개되었다. 또한 다른 국제기구들도 또 다른 지방의 행정청에 각각 임무를 부여케 되었다.

이렇듯 기니 지도 위에서 점차 그 수가 증가하고 밀도가 더해진 것이 얼룩점처럼 눈에 나타난 계획의 진보는 개발 전문가들에게뿐 아니라 정치가에게도 더없이 반가운 '표범 가죽'의 양상을 띠게 되었다.

기구의 멋진 도전으로 받아들여져서 빠른 진보를 거듭한 이 행동 강령은, 그러나 동시에 의사들과 간호사들에게는 충분히 평가받지 못하고 있었다. 그런데 이 의사들과 간호사들은 치료인이나 의료인으로 받아들여지기보다는 계획의 관리인으로 간주되었고, 그것이 아마도 우리의 임무가 거듭했던 모든 이탈의 근본 요인이 되었을 것이다. 국경 없는 의사들에게 위임된 임무는 환자를 치료하는 것보다는 PEV/SSP/ME 프로그램을 '정착시키'고, 우리의 중심 파트너들에게 비평적 관찰과 계획의 진전을 제의할 것에 주안점이 주어졌다. 그것에 바쳐진 표현에 따르면, 이 같은 '응용적인 연구'는 나름대로 중요한 것으로 평가를 받았지만 어느 한순간 프로그램의 근본에 대한 의심으로는 이끌려질 수 없었다. 이렇게 해서 하나의 탁월한 평가가 지속적인 오류에 자리를 내어주는 동시에 필연적으로 미리 도망치는 결과로 몰고 갈 수도 있었다.

대체란 있을 수 없다. 그것은 강제적이다. '비−대체'라는 명목 때문에 (지역 의료 행위를 대체해서는 안 되었다) 국경 없는 의사회는 기니의 의사들이나 또 다른 의료인들의 일에 끼어들어서는 안 되었다. 그 대신 그들에게 '모니터링'이라 불리는 매우 복잡한 형태의 동반이나 교육 프로그램 같은 무형의 교환 형태의 원조를 제공하는 것으로 만족해야만 했다.

사실 이 시기에는 치료 부문에 있어서의 국경 없는 의사회의 의사들과 간호사들의 직접적인 개입이 있었다. 그리고 그것은 '공공 건강에 대한 견해'라든가, 교육자로서의 임무를 가진 동료들과는 반대로 '치료적인' 입장에 상당히 경도되어 있는 자원봉사자들에 대한 지역인들의 일종의 양보처럼 간주되었다. 또한 병원에서는 능력 있는 기니인 의료인들의 부족으로 소아과 의사들, 외과 의사들, 산부인과 의사 등의 전문의들이 기니인 동료들을 도와 그들의 의학적인 지식과 특히 이 나라에 대한 지식을 쌓으면서 일반의처럼 일했다.

의학 행위를 할 만한 의료인 전체를 교육하고 재활용할 만한 능력도 시간도 수단도 권력도 없었던 까닭에 우리는 진단에 따른 방법과 단순화된 치료 요법에 도움을 구할 수밖에 없었다. 의료 행위의 핵심은 하나의 '컴퓨터 차트' 속에 서로 다른 방식들을 기준에 따라 약호화시켜 복잡한 결정을 단순케 하는 하나의 도표식 모델로 만드는 것에 있었다. 환자의 '증상 토로'의 언술로부터 컴퓨터 차트는 하나의 진단을 공식화시켜야만 했다. 각각의 진단은 규격에 맞추어진 하나의 치료법에 부합하였다. 그와 마찬가지로 이것이 유료 치료 체계였던 까닭에 각각의 진단은 각각의 청구서를 필요로 하였다.

　사실상 의료 행위를 하지 않는다는 것은 우리를 비-의료성으로 몰고 갔으며, 그 결과 무엇보다도 최악의 '의학의 불모지'로 이끌었다. 이같은 극단적인 진단 과정은 치료인-환자 관계의 추상화('환자를 받아들인다'는 유일한 개념의 미명하에)마저 가져왔으며, 필연적으로 '이미 조립된 기성적인 사유'와 연합하여 국민 전체의 보건을 담당한다는 미명하에 모든 것을 동일한 것의 재생산적인 목표로 몰고 간다. 이같은 경향은 종국에는 다음의 극단적인 두 경향으로 이어진다. 한편으로는 의학의 최소화, 다른 한편으로는 프로그램화된 평가 체계의 극도의 발달. 그러나 이러한 평가 체계의 정교함이 일반 민중의 건강과는 아무런 상관이 없는 것이 그것들은 통상 통계학적인 결과로만 간주되었기 때문이다.

컴퓨터를 통한 공중 보건

　'모니터링'은 프로그램 평가의 근간을 이루었다. 진료소 주변의 인구 밀도와 인식론적인 자료들을 숫자화한 것으로부터 적어도 양적인 목표를 세우는 것이 가능했다. 이때 예상 진료 활동뿐 아니라 의약품의 소비, 그리고 의약품을 사는 데 필요한 예산의 산출까지를 얻을 수 있었다.

　그러나 이러한 컴퓨터 프로그램에의 열광과 그에 따른 결과들, 중간 보고서, 주기적인 보고서, 감사 보고서, 6개월 후의 보고서, 마지막으로 연간 보고서는 그것을 가능케 한 유일한 도구인 노트북 컴퓨터의 도입

덕택에——아니, 때문에——개발되었다. 이 시기에 그 사용은 급격히 증가하였는데, 특히 워드 프로세서와 엑셀은 대부분 서술체로 된 일련의 보고서들을 도표나 그래픽의 형태로 만들어서 예전의 보고서를 대체하였다. 여러 진료소들의 자료들을 종합할 수 있는 가능성이나, 그것을 통한 보다 종합적인 관점을 가질 수 있는 가능성은 제쳐 놓고라도 말이다. 컴퓨터는 유일하게 생산되는 보고서의 양과 부피와 그 기술적인 질뿐 아니라 특히 순전히 그 내용의 양적인 면까지도 설명할 수 있는 일종의 환상을 실현했다.

이에 특히 각 진료소와 그 활동에 있어서 방문 빈도와 활동 비율이 드러나게 되었다. (예를 들어 임신중의 진료, 5세 이하 어린이의 진료······.) 이 비율로부터 우리는 그것을 방문 빈도나 기존의 기대 활동치와의 관계——다시 말해서 인구를 수치화시킨 것으로부터 산출된 이론상의 목표——에 비추어 '보건 담당 범위의 비율'을 산출했다. 이렇듯 그래프화한 진료소의 활동은 다달이 배치되었다. 최초의 접촉 횟수, 전체 회계, 소비의 총계, 비용의 상쇄율, 각 치료의 평균 비용의 진화. 어쨌든 이같은 상황에서 국경 없는 의사회들은 그들이 프로그램의 관리자로서 권장한 일들의 효용성을 인식하는 데 있어서 의사로서 점점 더 많은 어려움을 느끼게 되었다. 이러한 양적인 평가, 양화된 자료들은 인본주의 입장에서 보내진 서비스의 질을 평가하는 데는 역부족이었던 것이다.

컴퓨터 차트는 결정시 바람직한 훌륭한 축이었다. 사실상 진료소의 단계에서 의사들은 이미 그들의 비평 감각이나 직감 또는 임상학적인 감각이 아닌 이미 규정된 안내서(가이드 라인)와 '모니터링'이라 불리는 제약에 종속되어 그들의 자질을 개발시키는 데 고취되었다. 이렇듯 의사와 환자 사이에서 이미 정해진 만남의 질은 기대치와 실제의 결과 사이, 또 규약의 존중과 일탈 사이에서 판단되었다. 기대하던 결과와 현실 간의 모든 차이점은 의사가 아니면 환자의 행동에 의심을 갖게 하였다. 이같이 양화된 정보들은 규격화된 모임의 기본으로 이용되었다. 세미나라고 불리는 이러한 모임에서 긍정적인 면과 약점들이 논의되었다. 또한 이의 수정책으로 의료인들과 환자들을 위한 교육 세미나에 다름 아닌 일종의 '사회적인 마케팅'의 형태가 곧바로 계획되었다.

프로그램의 동반자들 전체가 빠른 속도로 깨달은 중요한 문제는 '진료소를 찾는 빈도의 취약함'이었다. 잇따른 종합에 있어, 예를 들어 우리는 다음과 같은 사실을 발견한다. "진료소를 찾는 빈도가 1인당 1년에 0.3이었는데, 그것은 기대했던 환자수에 비할 때 진료소가 전체 환자수의 3분의 1이 안 되는 수를 맡고 있었다는 사실을 의미한다." 1987년말에 한 보고서는 다음과 같은 결론으로 끝을 맺고 있다. "실망스런 결과, 진료 횟수는 기대치를 훨씬 밑돌고 있다. 그 원인은 아마도 지역 인구의 진료소에 대한 신뢰 부족이거나, 진료소에 대적할 만한 중요성을 띤 체계가 존재한다거나, 아니면 그 둘 다일 수 있다. 많은 양의 의약품의 도입이 그 경향을 뒤집지는 못했다."

이같은 올바른 방향의 관찰에도 불구하고 틀림없이 그것들로 인해 생겨날 수 있는 조작적 연루 결과인 프로그램 정착의 지연, 도구들에 대한 의심에 대한 두려움 때문에…… 이러한 비기능들의 이유는 사회학자와의 협력을 통한 연구가 필요할 만큼 충분히 불투명하고 복잡한 것으로 판단되었다. 프로그램의 향방에 있어서 중요한 격차는 유니세프와 국경 없는 의사회 사이에서 벌어졌다. 만약 한 사회학 전문가가 질문을 받는다면, 그는 상황을 이해하기보다는 설득하거나 증명하기 위해서이다. 국경 없는 의사회는 우리의 파트너들이 비난할 수 없는 도구를 이용하여 일종의 맹목, 다시 말해서 일종의 독단론을 고발하는 것과 우리의 눈에는 이른 도피로밖에 보이지 않는 상황에 제동을 거는 임무를 가지고 있었다. 그러니까 명백히 우리에게는 이 연구의 과학적인 목적을 빗나가는 의지가 있었던 것이다…….

이렇게 진찰에 대한 계획이 프로그램 동반자들의 뜻에 동의하는 의미에서 국경 없는 의사회의 조력자의 시도로 그 초안이 잡혔다. 1989년 1

월 이 계획은 다음과 같은 제목을 갖게 되었다. '질병의 재현, 전통의학과 PEV/SSP/ME 프로그램과의 충돌.' 그러나 흥미롭게도 같은 해 3월 결국에는 개정되고 수정된 계획이 다음과 같은 제목으로 채택된다. 'PEV/SSP/ME센터의 출입 빈도와 공동체의 참여에 대한 사회-경제적인 평가.' 인구와 그들의 의료 습관, 그들의 기대치, 그들의 실생활에 대한 모든 분석은 이렇게 사라졌다. 그보다 연구는 진료소의 출입 빈도가 그곳까지의 거리에 반비례한다는 사실을 보여 주는 데 급급했다. 그것은 도로 사정이나 공공 운송 수단의 존재 같은 '병원의 문턱'을 정의하는 데 가까웠다. 이 연구는 진료에 '적합한 가격'과 그것의 가정의 금전 사정에 따른 변수를 규정하고 있는 것 같았다······. 결과적으로 이 연구는 완전한 오해에 기초하고 있던 까닭에 예비 연구 이상으로는 계속되지 않았다.

이렇듯 그 어떤 성찰도 일반 민중에게 제공된 서비스가 그들에게 적합하지 않았고, 그들의 필요를 충족시키기에는 역부족이었다는 단순한 사실은 담고 있지 않았다. 이 필요들은 틀림없이 또 다른 의료 방법을 통해서 충족이 되었던 것이다. 그러나 그 이상은 아무것도 탐구된 바가 없다. 이 의료 프로그램의 '질'은 굳이 기술만능주의라는 말을 피한다면 건강의 기술자라는 유일한 관점에서만 고려되었던 것이다. 오거나 혹은 오지 않기로 결정하는 환자의 관점은 체계적으로 무시되었다. (여론 조사 계획에서조차 마찬가지였다.) 치료 관계를 '인구의 대표들'과 협상하여 단순한 제공과 요구라는 문제로 축소시켰던 소위 '과학적인' 과정을 위해서 말이다.

어떻게 그것에서 또 한 번 하나의 결과를, 아니면 단순히 최초의 추론이 가진 특징적 경향의 연장선을 보지 않을 수 있을까. 기본 사회 역할의 주체를 부정하는 것에 다름 아닌 보건의 불모지라는 진단, 한 환자로서 자기 자신과 자기 가족을 위해 자기 생각에 능력이 있다고 믿어지는 수단을 선택할 수 있는 현지인 환자에 대한 선입견을 말이다.

PEV/SSP/ME 같은 건강 부문의 구조적인 개발 프로그램은, 그 자체의 논리를 가지고 있다는 것과 그 자체로 엄청난 필요성을 느끼고 있는 나라 전체——그리고 모든 인구——를 위한 건강 체계를 재구축한다는 것이 완벽히 숭고한 목적을 가진다는 것은 자명한 일이다. 그러나 만일 그것이 잘못된 개념의 바탕 위에 기대고 있다면 언젠가는 환자가 의학에 도움을 기대하는 것과의 관계로부터는 멀어질 수밖에 없다. 컴퓨터 차트의 융통성 없음, 의료인의 무성의함, 제어를 요구했던 유치한 수준으로의 하강은 인구 만족도의 비율에도, 질병이나 치사율의 매개변수에도 아무런 영향을 주지 못했다. 정당한 명목으로 밝혀내기에는 너무 어려운 것으로 간주된 그같은 문제들은 단순히 달성되지 못할 목적으로 선언되었다. 비용의 환수 체계 때문에 다른 것들 가운데에서도 팔린 부피에 따라 산출된 의약품의 판매 가격과 진료소의 낮은 출입 빈도는 무엇보다도 프로그램의 재정적인 생존 문제가 되었다. 보건소는 정해진 한도의 매출액을 달성하지 못하면 파산한다. 이렇게 해서 공고된 목표는 바야흐로 진찰 횟수를 증가시키는 것으로 결정되었다.

행동과 사회적인 마케팅

프로그램을 평가하는 최초의 기회에서 이미 위에서 본 바와 같이 정착된 구조의 낮은 방문 빈도 문제가 드러났다. 최초의 질문은 어떠한 지표 가치로 진료소의 방문 빈도가 낮다고 판단하는지에 있다. 환자의 관점에서 볼 때 그들에게 '팔린' 만큼이나 그들에게 제공된 '서비스'를 왜 지역의 인구가 인정하려 들지 않았는지를 아는 것은 중요한 일이었다. 좋은 소비자들로서 스스로를 표현할 또 다른 수단을 가지지 못한 그들은 전통의학에 도움을 청하거나, 스스로 약을 먹으면서 진료소에 가지 않았다. 그러나 그것은 인구의 기대치를 만족시키려는 계획의 문제로서 인식된 것이 아니라 '행위의 문제'로 인식되었다. 팽창일로에 있던 인구는 단지 그들이 '괴이한 행동 모습'을 표출할 때만 개별적인 그룹으로 취급되었다. 그러니까 '그들의 습관을 바꾸어야' 한다, 그들을 만나러 가야 한다.

예를 들어 쿠루사에서 국경 없는 의사회가 그들의 기니인 동료들 곁에 자리잡고 있는 병원이나 도시의 보건소에서 진료를 받을 수 있다. 그러나 훌륭한 관리를 위한 논리로서 병원의 진찰은 도시의 진료소가 특수 진찰을 받아야 하는 힘든 경우라고 전하는 경우에만 가능한 것으로 여겨졌다. (그것은 완전히 합리적인 일이다. 비록 프랑스에서 또한 이 논리가 환자의 경우와 마찬가지로 의사들로부터도 상당히 강한 저항을 겪고 있다고 할지라도 말이다.) 두 종류의 구조를 서로 잘 구별하기 위한 목적으로 도시의 진료소를 위해 선택된 장소는 가능하면 병원으로부터 먼 곳으로 도시의 변두리 지역이었다. 그 또한 진료소에는 한 단계 위의 활동이었던 일종의 모색기를 거쳐 이렇게 체계가 잡혀 나갔다. 그러나 국경 없는 의사회는 곧 진료 활동을 중지하여야 했는데, 그것은 기니인 동료들을 대체하지 않기 위해서였다. 또한 이 기니인 의료인들이야말로 갑자기 급강하한 방문 빈도에 대한 책임을 지고 있었다. 대중은 이제 또다시 단순한 진료를 받으러 병원을 방문하기 시작했다. 그러나 진료소에서 발급한 전문의의 진료를 위한 진단서를 가진 환자들만이 병원에 받아들여졌다. 일반인들은 그 상황을 이해하기 어려워했다. 그러나 환자들은 친절히 안내되어 진료소로 되돌려졌다. 급기야 이러한 상황에 사람들은 익숙해지게 되었다. 그것이 적어도 '체계' 기구의 조직원들을 지배하던 확신이었던 것이다.

이제 다른 해답을 필요로 했던 또 다른 '문제시되는 행동'의 예를 들어 보자. 거의 대부분 예방의학 활동은 큰 성공을 거두지 못했다. 예방 접종의 경우 최초의 예방 접종과 재접종 사이의 급격한 비율 강하는 정보 제공과 관심 끌기 위한 회합들, 마을 행정부의 개입에도 불구하고 전체 예방 접종률의 불충분함으로 대별되었다. 이에 조직원들은 '보다 진전된 전략'을 정착시키기로 결정하였다. 일반인들이 예방 접종을 받으러 오지 않았기 때문에 예방 접종팀이 사람들을 만나러 가는 것이다. 그런데 이 결정은 막대한 투자(교육, 선전 구호들, 냉장 시설, 감독)와 진료소의 예산을 갉아먹는 엄청난 유지 비용을 필요로 한다. 따라서 이 계획은 진료소로 하여금 재정 유입면에서 훨씬 탁월한 능력을 발휘할 것을 요구한다……. 그것이 어찌되었든 그다지 중요한 것은 아니다. 계획 자체가 그들이 부딪히는 어려움에 책임을 갖는 것은 아니다. 문제를 일으키는 것은 '일반 민중들'인 것이다. 그러니까 이에 적합한 해결책을 찾아야만 한다…….

극단적인 형태의 여러 마케팅 중 하나는 싸지만 빈번히 요구되는 또 다른 의약품으로 비싸지만 몇몇 필수 불가결한——핵심 의약품으로 간주되므로——의약품을 지원하는 것이었다. 예를 들어 기니의 농촌 열성 감염에 파라세타몰이나 클로로킨(소염진통제) 같은 것들. 이러한 약들의 가격은 그다지 비싸지 않다. 한편 일상적인 열을 치료하는 약의 가격은 폐렴 치료에 필연적인 항생제 암피실린 같은 훨씬 비싼 가격의 의약품 가격을 상충시키기 위해 의도적으로 배가(원가는 상당히 낮다)되었다. 이렇듯 의사의 재량하에 상업적인 규제가 여러모로 실행되었다.

환자 없는 건강

개인들이나 국민 전체는 언제나 시대나 상황을 막론하고 치료를 받아 왔다. 세계 도처에서와 마찬가지로 아프리카에서도 소위 과학적('생물학적 의학')이라 불리는 의학이나, 그에 상응하는 의학이 들어오기 전에는 지역 문화에 환자의 고통과 질병에 직면하여 응답할 수 있는 모든 방법을 동원한 나름의 의료 형태가 언제나 번창하며 존재하고 있었다. 이에 당연히 충격으로 다가오는 일은 치료받을 수 있는 가능성과 치료의 질에서의 심각한 불공평함이다. 이같은 불공평은 부당하고 피할 수 있었던 죽음과 고통이라는 면에서 비극적인 결과를 가져온다.

과학적이거나 문화적인 또는 철학적인 각 방법의 차이점들이 이러한 상황을 개선시키려는 우리의 노력을 좌절시켜서는 안 된다. 마찬가지로 어떤 경우에도 그것이 인류애의 대상이 되는 이들을 무시하거나, 혹은 더 나아가서는 그들의 염원에 **반해서는** 안 된다. 기술적인 관점에서만 만사를 결정짓는 단순히 생물학적인 의학 체계의 도입은 많은 경우 그것이 겨냥하는 개인들이나 인구 전체를 엉뚱한 방향으로 몰고 간다. 그렇다고 여기서 현지의 전통의학 체계를 비호하려는 것은 아니다. 단지 서구인들의 현지 의학 체계에 대한 단순하고도 명백한 부인이, 비록 훌륭한 의향을 가지고 있다 할지라도 그들이 계획하고 있는 발전 과정에 걸림돌이 될 수 있다는 사실을 확인하려는 것일 뿐이다.

'보건의 불모지'라는 공식이 실용적인 성격을 가지는 것은 사실이지만, 결국은 틀린 지적이며 실제 상황과는 거의 상관 없다는 것이 입증되었다. 아무것도 없다는 생각으로부터 출발하여, 이 공식은 그것이 짓밟아서 영원히 파괴시키는 것에 관해서는 추호도 의심을 갖지 않는다. 아무것도 적히지 않은 흰 종이나 편편한 땅에서 작업한다고 착각하면서 보건 책임자는 다가오는 암초에 대해서는 전혀 생각조차 않는다. 그는 정작 암초가 나타났을 때는 그것이 암초인지조차 알아보지 못할 것이다. 그리고 미래의 모든 건설은 돌이킬 수 없이 파괴되어 끝내 붕괴될 것이다.

내가 발표한 바와 같이 기존의 의학 체계에 대한 경시가 만연한 풍조에서 전통 의료 행위에 대한 거부가 나타났다. 왜냐하면 전통의학 체계는 건강 기술자의 눈으로 볼 때는 그 총체적인 실천에 있어 과학성과 합리성을 추구하는 과학적인 기반이 없는 것이므로 의학에 끼일 가치가 없는 것이기 때문이다. 전통의들은 사기꾼으로, 그에게 진료를 부탁하는 환자들은 모자란 사람으로 간주되었다. 그러므로 '그들의 습관을 바꾸어야' 했다. 다시 말해서 이 서구 문명에 굴하지 않는 자들을 직접 찾아나서서 그들로부터 정말로 '필요한 것들'을 밝혀내야 한다. '보건의 불모지'를 떠올리는 일은 이제 어느 모로 보나 자연 재해나 '전문가들'에 의한 중대한 위기 상황의 다음날 자동적으로 요청되는 '인도주의적인 필요'를 상기시키는 것과 동일시된다. 이러한 위기 상황에서는 대부분의 경우 사전 의학적인 평가 없이 '위급한 필수품'이나 명백하고 일반적인 것으로 여겨지는 '최초의 응급품들'의 리스트에 따라 상황이 전개된다. 또한 구호 상황이 프로그램에 따라 펼쳐지고 희생자들을 만족시킬 수 있다면 그렇게 하겠지만, 어떤 경우에라도 위의 최초의 응급품들과 필수품들만으로 구조원들의 모든 요구를 만족시켜야만 한다. 응답이 존재하는 한 모든 것이 필요로 화한다. 보건의 불모지라는 표현이나 그것의 상기는, 그러니까 소위 개발이라 불리는 일종의 활동을 지배하는 자기 합리화의 강화된 형태라고밖에는 볼 수 없다.

기니에서 국경 없는 의사회의 임무를 예로 들어 볼 때, 이같은 안일한 생각치고 한낱 모순으로 변화시키는 것은 우리가 자신 있게 어림잡은 요구와 예상된 수혜자들이 우리가 제공한 상황에 너도나도 다 달려들지 않는 것 사이의 격차였다. 이러한 괴이한 상황은 우리로 하여금 잠시 일손을 멈추고 한번쯤 상황을 숙고할 것을 요구했다. 문제의 사람들이 이미 그들만의 고유하고도 보다 편리한 방법을 가지고 있다는 것을 상상한다는 것이 가능이나 했겠는가? 그들에게 제공된 것이 그들의 관점에서 볼 때는 장점보다 단점을 더 많이 가지고 있다는 것이 사실일까? 그들에게 무조건 강요하는 대신에 그에 대응하는 방법을 제시할 수 있었어야 하지 않을까? 그에 대한 해답은 우리로 하여금 최초의 보건 불모지라는 진단으로 다시 돌아올 것을 명령하고 있었다.

실제로 상황은 정반대로 흘러가고 있었다. 일단 기기가 돌아가기 시작하면 이후의 상황을 지배하는 것은 의학 외적인 요인들이라는 사실을 이미 지적한 바 있다. 진료소 출입 빈도는 기대치에 훨씬 못미쳤다. 그 자체는 중요치 않다. (환자들이 다른 곳에서 치료받거나, 다른 방식으로 치료받을 것이라고 추측해 버리면 되니까 말이다.) 그러나 체계의 수익성은 최소의 환자수에 기반하고 있었다. 그러니까 고정적인 비용을 감축하기 위해서는 환자수가 절대적으로 늘어야 했다. 프로그램, 연루된 자원들, 계약직의 구성원들, 이 모든 존재, 단순히 말해서 하나의 시장은 구체적으로 이 계획 자체가 그렇게 전개되어야 하는 틀에 의심을 품는 일 자체를 금지시켰다. 환자를 어떻게 맞아들이고, 그들에게 양질의 치료 서비스를 제공하기 위해 고민하고, 환자들 자체를 건강 정책의 주체로 간주하고, 그들의 필요와 제약에 대해 질문하는 대신에 상황은 추론해 보지도 않고 도망치는 쪽으로 흘러가고 있었다. 장애물들과 예상치 못한 복잡한 상황들이 얽혀서 풀기 어려울 정도가 되자마자 우리는 일종의 논리적인 악순환 속으로 빨려 들어갔다. 상황이 복잡해질수록 우리는 일반 민중의 문제들로부터 점점 더 멀어져 가고 있었던 것이다.

여기서 나는 의학적인 개발 행위를 시도하는 일 자체를 비판하려는 것이 아니다. 단 그것을 무의 존재 위에 구축하려는 행위 자체를 나무라는 것이다. 건강의 재현물들인 수많은 종류의 의료 행위들은 몇몇의 경우만을 제외하고는 보건의 불모지에 대해 말할 것을 금지한다. 이것은 흔한 정신적 현상이지만 현실에서 꼭 그런 것은 아니다. 어떤 경우 과연 우리는 생물학적 의학의 불모지에 대해 말할 수 있을까. 우리 자신은 복잡한 현실을 해독할 고생을 하려 하지 않는 까닭에 의학 외적인 상황들에 이끌려서, 그리고 특히 민중들의 기대에서 이탈된 스스로의 활동 논리로 우리는 아무것도 없다고, 모든 것이 '필요'하다고 말하기를 택하는 것이다.

'보건의 불모지'는 인구의 건강을 순수히 이념적인 관점에서 간주토록 하는 최초이자 필수 불가결한 단계이다. 이같은 이념은 서구의 생물학적 의학의 모든 분야에서 우리가 우월하다고 확신하는 우리의 자신감에 근거하고 있다. 공인된 실패에서 우리 자신의 책임감을 볼 것을 거부하면서 이러한 불행의 책임을 환자들에게 돌리려고 하는 데 이 이념이 사용되었다. 또한 전통 체계에 대해 거만한 태도를 보이면서 그것들을 서구 의학 서비스에 합류시켜 그것을 구축하는 연결고리로 전락시키려는 것도 바로 이 이념인 것이다. 마지막으로 공공 건강을 사회정치적인 통제로 화하게 하는 것도 이것이다.

　기니에서의 임무에는 총 10년이 소요되었고, 그들의 열정과 행동으로 강하게 부각된 수많은 자원봉사자들이 여기에 참여하였다. 그 기술 지향적인 맹목성에도 불구하고 무시할 수 없는 양의 작업이 몇백 명의 의료진이나 행정부 인력 등 모든 분야의 기니인들의 협력으로 이루어졌다. 북부 기니의 수천 명의 주민들은 결국에 가서는 위안과 이해를 얻고 치료받았다. 기니에서의 이 경험을 통해 우리가 체택해야 할 유일하게 합리적인 태도는 수많은 선택의 여지를 일반인들에게 제시하여, 그들이 그 중에서 자기에게 적합한 것을 스스로 선택할 수 있도록 하는 것이었다. 생물학적 의학(그리고 그것을 동반하는 제약들)은 바야흐로 다른 모든 것들 중 하나의 선택이 된다. 장소가 어디가 되었든지 우리가 그럴 것이라 믿는 '희생자'로의 환자, 가진 것 없고 속박당하고 선택의 자유를 가지지 못하는 이 환자들이야말로 가장 중요한 존재이다. 그들이야말로 항거할 여지없는 사회와 정치의 주역이기 때문이다. 그러므로 환자는 모든 건강 정책의 중심에 자리잡아야 한다. 또한 '보건의 불모지'라는 말은 한 의사가 내뱉을 수 있는 모든 말들 중에 가장 어리석은 이야기이다.

4
종속의 병리학
노엘 라쑨

　의학에도 사진에서처럼 시야의 깊이가 있다. 우리가 최초의 순간들을 지나 더 멀리 보려고 할 때 눈을 더 크게 떠야 할 이유가 전혀 없다. 가볍게 눈을 감고 시선의 영역을 제한시켜 조리개의 여닫이를 줄이면 된다. 만약 우리가 최초의 이미지들을 명백히 간직하면서 동시에 수평선을 관철하려 한다면 그 중에서 특정한 한 부분만을 선택하여야 한다. 모든 것을 다 볼 수는 없다. 모든 것이 다 보일 수도 없다. 세밀한 부분을 잘 보려면 시선의 넓이를 줄여야만 한다. 일단 이 한계가 정해지면 장님이 된 채 머물러 있어야 한다. 저 깊이, 의학의 시선 저 깊이에는 볼 수 있게 하는 눈멂이 있다.

　저 깊이, 의학의 귀기울임 저 깊이에는 들을 수 있게 하는 귀멂이 있다. 육체로부터 나오는 소리를 듣는 것, 사람의 말에 귀기울인다는 것은 똑같이 선택된 완강한 방법을 요구한다. 이 배타적인 소리에 귀기울이는 동안 우리로 하여금 타인들의 불평은 듣지 못하는 귀머거리가 될 것을 요구한다. 그의 청진기를 가지고 더 정확히 듣기 위해 의사는 귀를 막는다. 어떻게 말하면 그는 일종의 귀기울임의 귀멂을 실행하고 있는 것이다.

　왜냐하면 이곳에서는 그 어느것도 단 한번의 시선이나 첫 방문의 몇 마디 말로 그 몸체를 드러내지 않기 때문이다. 한 사람을 구성하는 것은 그로 하여금 해체되지 않도록 저항하는 것이고, 천천히 그리고 연속된 파동처럼만 드러나는 것이다. 시야의 깊이를 더해 갈 때마다 의사는 늘어진 필름처럼 떠오르는 흐릿한 선들 사이로 보다 명백해지고 점차로 친밀해지는 일종의 풍경을 본다. 그것이 존재의 동력을 이루는 선들이자 주춧돌이다. 그러나 동시에 존재의 도망하는 선들이자 그 단절점들이기도 하다.

의학에도 음악에서처럼 일종의 하모니가 존재한다. 끝없는 불평의 변조로부터 나오는 하모니 말이다. 그 속에 모두 한자리 가지고 있는 이 하모니에 바탕을 부여하는 것은 유일한 진료시의 리듬이다. 일상적인 편두통, 반복되는 비뇨기 염증, 비인두염 또는 수면 장애 등, 이 모든 것들은 지속적으로 반복됨으로써 동일하거나 등가의 신호를 갖는 증상들을 알아볼 수 있도록 한다. 환자는 신호를 보내고, 의사는 악보로 해석한다. 격정의 움직임, 단순한 주요 증세의 재개나 증상의 이전들. 다시 돌아오려는 이 고통에 지친 육체는 정신에 봉사하여 수없는 장면을 연출하고, 정신이 제안하는 모든 것 때문에 만신창이가 된다.

엄연한 지상의 경제 법칙이 자리잡는다. 한 조각의 퍼즐을 걷잡을 수 없이 부풀리도록 운명지워진 열병 같은 협약들이 나타난다. 갑작스레 머리털이 빠지고, 눈두덩이 부어오르는 등의 현상이 자리잡는다. 이때부터 반복적인 진찰이 시작된다.

때로는 반대로 우리 자신의 몸에서 무엇인가를 없앨 일도 생긴다. 난소나 편도선·낭종들을 수술하여 제거하는 것. 우리가 그토록 열심히 보여 주려 하는 것이 정작 그것들을 보여 주려고 하는 것에 목적이 있는 게 아니라 그것들을 없애도록 하려는 강력한 시도이다. 인간이 된다는 것은 마치 하나의 퍼즐처럼 차례로 조각을 짜맞추기도 하고, 흐트러뜨리기도 하는 것이다.

가끔은 이같은 조립을 유지하는 것만이 광기에 대항한 유일한 방패일 때가 있다. 견디기 힘든 고통을 견디지 않기 위해 얼마나 많은 장면들이 수술이나 만성 질환 속으로 달음박질했는가?

의사와 질병은 이제 커다란 협력자가 되었다. 의사는 언제나 모순에 찬, 환자가 요구하고 잘 지켜져야 할 주요 원칙인 일종의 균형을 인식하여 그 이후에는 그것을 관리하는 방법을 배운다. 소위 질병생태학이라는 것이 존재한다. 이는 모순의 공간이다. 그 공간은 정리된 공간일 뿐 아니라 앞서가는 공간이자 스스로 접히는 공간이다. 무엇보다도 나눔과 이해의 공간이다. 또한 이 공간이 이같은 모든 모순 속에서 유지되는 것은 필연적이다. 그의 환자가 살기 위해 의사와 협약한 모든 조건 가운데 의사는 자기 나름대로 환자의 화음에 맞는 악보를 그리려 최선을 다한다. 그저 단순히 음악적인 의미에서 말이다.

두 사람이 앉아 있는 의료 행위의 가장 사적인 공간, 램프의 불빛이 어둠과 갈라 놓는 공간, 이 공간에는 진단이나 진단서와 같이 언술된 가시적인 시간과는 동떨어진 그것의 바깥에 조용하고도 보이지 않는 시간이 존재한다.

나는 우리가 인간의 몸에 대해 무엇인가를 발견하는 이 시간을 매우 특별히 생각한다. 의심과 동시에 걱정을 불러일으키는 이 무엇인가를. 이 시간은 우리가 진단 결과를 밝힐 때의 그러한 시간이 아니다. 이 시간은 몸 위에 올려진 양손의 시간이다. 손으로 무엇인가를 검진한다. 림프절의 작은 종양을 감지한다. 그리곤 주저한다. 다시 한 번 검진한다. 몸을 쭉 펴고 나서 다시 몸을 기울이지만 이번에는 이전과는 완전히 같은 포즈를 취하지 않는다. 심장 박동 소리에 필요 이상으로 오랫동안 귀기울인다. 이제 좀더 생각해 보아야 할 것 같다. 보다 낮은 소리로 보다 천천히 말한다. 비록 하찮은 어휘일지라도 어휘의 날카로운 부분을 부드럽게 둥글린다. 이 시간 속에는 아무 말도 하지 않았지만 모든 말이 이미 존재한다. 벌써 암이니, 화학요법이니, 재발이니, 방사선이니, 전이니…… 하는 말들이 존재하는 것이다. 이 중 어느것도 발설된 적도, 장차 발설될 것도 아닌데도 말이다. 의사는 다음과 같이 중얼거리며 자기 의자로 되돌아간다. "몇 가지 검사를 더 해보아야겠군요." 이제 그는 자기 목소리 톤을 중성화시키려 시도한다. 환자는 마치 누군가가 강요라도 한 것처럼 질문한다. 그 질문에 의사는 정확히 대답해야 할 아무런 필요성도 느끼지 않는다. 환자도 의사도 그들을 위험에 빠뜨릴 그 어떤, 너무 빠를 앞지름으로부터 몸을 사린다. 그 둘은 이제 막 떠오른 심각한 병으로 가까이 다가간다. 그들은 질병과 익숙해지기 위해서 그들에게 필연적인 이 시간 속에 있다. 그리고 나는 국경 없는 의사회의 의료센터에서 진료를 하면서 가난이란 바로 이 시간을 빼앗기는 것이라고 자주 생각했었다.

환자 각자로 하여금 자기만의 이야기 주체가 될 수 있도록 하는, 비록 그것이 인도주의적인 원조라고 할지라도 우리의 치료 대상으로만 전락하지 않도록 하는 접근의 시간, 익숙해질 시간 말이다……. 치료받는 대신 스스로를 치료토록 하는 시간. 가난이 의사와 환자로부터 빼앗는 동맹의 시간. 왜냐하면 가난하다는 것은 흔히 이제는 이미 너무 늦은 병력으로, 절대적인 응급 상태로 병원에 실려 오는 것을 의미하니까. 의사는 가장 위급한 상황에 직면해야 한다. 가장 위급하다는 것은 환자의 순서 없는 말 따위에는 귀기울일 시간이 없음을 의미한다. 가장 가난한 사람들은 구조를 요청할 시간도 갖지 못한다. 구조대가 벌써 와 있다. 불평도 하기 전에 구조대가 들것과 함께 먼저 도착하는 것이다. 서 있는 몸이나 앉아 있는 몸들이 있을 곳은 없다. 단지 누운, 들것에 실려 온, 우리가 당장 개입할 수 있는 몸만을 위한 자리가 있을 뿐이다.

그 때문에 내 기억 속에 이들의 얼굴이 없는 걸까? 10년이 지난 지금까지도 나는 도시에 있던 내 진료실에 찾아오던 옛날 환자들의 이름을 생생히 기억해 낼 수 있는데 말이다. 그들의 자녀들 이름, 그들의 당시 진행중이던 학업, 그들의 직업상의 굴곡까지도 다 알고 있었다. 그런데 이곳의 환자들은 도대체 한번도 만난 적이 없는 것처럼 실려 들어오던 상황 이외에는 아무것도 생각이 나지 않는다. 우리는 만남이라는 것 자체를 빼앗겼다. 생생한 관계를 증언하는 이 보이지 않는 시간을 빼앗겼던 것이다. 이 시간은 시간을 갖지 못했다. 그래서 어떻게 말하면 내 정신 속으로 들어와 자리잡을 수가 없었던 것이다. 이들에게서 나는 흔적들을 종합하고, 손상 부위를 측정하고, 후유증을 발견하고, 재발하는지를 감시해야 했던 얼굴 없는 육체만을 보았던 것이다.

모든 것을 보아야 할 때 어떻게 보아야 하는가? 모든 것을 들어야 할 때 어떻게 들어야 하는가?

그의 이야기를 처음부터 다시 해달라고 요청하자, 내 첫 환자는 지친 목소리로 다음과 같이 반박했다. "제기랄! 이제 시작해 가지고는 끝이 없어요."

사실, 난 끝내지 못했다.

그리고 시작조차 하지 않았다는 말을 덧붙여야겠다.

왜냐하면 시작이란 애초부터 없었으니까. 발단이란 것은 없었다. 습득도 없었다. 그러다가 그럭저럭 시간이 갔다. 거의 언제나 전혀 치료받지 못한 후에야 진찰을 받으러 온 이 사람들에게 의사는 단숨에 뒷전에서 언제나 비−치료의 뒷북만을 치고 있었다.

그것은 일종의 의료 행위를 거꾸로 가로지르는 과정이었다.

5년 전부터 에이즈 양성 반응을 보였던 그를 받아들인 국경 없는 의사회의 의료센터에 진찰을 받으러 올 당시 그는 자기 나라에서 넝마주이였다. 지난 5년 동안 그는 한번도 진찰을 받은 적이 없었다. 의사는 검진을 하고, 면역 반응표를 작성해 주었다. 두번째 진료일에 의사는 그의 면역 반응표를 인용하면서 면역 억제 반응이 시작되고 있음을 알려주었다. 이 질병의 최초 증세였다. 그 순간 환자가 말문을 열었다. "아니, 그렇다면 내가 에이즈 양성 반응자란 말인가요?"

그 환자는 테스트 같은 것을 한번도 받아 본 적이 없었다. 5년 전 여자친구가 양성 반응을 선고받은 후 자신도 에이즈에 걸렸을 거라고 막연히 짐작하고 있었을 뿐이다. 게다가 그는 이 감염 속에서 자기 존재의 자연스런 종말을 보고 있었다. 그러니까 그는 자신이 에이즈에 감염되었다는 사실을 통보받을 필요조차 사실은 느끼지 않고 있었던 것이다.

그 사실이 내포하는 바는 이미 자신이 감염되었다고 의사가 생각하는 일 자체를 거북스럽게 생각한다는 것과 같다.

그에게 있어 시초란 아예 없었다.

그와는 반대로 치료 체계 자체가 환자를 그 자신의 내력으로부터 소외시키면서 이 최초의 시기를 빼앗는 경우도 나타난다. 사전 동의 없이 이루어지는 감염 추적 검사, 수의사가 동물에게 하듯 내뱉어지는 진단 결과, 그에 이어 노골적으로나 암시적으로 책임지기를 회피하는 행위들이 그것이다.

진단의 폭력에 급작스럽게 마주한 이 환자들은 내면으로 숨이고 들어가는 자세를 보이거나, 자신의 증세를 완전히 무시하고 더 이상 진찰받으러 오지 않는다. 그들이 위급한 상황이 되어 진찰을 받으러 돌아올 때는 몇 달 내지는 몇 년이 흘러 최초의 진단 결과는 아예 언급하지도 않는다. 마치 최초의 진단이란 아예 존재하지 않았던 것처럼.

이제 새로운 관계를 구축하고 모든 검사를 새로 시작한다. 에이즈에 완전히 노출되어 폐렴과 신경 계통의 질환으로 고통받는 이 바짝 마른 여자 환자도 그런 경우이다. 모든 검사를 다시 해야만 했다. 그날 이 환자는 그저 단순한 귀막힘으로 병원을 찾아왔었다……. 그렇지만 이 환자는 4년 전에 이미 같은 검사들을 다 받았던 것이다. 그러나 그녀는 자기 육체와 너무도 소원한 관계에 있었고, 모든 검사를 다시 해야 한다고 그녀를 설득하기 위해서는 몇 차례의 진찰이 더 필요했다. 진찰 결과가 다시 그녀의 감염 사실을 재확인시키고, 병원에 꼭 입원해야 한다고 우리가 알려 주자 그녀는 다음과 같이 말한다. "아니, 난 겨우 양성 반응자일 뿐인데요!"

그녀가 옳다. 그녀는 겨우 양성 반응자일 뿐이다. 그녀는 아플 시간조차 갖지 못했던 것이다. 사실 거의 모든 사람들이 치료받기 전에 이미 병에 걸려 있다. 가장 가난한 사람들을 제외하곤 대부분이.

의사와 환자가 모두 이러한 것, 바로 관계를 형성할 모든 기반을 빼앗겼을 때는 대체 어떻게 치료 관계를 만들어 낼 수 있을 것인가? 진단 결과를 알리는, 그리고 생존을 위한 몇 가지 주의 사항이 주는 폭력성만 존재할 뿐인 이곳에서, 만남은 덧없고 급작스런 입원으로 곧 헤어지는 이곳에서 신뢰와 집착·지속성·기억들을 창출해 내야 했다.

가난은 다시 한 번 치료 행위에 수많은 한계를 가져다 준다. 생존 관리의 한계들, 그 한계에서는 언제나 시간이 문제가 된다. 이 시간, 삶을 잠식하는 것은 가난이다. 의사의 관점에서는, 우리가 병에 걸려 아플 때 치료 과정을 시작하기 위한 에너지와 충분한 여유를 향유하는 것이 당연한 일이다. 이러한 요구는 삶이 걸린 문제이므로 의사로서는 그것이 합법적인 것으로 보인다. 그러나 이곳에서의 삶이 죽음과 경쟁하고 있는 것은 그저 범속한 변증법일 뿐으로 삶은 생존 자체와 경쟁하고 있다. 그것이 환자에게 자극을 창출하기는커녕 그와는 반대로 환자의 무기력을 가중시킬 뿐이다. 이 여인은 진찰받으러 갈 것을 거절했다. 이에 우리는 큰 노력을 기울여 그녀에게 삶의 필요성을 설득했다. 그러나 그녀는 생존해야만 했다. 바로 그날, 그 시각, 그녀는 두 시간의 가사 노동을 했다. 그녀가 하루 두 시간의 가사 노동을 하는 날은 한 달에 한 번, 바로 그날 하루뿐이다. 그리고 그녀를 진찰해야 하는 전문의가 그녀를 맞아들일 수 있는 날도 그날 하루뿐이었던 것이다.

바로 그날 젊은 넝마주이는 40도의 고열에 시달렸고, 폐의 엑스레이 촬영을 필요로 할 것이었다. 그러나 바로 그날 그는 또한 '일을 위한 약속'이 있었다. 만약 그가 약속 장소에 가지 않는다면 바로 '삶의 터전을 잃을' 터였다. 그가 주장하는 바대로 그와 사회와의 마지막 끈을 이어 주는 이 넝마줍기는 무엇보다도 가장으로서의 그의 책임을 다하게 해주는 일이었다. 당시 그는 마약 중독에 에이즈를 앓고 있는 여자 친구의 생계를 맡고 있었던 것이다. 그는 하루하루 추방될 처지에 있는 그들의 보금자리를 위한 집세를 내고 있었다. 아슬아슬하게 불안정한 생계를 이끌어 나가는 것이 그에게서 모든 에너지를 빼앗고 있었다. 매번 진찰 때마다 그가 병원비를 지불하는 것은 기적이나 다름없었다. 거의 무기력 상태에 빠뜨리며 빠르게 진전되는 심각한 의학적 문제만이 그를 병원으로 이끄는 동인이었다. 불안정한 상황 속에서 유일하게 효력을 가지는 것은 우연의 법칙이다. 지금 발을 담그고 있는 바로 그곳에서 치료받는 것, 오늘은 여기에서 내일은 저기에서. "내 친구가 집에 들르지 않아서 요전에는 병원에 올 수가 없었어요." 이 친구의 방문이 그렇게 중요한 것이었다면, 그것은 단순히 그 방문이 환자를 사회에 이어 주는 끈이라거나 사회로부터 그를 보호해 주는 것이라기보다는 진찰을 받으러 올 때 필요한 전철표 한 장이 필요해서였다.

생존을 유지하는 것은 또한 매우 특별한 방법으로 비밀을 감독할 것을 필요로 한다. 사회적인 유대 관계를 보호하는 비밀은 동시에 사회 관계를 위협하기도 한다. 비밀은 그저 단순히 보호하는 비밀일 뿐 아니라 극단적인 변증법의 틀에서는 죽이는 비밀일 수도 있다. 자기가 에이즈에 걸린 것을 알고는 자기 아이를 지방으로 데려가 잘 알지도 못하는 친척 아주머니에게 맡겨 놓은 이 여인처럼 말이다. 바야흐로 어머니와 아이는 헤어져 살게 될 것이다. 그 행동의 겉모습만으로 본다면 참으로 용서 못할 비합리적인 행동이라고 생각될지도 모른다. 그녀는 쌍둥이 오빠 집에서 기거하면서 비밀을 간직한다. 그리고 그가 그녀가 겪고 있는 비극을 전혀 알아차리지 못한다고 불평한다. 그녀는 그의 무관심에 고통받으며 그럭저럭 그가 제공해 주는 거주지를 언젠가는 떠날 것이라고 입버릇처럼 이야기한다. 친척 아주머니 집에 자기 아이를 숨겨 놓으며 자기 쌍둥이 오빠와의 끊어질 듯 말 듯한 관계를 이어간다. 그러나 이러기 위해서 자기 아이와 떨어져야 하는 대가를 스스로 자처한다. 비밀을 깨뜨릴 모든 말은 다시금 그녀와 그녀의 측근간의 삶 속을 떠다닐 테지만, 비밀의 발각으로 위험에 빠지는 것은 그녀의 생존 자체이다. 이것이 바로 비밀의 치명적인 사용인 것이다.

그럼에도 불구하고 비밀은 삶과 똑같이 일반 의학 윤리에서 공인하는 주요 가치들 중의 하나이다. 치료 체계는 그것을 책임지고 지킬 것을 그 의무로 하고 있다. 그러나 극단적인 상황에서 특정 환자들에 대해 이와 같은 비밀의 치명적인 사용에 대한 응답으로서 치료 체계는 이 비밀의 고유 가치를 더 이상 보장할 수 없을 때가 있다. 비밀을 지키는 것보다 더 우선적인 일을 해야 하는 것이다. 무엇보다도 치료 체계의 일관성을 위협하는 것으로부터 스스로를 지키는 것이 그것이다. 모자보건센터로부터 위임된 한 젊은 임산부에 대한 이 모진 이야기가 그같은 상황을 증언한다. 처음 국경 없는 의사회를 방문했을 때, 그녀의 손에는 두 개의 봉인된 편지 봉투가 쥐어져 있었다. 그 하나는 '산부인과 의사'를 위한 것이었고, 다른 하나는 '모자 보건을 담당하는 사회복지사'를 위한 것이었다. 이같은 편지의 독특한 형식이 사람들의 관심을 끌었다. 이런 형식은 주로 골칫덩이를 결정적으로 치워 버리려 할 때 사용하는 상투적인 방법이었던 것이다. 그러니까 이 여인을 그 어디로도 안내할 수가 없었다. 아무곳에도 그녀가 갈 방향은 존재하지 않았다. 모자보건센터는 그 최초의 분명한 사명에도 불구하고 이토록 위협받는 임신을 책임지려 하지 않았다. 사실 봉투 중 하나에는 그녀의 혈청 검사 결과인 에이즈 양성 반응이, 다른 봉투에는 매독 혈청 검사 양성 반응이 나와 있었다. 그러니까 가난한 외국인으로 문맹에다가 보험 혜택도 받지 못하는 이 젊은 임산부는 엄청나게 무겁고 비용이 많이 나가는 모든 병인을 혼자 짊어지고 있었던 것이다. 너무도 위협받은 나머지 이 여인은 그 자체로 위협하는 존재가 되어 있었다. 이 여인은 봉투에 무엇이 적혀 있는지에 대해서는 아무것도 모르고 있었고, 당연한 것이 그녀는 읽을 줄도 몰랐다. 불행인지 다행인지 이 모든 검사가 동의 없이 이루어졌었고, 그 어떤 결과도 그녀에게 통보되지 않았다. 이 경우 비밀은 고유한 의미의 의학적인 것이 되었다. 왜냐하면 환자가 자기 자신의 병력에서 제외되어 그 비밀을 의사가 지키고 있기 때문에. 그의 운명은 마치 동화 속의 주인공의 그것처럼 두 개의 봉투에 봉인되어 있었다. 현대의 엄지공주, 그녀는 그녀를 치료할 사람들에게는 너무도 무거운 짐이었다. 그러므로 그녀는 길을 잃고 사라져 주어야만 했던 것이다⋯⋯.

사람들이 그곳으로 안내한 산부인과 병동은 그녀를 등록하기 위해서는 증상을 알아야 한다고 고집했다. 단지 몇몇 의사들만이 에이즈 환자를 다룬다는 핑계하에 말이다. 약속 날짜를 잡기 위해서 우리는 어쩔 수 없이 비서에게 의학적 진단 전부를 전화로 알려 주어야만 했다.

이 여자 환자는 그 증상을 그녀에게는 비밀로 하면서 그녀를 맡을 것을 거부했던 최초의 의료 기관을 거쳐 두번째 기관에서는 받아들여졌지만, 그녀의 증상을 공공연한 것으로 만들었다. "아, 그 자그마한 에이즈 양성 반응 여환자요!" 그녀를 대기실로 맞으면서 비서는 이렇게 말할 것이다. 환자 자신에게도 말할 필요가 없었던 사실이 이렇게 만천하에 알려진 것이다. 이때 환자는 이미 존재하지 않는다.

이같은 배제는 몇몇 환자로 하여금 몇 달 내지는 몇 년을 타인의 이름으로 살도록 한다. 그러니까 이들은 타인의 보험카드를 가지고 치료도 받고, 수술도 받는 것이다. 일단 발각되면 비록 작은 수라 할지라도 금세 발칵 뒤집어지지만 말이다. 그런데 발칵 뒤집어지다니 어떻게 말인가? 같은 병명이라도 의료 체계는 마담 A라는 그녀의 진짜 이름 가지고는 받아들이지 않을 것이지만, 마담 B라는 이름으로는 받아들일 것이다. 왜냐하면 이 이름은 보험에 들어 있기 때문에. 조작하는 것은 환자가 아니라 의료 체계 전체이다. 왜냐하면 그 일관성을 위협하는 환자를 체계로부터 완전히 배제하면서 그것이 가진 고유의 가치를 전복시키기 때문이다.

그렇다면 이같은 환자, 즉 삶과 생존 자체가 똑같이 위협받고 있는, 또는 재정이나 체력 혹은 온전한 정신이 받쳐 주지 못하는 까닭에 치료의 계속성을 책임질 수 없는 상태에 있는 환자에게 나타나는 무거운 병인들은 과연 어떤 식으로 처리되는가? 이같은 환자들은 어떤 면에서는 병세가 상당히 진전된 상태에 있는 경우가 많아 우선은 아플 수 있는 시간을 갖기를 원한다. 물도 전기도 없는 장소에서 살던 이 젊은 여인처럼 결국은 급작스럽게 입원한다. 15일간 이 여인은 침대에서 잠들 수 있었고, 매일 샤워할 수 있었으며, 배고플 때는 먹을 수 있었다. "그곳은 천국과 같았어요." 병원 생활을 그녀는 이렇게 말했다. 이러한 격차는 영원할 것이었다. 그들이 사회보장제도의 혜택을 받게 될 수 있자마자 환자들은 가장 '가벼운' 치료 형태인, 일상 생활과 겸할 수 있는(그렇다고 그들의 상황이 나아지는 것은 아닌……) 가장 근접한 구체적인 예로는 당일 방문 같은 형태를 병원으로부터 권고받을 것이다.

당일 방문식 치료 형태는 빡빡한 스케줄을 기반으로 한다. 몇 시간 안에 당일 방문식 치료 형태로 환자에게 필수적인 거의 모든 검사를 행할 수 있다. 이러한 검사들 중 몇몇은 비싸고 환자에게 무거울 수 있다. 예를 들어 신경외과나 안과 같은 전문적인 진찰에서 스캐너와 자기공명 이미지 장치를 결합한 검사는 구성상 거의 같은 시간에 이루어져야 할 필요가 있다. 한 번의 진찰 약속을 취소하는 것은 그다지 큰 문제를 야기시키지 않는다. 한 번의 일일 방문 약속을 취소하는 것은 치료 과정의 몇 주 내지는 몇 달을 늦추는 결과를 가져올 수 있다. 이 체계에서는 그 어느것도 연기되어서는 안 된다. 그런데 바로 이 극심한 가난은 즉각적인 생사가 걸리지 않았을 때는 자신을 영원히 포기하는 분위기 속에서 연기할 수밖에 없는 상황을 만든다.

당일 방문식 치료 형태는 유동성과 빠른 의사 소통을 전제로 한다. 환자는 병원 내에서나 바깥에서 여러 번 자리바꿈을 해야만 한다. 검사 결과를 여러 번에 걸쳐 찾아야 할 경우도 빈번하다. 위급하게 전화나 편지를 통해 환자에게 연락해야 할 경우도 있다. 우리 환자들에게 있어 이러한 형태의 의사 소통은 우선은 거의 실행 불가능한 것이었다. 우선 그들 중 거의 모두는 전화가 없다. 전언이 받아들여지지만 프랑스어에 서투른 사람이 전달한다. 편지 또한 기약이 없다. 어떤 환자들은 공중 교통 수단을 이용할 수 없을 정도로 쇠약해져 있다. 이들은 차라리 움직이지 않는 편을 택하고, 친구가 병원에 동행해 줄 때까지 기다린다. 그들은 이렇게 해서 정확한 장소도 시간도 아닌 엉뚱한 곳에, 엉뚱한 시간에 나타난다.

당일 방문식 치료 형태는 병원측으로 하여금 최소한의 일상적 안전만을 담당할 수 있게 한다. 내시경 검사, 여러 종류의 채취 또는 고통스런 검사들이 잇따른다. 집중 체력 검사장에 다름 아니다. 이같은 검사가 환자에게 요구하는 체력 소모는 그들을 회복시킬, 적어도 최소한의 편의시설을 필요로 한다. 운송 수단, 난방이 되는 주거지, 침대, 식사. 이러한 회복 시설 중 어느 체계도 가동되지 않는다. 보상이 되지 않으니까 환자는 체념하고 만다. 이제 그는 더 이상 치료 대상이 될 수 없다.

이 환자들은 치료와 위로·휴식·수면, 그리고 영양을 필요로 한다. 이미 꽉찰 대로 꽉찬 당일 방문식 치료 체계는 계획에서 벗어나 도착한 우연한 환자를 받아들일 여력이 없다. 그러나 이같은 우연성은 가난한 자들의 삶의 방법이다. 이들의 체계에 적합한 환자는 훈련되어 이러한 유의 치료에 이미 문화적으로 '익숙한' 그런 환자들이다. 매우 역설적으로 들릴지는 모르지만, 이러한 유의 '가벼운' 치료 체계가 환자로 하여금 직업 세계에서 활동적인 존재로 남게 한다. 반면 비활동적인 환자들은 치료의 길 자체를 봉쇄당한다.

의학적인 수완에 반하는 이같은 서로 다른 한계들에 마주하여 체계는 여러 전략들을 모색한다. 배척의 전략과 같은 극단적인 전략들을 말이다. 의사는 모든 것을 보고 들어야 하는 까닭에 장님이며 귀머거리가 될 위험에 빠진다. 비밀은 모든 사회적 관계가 사라진 상황에서 실행되는 까닭에 보호하는 비밀 자체가 동시에 죽이는 비밀이 될 수 있다. 사회보장 혜택을 받을 수 없는 환자가 치료 체계의 존재 자체를 위협할 수 있는 까닭에 그는 사라져야만 한다. 고통과 질병을 확실히 완화시킬 어떤 것도 없는——있어도 아주 약간——까닭에 병원은 어쩔 수 없이 '천국'이 된다. 이렇게 극단의 논리가 생겨난다. 지속성이 끝나는 곳에는 즉각성이 있다, 곧바른 것의 끝에는 우연성이 있다, 자유의 끝에는 종속이 있다, 치료의 끝에는 살인이 있다…….

비용의 끝에는 치료비 면제가 있다. 치료비 면제는 그것이 인류애 의료기구의 개입을 통해 사회의 가장자리에서 행해지자마자 하나의 전략이 된다. 문을 연 지 10년도 더 된 프랑스의 인도주의적 진료소[125]는 그것의 수많은 타락한 결과 중에서도 치료비 면제의 의료 행위, 그것이 의사와 환자, 그리고 의료 행위 자체에 미치는 영향을 그 최후의 결과에까지 관찰할 수 있도록 한 점에서는 보람을 찾아볼 수 있다.

치료비 면제의 의료 행위에서 나는 간혹 가다 한 번씩 개인 진료소에서 치료비를 면제해 주는 것을 얘기하려는 것이 아니다. 그보다 몇 달 내지는 몇 년 동안 전적으로 맡아서 반복하여 완전히 무료로 치료해 주는 행위를 말하려는 것이다. 또한 나는 여기서 제삼자——병원과 보험회사의 선에서 처리하여 치료 비용을 1백 퍼센트 직접 병원에 치르는 경우——를 통한 의료비의 전담을 말하려는 것도 아니다. 사실상 이러한 경우 눈에 보이는 화폐의 순환은 없으나, 의사나 환자 모두 비용을 치르고 대가를 받는 행위가 간접적으로 이루어지므로 이것은 이미 의료 행위를 가능케 하는 경제 행위에 포함되기 때문이다. 인도주의적인 진료소에서 벌어지는 상황은 그것들과는 근본적으로 다르다. 이곳에서 의료 행위는 한 환자에게 무료로 베풀어진다. 이 환자는 화폐의 순환으로부터 완전히 배제된 개인으로, 직접적이건 간접적이건 간에 의료 행위에 대가를 지불할 그 어떤 능력도 가지지 않고 있다. 이같은 절대적인 헐벗음은 환자를 극단적인 의존 상태에 놓는 동시에 의사를 그가 베푸는 의료 행위 안에서 전능한 위치에 올려 놓는다. 이제 그같은 상황의 퇴폐성에 대해 질문을 해보아야 할 필요성이 대두된다. 비용을 치를 수 없는 사람을 우리는 과연 치료할 수 있는가? 그렇다면 무엇을 대가로?

장기간 동안 치료비를 받지 않고 환자를 맡아서 치료한다는 것이 환자 각자에게 한 주체로서의 자기 위상을 보장할 수 있도록 하는가? 만약 그의 위상이 확고한 것이 아니라면 치료에의 요구는 대체 어디까지 갈 수 있는가? 다시 말해서 대체 어느 선까지 치료비를 내지 않는 환자가 치료를 부탁할 수 있는 것인가? 이같은 비용 면제를 대신하는 위험은 크다. 환자는 의사에게 치료가 아니라 구조를 요청하러 온다. 도와 줄 것을, 도저히 이 가격으로는, 그러니까 무료로는 도저히 우리가 거부할 수 없는 그러한 뭔가를 부탁하러 오는 것이다. 이 이야기를 하면서 나는 3년간 국경 없는 의사회의 의료 센터에서 치료받은 한 남자의 이야기를 떠올리지 않을 수 없다. F씨는 10년도 넘게 노상 생활을 해왔고, 매달 3천6백 프랑의 생활보호자금으로 명맥을 유지해 왔는데, 그마저도 제때에 행정 서류들을 가져다 내지 않는 바람에 규칙적으로 끊겼다. 협회의 명목으로 우리는 그 전해 몇 년간 그의 호적을 두세 차례 정리하여 행정 서류를 제 날짜에 맞추도록 도와 주었다. 그리고 생활보호자금이 다시 나올 때까지 가끔 그에게 얼마간의 돈을 빌려 줄 수밖에 없었다. 그러니까 F씨는 사실 우리에게 줘야 할 얼마간의 돈이 있었던 것이다. 그는 빚을 지고 있었다.

　　그와 병행하여 F씨는 다발적인 건강상의 문제로 계속하여 진찰을 받고 있었다. 그 중에 알코올 중독은 가장 커다란 문제였다. 몇 년이 흐르고 난 후 이 작업이 빛을 보게 되어 F씨는 술을 끊게 되었다. 이에 그는 매일 금주를 실천하였고, 우리는 그가 몇 달 동안 얻어맞지도 도둑맞지도 않은 채 머물렀던 거주지에서 짐승들이 아닌 사람들과 살도록 주선하였다. 어느 날 그는 다시 추락하여 술을 마시기 시작하고, 거리에 나와 살게 되었다. 기관지염은 그를 다시 진찰받도록 내몰았다. 그러나 그는 우리를 보러 오면서 가시적으로, 즉 공식적으로 그의 알코올로의 재추락을 인정해야만 했다.

　　바로 그날 그는 진료소에 반(半)가사 상태로 취하여, 그러나 단호한 몸짓으로 당도했다. 그는 내 진찰 시간에 날짜도 시간도 틀리지 않고 정확히 도착하였던 것이다. 그리고는 내 책상 위에 1천5백 프랑의 현금을 휙 내던지며 다음과 같이 선언했다. "옜소, 당신에게 빚진 돈이오. 나머지도 곧 갚겠소." 자리에 앉아서 그는 또 이렇게 덧붙였다. "자, 이제 진찰을 받고 싶소."

그를 이러한 상태에서 대면한다는 것이 우리로서는 어려운 일이었다는 것을 생각한 F씨의 생각은 옳은 것이었다. 재발들, 또 다른 재발들도 있었다. 그러나 그 과정이 이렇게 긴 적은 한번도 없었다. 거의 1년 동안 그는 지붕 밑에서 살았고, 한번도 병원에 입원하지 않았었다. 그 과정은 이제 부서졌고, 그 과정과 더불어 몇 년 동안 우리가 함께해 온 작업도 무너졌다. 그러니 F씨의 입장에서는 이제 우리가 마침내 그 치료비를 받고 싶어할 거라고 생각하는 것이 당연했다. 돈을 받지 않은 내가 그것에 대한 대가로 도대체 무엇을 요구할 수 있겠는가? 우리에게 비용을 치르지 않는 사람들에게 우리는 무엇을 요구하는가?

내 책상 위로 지폐들을 던지면서 F씨는 이제 막 진찰 비용을 치렀다. 그는 이제 막 나와 의료 관계를 계속할 가능성을 샀던 것이다. 자기의 과거·현재·미래가 어찌되었든간에 진찰받을 권리를 주장하면서 말이다. 이 의료 행위의 혜택을 받기 위해 F씨는 채무자임에도 불구하고 '그 자신을 지불하는 것,' 다시 말해서 나의 치료비 면제에 대응하여 바람직한 사회적인 행동을 보일 것을 거절했던 것이다. 그는 술을 끊고, 행동거지를 조심하며, 사회에 재편입하려고 나에게 돈을 내려 한 것이 아니었다. 그는 은행권 지폐를 내게 지불하길 원했고, 그것은 내게 명백하게 치료에 대한 대응으로 아무것도 원하지 말아야 한다는 것을 암시하는 듯해 보였다.

F씨는 정신적인 지주도 도움도 원치 않았다. 그는 단지 의료 행위만을 위해서 왔을 뿐이다. 말하자면 의사가 가진 지식의 실행, 진단 작업과 그 결과, 그에 대한 어떤 도덕적인 판결로부터도 자유로운 단순한 의료

행위 말이다. 그는 자기가 가난하고 비참한 상태에 있기 때문이 아니라 모든 다른 사람들처럼 원할 때 치료받는 그런 상황에서 의료 행위에 접근하고 싶어했던 것이다. 치료를 받기 위한 사전의 어떤 조건도 필요 없이 말이다. 그러기 위한 단 하나의 방법이 있는데 그것은 진료비를 내는 것이다.

나름의 방법으로 F씨는 나의 어떤 의료 행위도 결국에는 무료가 아니라는 것을 가늠하고 있었다. 나는 상처를 봉합하기 위해 반창고를 붙였다. 또한 그의 이야기를 재구축하기 위해 그의 과거사에 귀를 기울였으며, 그가 술을 끊자마자 대담한 계획들을 세웠었다. 내가 그 모든 행위에 돈을 받지 않은 것은 분명하다. 그것은 분명히 이 일에 나 나름의 이득이 있었기 때문이다. 그는 스스로 그 이득들을 내게 돌려 주려 올 것을 조심스레 결정했다. 그것은 일종의 복수였다.

인도주의적이건 그렇지 않건 나의 치료에는 대가가 있었다. 이것을 확신했던 F씨는 난폭하게, 그렇지만 정당하게 그 사실을 내게 상기시켜 주었다.

가장 헐벗은 환자들은 무료 의료 행위란 존재하지 않는다는 것을, 어떤 의료 행위도 무료일 수 없다는 사실을 뼈저리게 느끼고 있다. 무료 진료이지만 항상 그것에 대응하는 무엇인가가 요구될 거라는 사실을 알고 있는 것이다. 이같은 상황 속에서 환자의 행동은 빚쟁이에 다름없다. 그는 자기 의사를 고를 수도, 자기 처치를 계속하거나 그만둘 것을 결정할 수도, 자기 질병에 대해 이의를 제기하거나, 자기의 치료가 어떻게 되어가는지에 대해 상담을 할 수도 없다. 그는 그저 의료진의 요구에 잘 맞추어 온순한 태도를 택할 방법밖에는 아무 도리가 없는 것이다. 그게 바로 무료 의료 행위에 대한 즉각적인 결과인 현물 지불 방식인 것이다.

왜냐하면 돈이야말로 의료 행위가 다른 어떤 것과도 교환되지 않게 하는 것이기 때문이다. 그것은 각자에게 균등하고 동등한 가격을 매김으로써 의료 행위가 하나의 선의지에 의한 자의적인 행동이 아닌 지식의 표현임을 보장하는 것이다. 그런데 만일 돈이 순환하지 않는다면 교환의 개념을 재창조해야만 한다. 그리고 그것을 대체할 것은 그다지 많지 않다. 환자 자신이 교환 대상이 될 위험성에 노출된다. 최악은 진료비 면제가 의사의 암시적이거나 노골적인 욕망에 화답하여 행동거지를 바꾼다는 다짐이라든가, 아니면 적어도 적절한 행동을 하겠다는 약속과 교환되는 경우이다. 이 '현물' 지불 방식은 무료 의료 행위에 대한 직접적인 결과이다. 그것은 환자를 종속 관계에 놓는다. 이같은 종속적인 상황은 경제적인 의미에서나 일상 생활의 관리에서 나타난다. 그 두 체제야말로 같은 논리로부터 파생되었을 뿐 아니라 그 기능상 병행된다. 우선 경제적인 의미의 종속은 생존을 위한 수단으로서의 극빈자 수당이다. 또한 일상 생활의 관리면에서의 종속은 인도주의적 의료 행위가 담당한다. 한 여자 환자는 소득 신고를 하지 않고 가정부일을 함으로써 집세를 대신하여 하녀 방에 세들어 살고 있었다. 그러니까 그녀는 현물로 오로지 자신의 노동만을 주인에게 지급하는 것이다. 그녀가 임신중절을 원하며 국경 없는 의사회의 의료센터에 진찰받으러 올 때면, 우리는 그녀에게 당장에 필요한 돈을 빌려 주었다. 그녀는 이렇게 빚지게 되었다. 의료 행위는 먼저 담보 잡는 행위이자 그녀의 가장 확실한 재산 1호인 육체를 다시 사는 행위가 된다. 고대 노예법에 따라 노예들이 자신의 주인들로부터 자유를 되사려고 금전을 지불하는 것처럼 말이다……. 그런데 도대체 그 어떤 법이 환자로 하여금 치료받는 것을 대가로 자기 자신을 팔도록 강요하겠는가? 심각한 가난의 상황에서 의사와 환자는 무료 의료 행위가 강화시키고 효력을 발효시키는 종속 관계 속에 갇히게 된다.

이렇듯 의료 행위의 전통적인 공간 내부에서 가난은 의학적인 지식 ——아마도 존재 방식——에 셀 수 없는 한계를 부과한다. 진단 과정의 한계뿐 아니라 환자를 맡는 과정, 다시 말해서 치료 과정 자체에서도 말이다. 그렇다면 예방의 과정에서는 어떤가?

"이제 시작해 가지고는 끝이 없어요." 우리가 이미 보았듯이 절대 시작하지 않는다는 것은 어려운 일이다. 끝내는 것 또한 어려운 일이다. 그런데 예방을 하려면 끝을 내야 한다. 벌린 상처는 닫아야 하고, 후유증을 검사해야 하고, 재발 위험을 감시해야 하고, 새로이 감염되지 않도록 눈을 떼지 말아야 한다. 이렇게 일단 맡은 치료는 끝을 내야 한다. 그런데 이 세계에서 실행될 수 있는 최초의 예방은 역설적이다. 치료의 경험과 그것이 부여하는 혜택을 통해 환자에게 다가가 가능한 가장 가까이에서 그 육체를 품어안는 것이다. 그럼으로써 환자의 행복감을 증진시키는 것, 그것이 이곳에 있어야 할 최초의 예방 형태이다. 그러니까 치료는 가장 먼저 수혜자의 불신감을 불식시킬 만한 증거를 보여 주며 치료 과정을 시작하는 것이다. "치료하기보다 예방하는 편이 더 낫다"라는 격언이 있는 것이 사실이지만, 우리가 확신하는 현실은 다음과 같이 요약된다. 예방보다는 치료하는 편이 더 낫다. 왜냐하면 조용하고도 확실하게 치료 경험들을, 그 이후에 육체의 안위를 도모하는 과정은 길 것이기 때문이다. 이 과정의 모든 단계 속에서 예방은 하나의 의미를 갖는다. 즉 다음 단계의 위험으로부터 보호하는 것. 여기서 문제가 되는 것은 고고학적인 용어를 써서 제1기층의 예방도, 그렇다고 제2기층의 예방조차도 아니다. 제3기층 혹은 제4기층에까지 이르는 그러한 예방이어야 한다. 만일 우리가 한 사람의 역사를 고고학적 용어로 포착할 수 있다면 말이다. 왜냐하면 우리가 놓여 있는 상황이 바로 고고학적인 상황이기 때문이다. 생존 자체의 일상을 관리해야 할 필연성은 이러한 개개인의 역사에 대한 고고학적인 시야를 포착할 수 없게 한다.

치아가 아프기 전에 치과에 가라는; 폐가 상하지 않았을 때 담배를 끊으라는; 정기적으로 자궁경부 세포 검사를 하라고 조언하는 세상, 사십 대 이후로는 유방암 추적 검사를 하여 대수롭지 않은 석회질 침착 기운만 보여도 '요주의' 상황으로 분리되는 그러한 세상 한쪽에서 의사는 살고 있었다.

직업의 우연성은 나로 하여금 예방 접종 기일을 15일만 넘겨도 걱정하기 시작하는 세상으로부터 일상적으로 이렇게 질문하는 "언제부터 각혈하기 시작했지요?" 세상으로 전이 기간도 없이 건너가게 만들었다.

의무적인 감독 기간이나 감염 추적 계획은 끝났다. 국경 없는 의사회의 무료 진료센터에서 나는 3년 동안 다섯 번 유방암 검사를 처방하였고, 이 모두가 유방암으로 판정되었다. 내가 걱정하는 것은 예방이 아니라 재발이었다. 가혹한 비참에 대한 두려움. 종속의 임상학. 의료 행위로부터 배제되었던 이 환자들은 정보와 예방 체계로부터도 벗어나 있었던 것이다. 나는 차츰차츰 예방이라는 것이 존재한다는 사실 자체를 잊어가고 있었다.

감시하고, 추적하고, 통제하고, 검사하는 것? 아직도 건강이라는 것이 그렇게 중요한 것인가. 아직도 건강이라는 것이 하나의 가치를 가져야 하는 것인가?

그러나 다른 곳에서와 마찬가지로 이곳에서도 가장 큰 부자들이나 마찬가지로 가장 가난한 사람들에 귀기울이면서 건강이 금처럼 소중한 가치를 갖는다는 사실은 그 어느곳에서도 증명되지 않았다. 건강은 그 보다는 내게 끝없는 모순에 가득 찬 타협의 대상으로 보였다. 가장 유치한 걱정의 내기, 위험을 건 쾌락, 욕망의 양가성과 육체의 비밀스런 요구로 밖에는 안 비쳤던 것이다. 여기서도 다른 곳에서와 마찬가지로 위험은 하나의 의미를 가진다. 너무나 극심한 가난 속에 사는 사람들에게는 위험을 어떻게 예방하는 것이 중요한 게 아니라 그것을 어떻게 헤쳐 나가느냐가 문제이다. 다만 얼마간의 돈을 벌기 위해 공사장에서 불법으로 일하는 것, 집단 합숙소의 혼잡함을 피하기 위해 바깥에서 잠자는 것, 최저생계비를 받기 위해 의료진의 결정에 반하여 퇴원하는 것. 우리가 어려움에 노출되면 될수록 더욱 어려움에 스스로를 노출시키는 듯하다. 왜냐하면 위험을 무릅쓰지 않아서는 생존해 낼 수 없으니까 말이다.

진료를 받으러 오는, 수입도 직장도 가족도 없는 젊은이들에게서 위험을 무릅쓰는 행동은 단지 그 자신의 육체 기능에 대한 고통스런 외면이나 강렬한 고립만을 의미할 뿐이다. 그들은 자기 몸의 성장 단계조차 이해하지 못하기에 자기 몸을 아무렇게나 다룬다. 뼈를 부러뜨리고, 자살하고, 중절하고. 게다가 이러한 위험에 스스로 몸을 내맡기는 행위는 그것에 대응할 가족적인 환경도, 지켜봐 줄 사람도, 그래서 그것을 말릴 사람도 없으므로 그들은 위험을 통해 무엇인가를 배울 수도 없다. 이러한 고립 상태에는 몇 가지 위협이 도사리고 있다. 임신하는 것, 에이즈에 걸리는 것, 간염에 걸리는 것, 견습일을 찾지 못하는 것, 호텔비를 치를 수 없는 것, 길거리로 내몰리는 것. 대체할 것을 찾지 못한 이유로 우리는 매번 자기 육체로 이 위험을 치른다. 미래를 위해 유익할 최소한의 교훈도 얻지 못하고서 말이다.

어떤 경우 극심한 가난으로 인한 예방 활동의 한계는 장기적인 안목으로 시간을 관리하는 기능과 동시에 위험을 바라보는 시각과 직결되어 있다. 그것에는 예방의 좀더 특수한 형태이기는 하지만 피임 같은 것이 포함될 것이다. 이 분야에서 오랫동안 검토된 바 그 어떤 피임 형식을 막론하고 우리의 실패는 명백한 일이었다. 경구 피임약은 그 특성상 임신의 위험을 줄이는 것이 아니라 아예 그 가능성 자체를 뿌리뽑는 예방책이다. 추상적이고 순전히 생물학적인 예방으로 그것은 생식 부위의 가임 가능성을 없애고, 그 고유한 생리주기를 만들어 잉태의 기원 자체를 막는다.

경구 피임약은 행동 방식과는 아무 관계를 갖지 않는다. 성관계를 맺거나 맺지 않거나, 성파트너가 있거나 없거나, 복수적인 파트너를 갖고 있거나, 지속적인 관계를 맺든지 일시적인 관계를 맺든지 그러한 것들은 중요치 않다. 지금까지의 경험·욕망·사랑·위험과도 아무런 상관이 없다. 경구 피임약은 위험을 제거한다. 그것은 비교적 정교한 장기적 안목의 관리 속에 소속된 피임 양식이다. 이 방법으로 스스로를 보호한다는 것은 시간과의 관계를 의미하고, 그것은 일종의 장래에 대한 계획,

다시 말해서 대안이다. 가난하다는 것 자체 속에서는 여러 가치들이 경합을 벌인다. 건강이란 최상의 가치를 갖는다는 지극히 상식적인 우리의 예방에 대한 생각은 때로 모순에 부딪힌다. 한 여인이 하루 10프랑으로 호텔에서 난폭한 알코올 중독자인 남편과 함께 살고 있다. 이 타히티 여인을 떠올릴 때 무작정 아이를 갖고 싶어하는 그녀의 태도는 우리로 하여금 다시 한 번 이같은 상황에 대해 성찰할 것을 요구한다.

같은 맥락에서 20세의 한 젊은 마약 중독 여성도 더 이상 피임약을 복용하지 않겠다고 선언한다. 그녀는 부랑자들의 임시 숙소에서 전날 밤 만난 남자 친구의 아이를 갖고 싶은 것이다. 이런 경우 우리는 그녀를 맡아서 치료하고 싶은 욕망과, 그녀가 원하는 대로 살게 놓아두어야 한다는 생각 사이에서 고민하게 된다.

여기서 우리는 질병과도, 고통과도 큰 상관이 없는 의학적인 결정과 만나게 된다. 우리의 분석에 따르면 거주지의 조건, 수입 요건, 신체나 정신적인 조건은 한 아이의 탄생이 그다지 우연의 것만은 아니라는 사실을 의미하는 가혹한 요구 사항들이다. 그러니까 임신을 예방하면서 위험을 불러들일지도 모르는 상황을 함께 예방하는 것이다.

그러나 우리 앞에는 모든 위험을 무릅쓸 각오가 되어 있는 여인들이 있다. 우리의 모든 권장 사항을 따르고, 그것을 견뎌낼 준비가 되어 있을 뿐 아니라 대안 없는 삶 속에서 적어도 마지막 남은 자유를 표상하는 것을 이용할 준비가 되어 있다. 위험에 대한 총체적인 제거로서 간주될 수 있다는 면에서 경구 피임은 이 최후의 자유의 박탈로 비춰질 수 있다. 이러한 관점에서 나는 오늘날 피임을 하나의 예방으로 제시하는 것은 그다지 훌륭한 생각이 아닐지도 모른다고 믿는다.

이 예방의 문제는 숨은 진실의 폭로자에 다름 아니다. 미리 예측 가능한 것은 흐르는 시간 속에 속해 있다. 우리가 있는 그곳에서는 생존할 수도, 치료할 수도, 우리에게 일어나는 일을 앞서갈 수도 없다. 시간은 삶의 움직임이 박탈된 것처럼 정체되어 있다. 그런데 이 움직임이야말로 생생한 관계들, 그 예측할 수 없는 지체와 왕복 운동, 그 단절들로 스스로를 살찌우는데 말이다. 이 움직임은 타인이 다가오거나 멀어지자마자 지각된다. 의사를 환자로부터, 시작을 끝으로부터, 선택을 만남으로부터 분리시키는 거리 덕택에 이 움직임이 존재한다. 극심한 가난의 상황 속에서 의사는 관계의 점진적 진전을 위해 공들일 수 없다. 그 대신 독단적인 방법으로 환자를 움직여야 한다. 그들은 시간을 유효하게 관리하여야 하는 것이다. 그의 개입이 실패로 끝나면 그는 자기가 정말 적절한 자리에 와 있는가 하고 때로 자문하게 된다. 그래서 환자가 오기 전에 그 자리에 가 있기 위해 앞서 움직인다……. 치료에의 가능성이라는 이름으로 아마도 앞질러 가야 하는 것인지, 과정을 줄이고 거리를 없애야 하는 것인지. 우리는 거리로, 보도로 점점 더 가까이 환자를 찾아 갈 것이다……. 그것은 가난한 인구들을 위해 사적이거나 준(準)공공의 인도주의 협회들이 조직한 소위 '가까이 가는' 의료적 개입 형태이다. 일반 진찰 구조들——버스, 트럭——노상 가판대나 '최초의 접수 창구,' 이런 것들이 소위 직접적인 노상 의료 봉사 활동이다. 근접성의 이름으로 저질의 의료 서비스를 베풀기 위해 우리는——사생활의 존중, 정확한 의술의 실행, 질 높은 의료 서비스 기회 등——제반 의료 행위의 고유한 가치들을 보장할 수 없다. 지나친 의료 개입자가 될 것을 받아들이면서 우리는 지속성을 포기한다. 결국 이 환자들이 내일도 결과도 없는 고식적 처치에 스스로 만족할 것을 고양시키는 결과가 되고 만다. 우리가 그들로 하여금 치료 과정의 시도를 아예 포기시키려는 것이 아닌가.

이렇게 극단적인 논리는 스스로 쌓은 담 안에 갇힌다. 수입도, 주거도, 삶의 평안도, 사생활마저 박탈당한 사람들에게 의사는 보도 위에서 익명성의 무료 진료를 제공한다. 일종의 적합한 진찰을 받을 권리의 박탈, 그들의 비참함에 꼭 맞는 응수. 거리의 의술은 수혜자들을 가난 속에 가두는 논리로부터 나왔으며, 대낮에 최초의 빈민굴을 실현한다. 활동 단위, 장소 단위, 시간 단위. 이 논리는 비극의 3대 원칙과 동일시된다. 이 논리는 가장 불안정한 처지에 있는 사람들을 효과적인 방법으로 치료 체계와 동떨어지도록 한다. 이런 의미에서 이 논리는 가난의 진정한 은유처럼 기능한다.

그런데 이 비극 속에는 예측 불가능한 무엇인가가 남아 있다. 일종의 해독제. 적어도 그러한 비극이 애초에 없었더라면 좋았겠지만 말이다. 가장 가난한 사람들이 진찰을 받으러 온다. 그 무엇도 이 현실을 지울 수는 없다. 한 인간을 그의 고유한 육체와 갈라 놓는 모든 것에도 불구하고, 그를 모든 치료 체계로부터 멀리 떨어뜨려 놓는 모든 것들에도 불구하고, 아직도 주파해야 할 거리에도 불구하고——어쩌면 그 덕택에——이 사람은 진찰받을 때는 한 사람의 환자인 것이다. 우리가 지금까지 기술한 바 극심한 가난의 상황에서 행해지는 의료 행위의 특수한 양식이 어떻다고 할지라도 절대 잊어서는 안 될 것이 있다. 그것은 진료실의 초인종을 누르는 환자는 의사를 만나고 싶어한다는 것이다.

"올게요. 그런데 그게 생각처럼 되지를 않네요." 이 말, 국경 없는 의사회가 거리에서 만난 한 마약 중독 여성이 내뱉은 말이다. 우리들 각자가 이 말에서 뭔가를 얻을 수 있다. 아무리 그들이 가난하고 배제되어 있다고 해도 그들에게는 치료를 받을지 안 받을지를 스스로 선택할 권리가 있는 것이다. 우리들 각자는 나름대로 잘 알고 있다. 진찰을 받는다는 것은 새로운 육체의 일정표에 직면한다는 것을, 다음과 같은 것을 주지하는 사람이 될 것을 자신에게 강요하는 그러한 공간에 직면한다는 것을 말이다. 저녁 때만 아픈데도 아침에 한 알 저녁에 한 알을 복용하는 것, 극심한 긴장 상태를 위해 영원토록 한 알씩 복용하는 약, 매일 한 방울씩 목구멍에 떨어뜨리는 메타돈, 도대체 언제까지? 그들의 한 보따리나 되는 치료 계획표들, 검사, 테스트, 추적 검사, 지켜야 할 규약들, 어느 한계에서 멈추어야 할지 어디까지 가야 할지를 고정할 수 없기에 하나의 처치라기보다는 삶의 방식처럼 환자에게 권해질 수밖에 없는 삶과 죽음을 가르는 새로운 처방들 속에서 만성 질환자는 갈피를 잡지 못한다. 매번 의사들은 자기 환자 각각의 고유한 시간에 마주한다. 의사가 진료실에 도착하기도 전에 이미 와 있는, 또 어떤 진료 계획에도 들어 있지 않은 까닭에 그가 진료실 문을 열고 나가려는 순간에도 문을 열고 들어와 그 짧은 순간이나마 뭔가를 질문해 오는 환자들. 이렇듯 모든 것은 환자의 불평 순서에 맞추어 짜여진다. 초인종을 누르는 그 순간 환자는 스스로를 위한 한 국면을 포착하는 것이다. 오로지 그만을 위해 준비된 한 국면을 말이다.

　그러면 이러한 국면에서 극심한 가난 속에 사는 사람들은 어떻게 하는가? 다른 사람들과 마찬가지로 그들도 나름대로의 방법으로 계속 살아나갈 것이다. 다시 말해서 어떤 일이 일어나더라도 자기 결정의 주체가 되려 애쓸 것이다. 그들이 다른 사람들에 비해 대체할 대안이 없는 한 그들은 의학과의 관계에서도 마찬가지로 다음과 같은 수많은 장애물에 직면해야 할 것이다. 수입의 부족, 적절한 자기 권리를 찾기 힘든 상황, 일상의 위태로움과 의료 처치의 요구 사이의 격차. 자신을 기다리는 한나절 이상의 것을 보기를 거부하는 것, 그것은 자기 존재의 일관성을 유지하기 위한 필연적인 자세이다. 반대로 발전이나 진보를 바랄 수 없는 까닭에 불안정한 상태를 유지하는 것도 어떻게 보면 자기 보호 효과를 가질 수 있다. 이 두 경우 모두에서 시간은 정지되어 있다. 그런데 진찰을 받는다는 것은 움직이는 시간 속으로 들어가는 것을 의미한다. 그것은 동시에 무기를 돌려 주고, 비록 불안정하기는 하지만 그 순간만은 자기 삶의 주체가 되는 것을 포기하는 일이기도 하다. 그러니까 그들이 겪고 있는 종속 상황이라는 이유 때문에라도 극심한 가난 속에 사는 사람들은 다른 사람들보다 한층 더 진찰의 주도권과 자의적인 자유를 조금이라도 실천하려고 애쓸 수밖에 없는 것이다.

　의사로서 그 또한 환자들처럼 자의적인 자유를 간직할 수 있는 유일한 가능성은 바로 그 순간, 의사로서의 위치를 충만히 지켜 나가는 순간으로부터 나온다. 이 순간이야말로 살아 있는 욕망의 순간인 까닭에. 그렇게 하기 위해 사회봉사원으로 탈바꿈하거나 거리의 홍보 요원으로 변장할 필요는 없다. 중요한 것은 단순하게 하나의 위치를 차지하고, 그것을 유지해 나가는 일이다. 거북살스러운 의료 상황 속에서 의사에게 최소한 하나의 대안을 재구축할 자유의 필요성은 절대적이다. 그에게 필요한 것은 수많은 특수한 도구들이다. 그는 매번 전화할 때마다 통역자에게 원조를 요청해야 하고, 매우 쇠약해진 환자의 서류, 행정 등의 모든 과정에 동행해야 하며, 사회봉사원들과 매순간 긴밀히 협조해야 하고 직면한 상황에 따라 주어진 진료 시간에 적절히 대처해야 한다. 이같은 도구들이 그가 행하는 의료 행위로 하여금 정도에 따라 차이는 있지만 매순간 불안정한 각 상황에 적응할 수 있도록 하는 것이다. 환자들을 그 이상도 그 이하도 아닌 환자들로서 치료하면서 그 도구들은 환자와 의사와의 거리를 좁히는 것이 아니라, 그 거리를 의사가 환자들과 함께 주파할 수 있도록 한다.

이 도구들은 인도주의적인 의료 기관들에 의해 연마되고 구사되고 개발되었지만, 그와 동시에 그 특수한 구조상의 폐쇄성도 함께 커나갔다. 이 기관들은 그들의 인도주의적인 개입이 가장 가난한 사람들을 고식적이고 비참한 형태의 치료 논리 속에 가두는 데, 그리고 시민의 일원으로서 사회에 영합시키는 대신 그들의 고립을 가중시키는 데 기여한다는 사실로부터 탈피하지 못했다. 과중하게 넘쳐나는 우리의 치료 체계가 야기시킨 치료로부터의 배제와의 싸움은 이같은 폐쇄성을 피하기 위해 그 공간을 바꾸었다. 의료 행위의 가장 내밀한 공간으로부터 우리는 공공 장소로 넘어 왔다. 그곳, 바로 제도가 기능하고 법이 적용되는 공간 말이다.

왜냐하면 이 도구들은 이전될 수 있는 것이기 때문이다. 이 도구들은 서로 나누어질 수도, 재생산될 수도, 진정한 지식의 교환 장소를 창안할 수도, 그 결과로서 또 다른 실천을 발생시킬 수도 있다. 이 도구들은 또한 진정한 의학-사회적인 작업에 기여할 수도 있다. 인도주의적인 개입은 이렇듯 정치의 장, 특히 인도주의의 장 속에서 제자리를 차지하려 애쓰는 정치적 움직임에 경종을 울릴 수 있도록 한다.

이 과정은 인도주의적인 개입이 매번 하나의 프로그램을 시작할 때마다 그 고유의 능력이 그 자체를 넘쳐나 또 다른 어떤 것을 배태할 수 있어야 함을 요구한다. 이것은 바로 개입의 진정한 도덕성 문제와 연관되어 고려되어야 한다. 프랑스에서 국경 없는 의사회가 연 의료-사회센터가 문을 닫으면서 공공 부문의 다른 기관이 그것을 대체할 때마다 우리는 사용의 마술적 주문을 초월하는 이 윤리가 살아 숨쉬도록 온 힘을 다해 왔다. 그러나 이 작업을 계속할 수 없음에, 또 우리 자체의 폐쇄성으로부터 자유로워지지 못한 까닭에 우리는 이 극단의 논리로부터 빠져나갈 수는 없을 것이다. 또한 단기적으로나 장기적으로 우리가 스스로에게서 소외됨을 목격하게 될 것이다.

II

개입의 전략

1

극단적 결핍 상황 속에서는
어떠한 개입 전략이 효과적인가?

앙드레 브리엥

　극단적 결핍 상황 속에 개입하는 인도주의 단체들은 어떤 활동에 우선권을 두어야 하는가를 선택하는 데 많은 어려움을 느낀다. 매번의 위급한 상황마다, 또는 이미 지나간 과거의 위급 상황에서도 항상 같은 문제가 집요하게 반복된다. 예방 접종 캠페인을 벌일 때는 어떠한 전염성 유행병에 우선 순위를 두어 예방해야 하는가? 전염성 유행병들을 예방하기 위해 모든 인구에게 예방 접종을 실시해야 하는가? 아니면 나약한 집단들에게만 예방 접종을 실시하는가? 공중 화장실을 퍼내야 하는가? 식수로 사용되는 하천의 상류를 소독해야 하는가? 영양 보급 센터를 열어야 하는가? 보충 비타민을 배급해야 하는가? 치료 차원의 진료소를 설치해야 하는가? 이 모든 것이 동시에, 그리고 잘 실시될 터라고 생각하는 일은 순진한 상상에 불과할 것이다.

　선택을 해야 한다. 분명히 올바른 이성적 판단이 이 중 몇 문제에 해결책을 가져다 줄 수 있을지도 모른다. 그리고 경험은 협의의 대상이 되는 표준적인 행위를 의무로 한다. 의료 가방 하나와 수혈 도구로 채비를 한 의사를 오지로 보내던 영웅적인 시기는 그 어떤 상황을 막론하고 이제 막을 내렸다. 몇몇의 커다란 정책적인 선은 제쳐 놓고 극심한 결핍 상황 속에 이루어지는 개입 활동 중 필연적인 선택은 그럼에도 불구하고 미묘한 것이다. 재정적으로나 인적으로나 그 원천은 통상적으로 희귀하고, 그 때문에라도 그것들을 유용하게 사용해야 하는 것이다.

위급 상황에서만 선택이 필요한 것은 아니다. 현실적으로 볼 때 대중 매체의 관심과는 거리가 먼 빈곤의 '일상적' 상황에서 비용의 제약이 보다 더 심각하게 피부로 느껴진다. '2000년에는 모두에게 건강을' 이라는 슬로건을 국제기구들이 내건 지 얼마 되지 않아서 수많은 사람들이 목소리를 모아 이 내기는 실현 가능성이 거의 없을 것이라고 주장하였다. 그와 동시에 가장 효과적이고 비용이 적게 드는, 다시 말해서 최상의 비용/효과의 관계를 가진 개입 전략들만을 제시해야 한다고 주창하였다.[126] 이론의 여지없이 세계은행이 이 방법의 개발에 있어 주인공의 역할을 하였다.[127] 현재의 경향은, 그러니까 각각의 개입의 비용이 이끌어 낼 수 있는 복지의 각도에 비추어 본 건강 증진 상황을 수치화시키는 것이다.

각각의 개입 비용을 계산하는 냉정하고 기술 지상적인 방식의 체택은 그동안 격렬히 비난받아 왔다.[128] 이같은 선택적 방법이 실제로 매우 기술적인 개입들에 그 노력을 집중하도록 이끌면서 극심한 빈곤 상황 속에 잠재하는 정치적인 문제들을 간과하였다는 사실은 부정할 수 없다. 사실 빈민굴의 위생 상태를 개선시키는 것보다 콜레라 전염성 유행병의 경우 수분 보급 센터를 세우는 것이 실제로 사망률을 줄이는 데에 비용이 더 싸게 먹히는 것은 사실이다. 마찬가지로 어린이들에게 비타민제를 나눠 주는 일이 각 어린이들에게 최소한의 동물성 단백질, 과일과 야채가 들어간 식사를 제공하는 일보다 비용이 덜 들어가는 것이 사실이다.

이같이 보다 현실적인 방식을 채택하는 것은 '2000년에는 모두에게 건강을' 이라는 슬로건 뒤에 숨긴 모종의 유토피아를 포기함을 의미할 수도 있다. 게다가 그러한 현실적인 방식은 빈번히 정치적인 노선으로의 후퇴로서 인식되어질 수 있다.[129] 그러나 이 방식은 그럼에도 불구하고 건강 분야뿐 아니라 거의 모든 분야에서 점차적으로 일반적인 경향으로 자리잡아 가고 있다. 왜냐하면 유토피아는 더 이상 주류가 아니기 때문이다. 게다가 특히 사적인 기구나 공적인 기구나를 막론하고 후원자들과 국제재정기구들은 현재의 기금을 가장 효율적으로 사용할 것에 강하게 압력을 가하고 있는 상황이다. 그러나 이 방법에는 한계가 있다. 그러므로 이 방법이 모든 문제들을 해결할 수는 없다는 것을 확실히 이해하고 인정해야 할 필요가 있다.

효율적인 개입이란 무엇인가?

최초의 문제는 효율성을 정의하는 데 있다. 통계학자들이 하는 가장 단순한 정의는 가장 효율적으로 사망을 예방할 수 있는 건강 정책을 수치화시키는 일이다. 그러나 이같은 방법은 생존의 가치만을 고려한다. 이 판별 기준에 스스로를 가두는 것은, 예를 들어 사망률이 높지 않은 모든 소아마비 예방 캠페인을 비효율적인 것으로 판정케 하는 경우로 몰고 갈 수 있다. 이 병에 걸려 병상에 누워 있는 어린이들을 본 사람들은 이 정의의 한계가 무엇인지 금방 이해할 수 있을 것이다. 그런 맥락에서 보면 나병을 위한 투쟁도 희생당할지 모른다. 이 질병을 가지고도 오래 생존할 수 있는데다가 병이 없어진다고 해서 치사율의 통계 결과에 그다지 큰 영향을 미치지도 못하는 까닭이다. 생존의 질이라는 면을 고려하는 것은, 예를 들어 홍역 예방 접종 프로그램이나 비타민 A의 배급 효과를 가늠할 때 중요하게 나타난다. 이러한 프로그램들은 사실 사망을 피하도록 할 뿐 아니라 시력 상실을 예방한다.

게다가 피해 갈 수 있는 사망을 위해 드는 비용을 단순히 비교하는 것은 수많은 문제점을 돌출시킨다. 자기 앞에 아직 살 날이 몇십 년이 남아 있는 어린이의 생명을 구할 수 있는 홍역 예방 접종을 선호해야 할 것인가? 아니면 성인이나 노인들을 겨냥한 결핵과의 투쟁 프로그램을 우선시해야 하는가? 아니면 빈번히 한 가족구성원 모두의 경제적인 생존을 떠맡고 있는 활동 가능 인구의 사망률을 낮추기 위한 에이즈 투쟁 프로그램에 우선권을 두어야 하는가? 이 문제에 직면한 인도주의 기관들이나 국제기구들의 반응은 유아 사망률을 낮추는 데 우선권을 부여하는 추세이다. 유아 사망이 그들에게는 가장 참기 힘들고 불공정한 것으로 비쳐지기 때문이다. 특히 이 기관들은 어린이에게 특별한 가치를 두는 '서구적인' 철학에서 어떤 형태로든 영향을 받은 후원자들에 의해 재정 지원을 받고 있다. 그러나 그들의 행동 양식은 전통을 유지시키고 사회 구조의 틀을 보장하는 계층인 노인들에게 우리들보다 가치를 부여하는 사회 속에서는 몰이해를 불러일으킬 수 있다.

위의 몇몇 예들은 건강 문제에 대한 단순한 통계학적 접근 방식은 극단적인 결핍 상황에서도 적합하지 않다는 사실을 보여 준다. 개입의 선택을 위한 주요 결정들은 단순히 경제적인 판별 조건만 가지고서 내려져서는 안 된다는 것, 더군다나 즉각적인 비용만 가지고는 더욱더 안 된다는 것을 인식해야 할 것이다. 다시 말해서 그러한 결정들은 가족적인 구조에 대한 다각적 고려, 더욱 넓은 방법으로는 그 결정들이 적용되는 사회의 철학과의 관계 속에 통합되어야만 할 것이다.

이상과 현실

그런데 사망의 예방이라는 견지에서 개입의 효율성을 평가하는 것은 그 자체로서도 실현되기 어렵다. 사실 유일하게 정확한 기술이란 한 인구 집단을 무작위로 두 집단으로 나누어서 모든 점을 비교하는 것이다. 그리고 테스트하려는 개입을 한 집단에만 실시한 후 각 집단에서의 일정 기간 동안의 사망자수를 측정하는 것이다. 그러나 이러한 종류의 실험은 아주 드물게만 실시된다는 것을 미리 말해 두어야겠다. 사실 제안된 개입들이 효과적이라는 추정을 설득력 있는 것으로 만드는 논지들은 적지않다. 그러니까 우리는 그것을 증명할 그룹들을 구축하는 일을 주저하는 것이다. 이같은 태도는 조심스러운 것으로 보인다. 그럼에도 불구하고 그같은 태도가 위험을 야기시킬지도 모른다는 사실을 인식해야만 한다. 왜냐하면 그것은 불가피하게 비효율적인 개입들에 승점을 줄 수 있기 때문이다. 콜레라 예방 접종은 그것에 대한 괄목할 만한 예이다. 역사적으로 콜레라는 20세기초부터 그 예방 접종이 제시되었던 전염병이다. 오랫동안 그 효과는 의심의 여지가 없었다. 전염성 유행병이 터질 때마다 예방 접종 캠페인 이후로 급속히 떨어지는 발병률을 우리는 목격하지 않았던가? 국제기구가 오랫동안 권장해 왔던 이 백신은 오랫동안 수많은 나라들로 떠나는 여행객들에게는 의무적인 예방 접종이었다. 그럼에도 불구하고 점차로 그 효과에 대한 의심들이 꿈틀대기 시작했다. 콜레라 전염성 유행병이 퍼지는 동안 많은 수의 사람들이 자연적으로 콜레라 숙주균에 저항하여 눈에 보이지 않는 감염 경로를 통해 스스로 면역이 되는 사실이 알려지게 되었다. 전염성 유행병에 대한 보다 정확한 기술은 비록 예방 접종을 받지 않더라도 많은 경우 병에 감염된 후 절정기를 거쳐 몇 주 후에 퇴행한다는 사실을 보여 주고 있다. 그것은 이미 최근 자이르의 르완다 난민 캠프를 덮친 대전염성 유행병 당시에 관찰된 바 있다.[130] 이 백신의 효과는 단지 70년대 초기 방글라데시의 한 지방에서만 실험된 적이 있다. 이 지방에서는 당시 추출 집단이었던 한 인종 문제가 환자를 빠르게 큰 병원으로 후송시키고, 사망을 막을 수 있도록 쾌속정을 동원한 마을 진료소의 설치와 더불어 극복되었다. 이 시도는 몇 가지 사실을 보여 준다. 우선 50년도 더 이전부터 권장되어 왔던 예방 접종이라는 보호 수단이 그다지 뚜렷한 효과를 거두지 못했다는 것, 대규모 예방 접종 캠페인에 지출된 막대한 노력이 전염성 유행병의 제한 방법에 있어서 노력의 낭비였다는 사실이 그것이다. 어쨌든 유행성 콜레라 전염병에 걸렸을 거라고 추정된 모든 환자들이 비브리오균에 접촉한 연후 자연 치유된 것을 확인하고 나서 더욱 확고해진 판단이다.[131]

현실적으로 사망을 피하기 위한 하나의 의료 개입 효과를 테스트하기 위해 모든 조건이 갖추어지는 상황은 드물다. 그럼에도 불구하고 우리는 영아기의 사망률과 비타민 A의 정규적인 투여의 관계에 대해 개진된 최근의 몇몇 연구를 인용해 볼 수 있겠다. 비타민 A는 시각의 원활한 기능에 필수적인 영양소이다. 혹독한 결핍의 경우 만약 적합한 의학적 처지마저 따라와 주지 않는다면 급속히 시력 상실로 발전할 수 있다. 60년대 시력 손상에 대한 예방 프로그램이 아시아의 여러 국가에서 빛을 보게 되었다. 그런데 비타민 A가 지용성 비타민으로 간에 저장될 수 있는 특성을 가지고 있으므로 결핍의 위험에 특히 노출된 몇몇 지방에 4개월에서 6개월에 한 번씩만 적당한 양을 투여하면 권장량에 다다를 수 있었다. 이렇게 몇 해가 흘러 이 시력 손상 예방 프로그램을 평가하면서 우리는 사망률의 감소를 목격했다. 그런데 이 사망률의 감소가 비타민 A의 투여에 기인한 것인지, 아니면 다른 요소들, 그저 단순히 생활 수준의 향상에서 오는 것인지를 결정하기란 어려운 일이었다. 추출 집단을 통한 실험은 먼저 인도네시아에서 실행되어 지구상의 다른 지역으로 확대되었다. 출발점의 전제는, 즉 각각의 어린이에게 4개월마다 한 번씩 비타민 A가 든 알약을 분배하는 것만으로 사망률이 줄 수 있다는 전제는 믿을 수 없는 일로 비쳐졌다. 그리고 통계를 위한 추출 집단을 구성하는 것은 시력 손상을 가져올 수 있으리라 믿어지는 비타민 A의 결핍과 그것이 이른 단계에서 검진 가능한 몇몇 지방에서는 윤리적으로 받아들일 수 없는 것처럼 보였다. 이 연구들은 사망률이 20퍼센트 가량 떨어진 것을 보여 주었다. 현재로서는 이런 종류의 시도를 계속한다는 것은 더 이상 용납할 수 없는 것으로 보인다. 추출 집단 연구대로라면 비타민 A의 분배는 사망률을 줄이는 데 있어 그 효과가 가장 잘 입증된 개입들 중의 하나이다.

　　그럼에도 불구하고 거의 모든 경우 상황은 그다지 간단치 않다. 효과를 평가하는 과정에서 다른 치료를 당연한 듯이 박탈당할 터였던 추출 집단을 이용하지 않고 개입의 효과를 평가하기 위한 여러 다른 방법들이 모색되었다. 가장 단순한 것은 모든 개인들이 의료 개입의 혜택을 조금도 입지 못한 경우에 사용될 수 있는 회고적인 성격의 연구에 다름 아닌 소위 '사례/증인'의 방법이다. 이 방법의 주요 골자는 회고적인 방법으로 주어진 기간 동안 일정수의 사망한 사람들 중에서 의료 개입의 혜택을 입은 주체들과 모든 부문에서 사망자들과 비교 가능한 선택된 생존자의 견본과 비교하는 것이다. 예를 들면 전염병의 유행기에 사망한 어린이 중에서 홍역 예방 접종을 맞은 일정수의 어린이들을 이 전염성 유행병에서 살아남은 나이와 성별이 같은 어린이들의 견본과 비교하는 것이다.

사례/증인의 연구는 그 윤리적인 면에 대한 관심은 차지하고라도 현재는 매우 유행하고 있는 방법이다. 이 연구 방법은 매우 쉽게 실현될 수 있는데다가 그 성격상 작은 수의 주체만을 필요로 하기 때문이다. 통계학 이론은 이 방법이 각각의 비교 집단에서 몇만 명으로 이루어진 견본 대신에 몇십 명만으로 이루어진 견본의 결과로도 조망적인 연구의 경우 매우 근접한 결과를 얻을 수 있음을 입증한다. 이 방법은 예를 들어 설사병으로 사망한 어린이들 가운데 화장실을 이용한 가족의 비율과 같은 연령·성별과 같은 사회−경제적인 층위의 어린이들 중에서 살아남은 어린이들의 가족 비율을 비교하기 위해 사용되었다. 그런데 이같은 연구들은 신중하게 해석되어야 한다. 사실 예방 접종을 받고 화장실을 이용한 어린이가 속한 가족들은 그렇지 않은 가족들과는 다르다. 적어도 그들의 의료 개입을 보는 입장, 또는 틀림없이 외부로부터 들어오는 모든 종류의 개혁들에 대한 입장에 있어서 그렇지 않은 다른 가족들과 다를 것이다. 사망의 위험은 다른 이유보다도 위의 의료 개입 혜택을 받은 어린이들에 있어서 줄어드는 경향이 있는 것이 사실이다. 그러니까 그 유명한 추출 집단을 엄정한 방법으로 구성한다는 것은 매우 어려운 일이다. 이 연구들은 게다가 모든 의료 개입들의 효과를 과대 평가하는 경우가 빈번하다. 비록 이같은 어려움을 참작하고 있는 다른 통계학적인 기술이 존재한다고 할지라도 말이다.

사례/증인의 연구는, 그러나 인구 전체에 영향을 미치는 의료 개입의 효과를 평가하기 위해 사용될 수 없다. 이를 설명하기 위한 다소 과장된 예가 설사로 인한 사망의 위험을 줄이기 위해 가정에서 수분을 재공급하기 위한 소금 이용의 효과를 평가하는 연구였다. 80년대 의료계 전체가 그 개념의 새로움과 효과에 깊은 인상과 영향을 받았다. 이에 의학지 《란셋》은 이 개입의 발견을 세기의 의학적 발견으로 대서특필하였다.[132] 이 기술은 추출 집단을 구성하여 엄정한 방법으로 그 효과를 테스트하지 않고 전세계로 전파되었다. 대대적인 전파 이후로 사망률이 괄목할 만큼 감소하지 않자 이 의료 개입의 효과를 재평가해야 한다는 요구의 목소리가 높아졌다. 그러나 거의 대부분의 지역에서 이 기술이 전파되었으므로 이 기술의 혜택을 받지 않은 추출 집단을 구성한다는 것이 이후에도 어려운 일이 되었다. 이런 단계에서 있을 수 있는 최상의 해결책으로 제시된 것이 이 의료 개입이 재빠르게 도입되었던 지방에서의 사망률의 추이를 재검토하는 것이었다. (소위 '이전/이후'라 불리는) 이 방법은 몇몇의 이집트 연구자들에 의해 발표되었는데, 그것은 경구 수분 재공급 방법이 이집트에 도입되었을 당시 실제로 설사로 인한 사망률이 감소하였음을 보여 주었다.[133] 이 결과는 어쨌든 해석상 어려움이 있다. 왜냐하면 이 기술이 도입될 당시 이집트 경제가 팽창일로를 걷고 있었기 때문이다. 게다가 이 기술 이외의 다른 의료 개입, 예를 들어 설사병 발생시 의료 기관이 환자들을 즉시 책임지는 개입이 동시에 이루어졌기 때문에 그것 또한 사망률 감소를 설명해 주는 요인이라고 할 수 있다. 연구 기간 동안 삶의 질이 거의 변하지 않은 지역인 방글라데시에서 행해진 이 기술에 대한 또 다른 연구는 비용이 적게 드는 이 대혁신, 국제 기구들의 자존심이 결국은 사망을 피하게 하지 못했다는 것, 아니 아주 미세한 효과만을 거두었다는 것을 보여 주었다.[134] 이같은 상반된 결과들을 가지고서 이 개입의 실질적인 효과를 결정짓는다는 것은 어려운 일이다. 설사병의 경우에 수분 경구 재공급 방법은 이념적인 이유로 증여국의 마음에 드는 하나의 개입이 어떻게 그 효력에 대한 진정한 검증 없이 실시될 수 있는지를 보여 주는 교훈이 될 수 있겠다.

해석의 어려움

몇몇 의료 개입의 효과를 평가하는 일은 우리가 소위 상호 간섭이라고 부르는 현상과도 충돌한다. 다시 말해서 어떤 개입들은 연구하는 상황에 따라 다양한 효과와 이득을 재현할 수 있다. 모유 먹이기 운동은 연구되는 인구의 영양 상태 및 위생 수준과 함께 상호 작용을 하는 좋은 예이다. 사실 모유로 인한 생존율은 특히 모유를 먹은 아기가 영양 실조일 때 증가한다는 사실이 입증된 바 있다.[135] 마찬가지로 모유 수유가 가져올 수 있는 유아에 대한 보호는 위생 조건이 부실할 때 더욱 중요한 일이 된다. 이같은 관찰은 왜 후진국에서 모유 수유가 아기의 생존율에 커다란 역할을 하는 데 반해, 선진국에서는 수유 방법과 아기의 건강 상태 사이의 연관 관계를 명확히 하기 매우 어려운가를 이해할 수 있도록 한다. 이러한 상호 간섭 현상은 전염병 연구의 해석 과정에 있어서 신중한 태도가 얼마나 유용한가를 보여 주고 있다. 이 현상은 또한 제시된 결과를 전세계로 유포하기 전에 같은 유형의 연구를 여러 지역에서 행해야 할 필요성을 보여 준다.

하나의 의료 개입이 사망을 막았다고 단정짓기는 언제나 어렵다. 왜냐하면 사망의 잠재적인 원인은 복합적이기 때문이다. 예방 접종을 한 덕에 홍역으로 인한 사망을 피한 한 아이가 이질이나 폐렴으로 이후에 사망할 수 있는 확률은 어디에나 존재한다. 이같은 복합적인 원인의 존재는 서로 다른 여러 의료 개입의 효과를 측정하는 것 자체를 복잡하게 만든다. 영양 공급은 그것에 대한 극단적인 예이다. 우리는 습관처럼 후진 국에서 한 아이에게 하루 동안 영양을 공급하는 데 1프랑이 든다고 말해 왔다. 이 숫자는 어쨌든 이미 30년 전부터 국제기구들이 발표했던 숫자 이고, 그동안 인플레이션의 영향으로 인해 증가하지는 않은 것 같다. 사실 바로 이 숫자가 현재 국제기구들에 의해 아프리카 망명 캠프의 영양 공급에 바쳐지는 예산에 가깝다. 이 숫자는 엄청나게 낮은 듯해 보이지만 1년이면 3백65프랑, 약 70달러에 이른다. 그러니까 한 아이가 5세가 될 때까지 생존을 책임지기 위해서는 약 3백50달러가 필요한 것이다.

예를 들어 이 비용을 단순히 홍역 예방 접종——1인당 약 5달러의 비용이 드는——과 비교해 보면, 언뜻 한 아이에게 홍역 예방 접종을 시키는 것이 그 아이를 5년 동안 먹이는 것보다 '싸게 먹히지' 않을까 생각하게 된다. 바로 여기서 명백한 추론상의 부조리함이 나타난다. 5년 동안 먹을 것이 하나도 없는 아이에게 예방 접종을 실시하는 것은 아무런 의미도 없다는 것은 누구나 알 수 있는 사실이다. 문제는 그보다는 덜 과장적인 경우 이와 같은 종류의 실수는 무시된 채 지나갈 수가 있다는 것이다. 사실 사망에 복수적인 요인들이 작용한다는 것은, 하나의 의료 개입의 효과는 언제나 여러 그룹들 사이에서 관찰할 수 있는 의료 개입 없는 생존율에 채 미치지 못한다는 사실을 암시한다.

비용을 가늠하는 문제

건강 프로그램의 비용을 추정한다는 것은 그것의 효과를 추정하는 일보다는 훨씬 덜 민감한 문제일 것이다. 비용 추정은 윤리적인 문제를 제기하지도 않고, 하나의 프로그램에 착수하기 위한 예산에 관한 훌륭한 회계학적 분석은 이미 중요한 정보를 가져다 준다. 그렇지만 이 작업이 그렇게 쉽게 이루어질 수는 없다. 예를 들어 지금 진행중인 예방 접종 캠페인에 추가로 정확히 얼마의 예산이 들어가는지를 추정하는 것은 그다지 쉬운 일이 아니다. 초기에 막대한 예산을 필요로 하지만, 현재로서는 지출이 거의 없는 수도 공급 계획의 비용을 추정하는 것은 장기적인 이자율의 진전을 고려해야만 한다. 그런데 이같은 면에 대해 의사들이나 공공 부문의 전문가들, 경제학자들은 정확한 의견을 거의 갖지 않고 있다.

프로그램들에 드는 비용 또한 상황에 따라 변한다. 각 나라의 생활 수준에 따라 인건비는 커다란 차이를 보이고 있다. 예방 접종 캠페인을 위한 인력 수송에 드는 비용은 도시 지역에서는 저렴하다. 그러나 도시 지역, 특히 인구가 넓게 분산된 지역에서는 비싸진다. 특히 유행성 전염병의 위험이 적은…… 사막에서는 천문학적인 비용이 들 수 있다.

비용/효과의 연구에서 끌어낼 수 있는 결론은 무엇인가?

여기서 제시된 방법론적인 문제들은 비용/효과의 연구가 실행 기간도 길고 비싼 실천하기 어려운 연구임을 보여 주고 있다. 그러나 이러한 연구는 몇몇의 파행을 피해 갈 수 있도록 한다. 우리는 하나의 의료 개입을 선택하기 위해 필수적인 요소들을 거의 가지고 있지 않은데다가 일단 한 프로그램이 시작된 후에는 그것을 계속하려는 강한 유혹을 받는다. 왜냐하면 우리의 프로그램이 아무런 소용이 없음을 입증한다는 것이 결코 쉬운 일이 아니기 때문이다. 어린이들, 보다 깊이 들어가서 어린이들의 영양 공급의 경우는 그것이 복합적인 감정적 공명을 가진 까닭에, 또 많은 경우 감정이 의료 개입의 선택을 좌우하기 때문에 가능한 파행의 요소들을 많이 지니고 있다. 밀가루와 단백질이 첨가된 비스킷의 보급 프로그램이 그 예이다. 이 프로그램은 아동기의 단백질 필수량이 틀림없이 과대 평가되었던 시절인…… 또 미국인들뿐 아니라 유럽 생산업자들이 단백질이 풍부한 식품(탈지분유, 콩가루)의 판로를 찾고 있던 시절인

60년대로 거슬러 올라간다. 그 이래로 누구도 이 프로그램들의 실제 영향에 대해 입증해 보이지 못했고, 그럼에도 불구하고 이같은 프로그램은 현재까지 지속되고 있다. 어린이들을 위한 프로그램인 이 결핍된 식품의 보급 계획에 누가 감히 제동을 걸 수 있겠는가? 단백질을 보강한 대부분의 식품들이 비용이 비싼 이유로 거의 지방질을 가지고 있지 않다는 것에는 아무도 상관하지 않는다. 이같은 영양분의 합성 방법은 모유만으로는 지방분이 충분치 않아 오히려 지방분을 보충시켜 주어야 할 어린아이들보다는 비만한 당뇨병 환자에게 처방될 듯하지 않는가. 또한 그 효과가 전혀 입증되지 않았다는 것에도 아무도 상관하지 않는 듯해 보인다.

가능한 한도 내에서 비용/효과의 연구를 여러 지방에서 실시하는 것이 중요한 일로 생각된다. 다음 페이지에 도표로 나타낸 방글라데시에서 실시된 이러한 유형의 연구는 매우 드문 연구 중 하나였다.[136] 그것은 전체 아동들에게 비타민 A의 배급 프로그램이 실시되었기 때문에 이 개입의 효과가 평가될 수 없었던 지역에서 실현되었다. 이 연구는 적어도 이 개입들이 비용/효과의 관계에 있어서 매우 불공정하다는 것과, 각각의 개입(첫번째 항)이 이 개입으로 인해(두번째 항) 피할 수 있는 사망 비용과 아주 커다란 차이를 보이고 있다는 사실을 보여 준다. 그런데 개인적인 수준에서 비용이 덜 드는 의료 개입에 노력을 집중하고자 하는 유혹이 물론 강한 것은 사실이다. 이런 유형의 연구는 또한 치료 차원과 예방 차원의 의료 개입의 이점을 비교할 수 있게 한다. 사실 "질병은 치료하는 것보다는 예방하는 것이 낫다"고들 하지 않는가. 물론 일반적으로는 그 격언이 사실이다. 그렇지만 여기에도 예외는 있다. 예를 들어 이같은 연구 결과들은 설사병을 예방하기 위한 구강 수분 재공급 처치 프로그램보다는 호흡기 감염 치료 프로그램이 우선시되어야 함을 암시하고 있다.

결론적으로 비용/효과의 연구는 그 실행상의 불완전함과 어려움에도 불구하고 보건 의료 개입의 분야에서 선택을 하기 위해 불가피한 일로 보인다. 그러나 그 한계를 정확히 가늠하고 그 결과를 선의로 이용할 줄 아는 지혜, 현지인 출신의 공중 보건 책임자들의 해석을 참작하는 것들 은 중요한 안건이 될 것이다.

가장 빈번히 행해지는 보건 의료 개입 행위의 어린이 1명당,
사망률을 피하기 위한 평균 비용

개입 행위의 종류	1인당 평균 비용 (달러화, 1989)	사망률을 피하기 위한 평균 비용 (달러화, 1989)
가정 내		
급성 호흡기 질환 치료	46	717
이질 치료	46	997
재영양 공급 센터에서		
극심한 영양 실조의 처치	554	1757
경구 수분 재공급을 위한		
소금 봉지의 분배	0.1	38600
홍역 예방 접종	2.5	201
파상풍 예방 접종	2.5	294

2

결핵, 에이즈, 의학 윤리

리샤르 베델

만일 내가 동료 의사들에게 인권에 대해 어떻게 생각하느냐고 묻는다면, 그들은 아마도 인권의 범우주적 보편성과 그 무엇도 넘을 수 없는 그것의 우선권에 강조점을 둘 것이라고 짐작된다. 그들로서는 동떨어진 특수한 상황에서 인권 존중에 반하여 의견을 개진하는 일은 어려운 일, 그러니까 그들 중 몇몇은 그것이 비도덕적인 일이라고 생각할는지도 모른다. 그들의 출발점은 다음의 경우를 제외하고는 그 무엇도 개인 권리의 존중에 대립될 수는, (되어서는) 안 된다는 사실에 있을 것이다. 한 개인의 권리가 타인들의 권리를 위협하는 것을 피하기 위해 제한될 수 있는 특수한 경우를 제외하고서 말이다. 나는 현실적인 우리의 행동은 우리의 도덕적인 가치 판단 속에서 위의 단순한 공중보다 선별해 내기 어려운 위치에 있다는 것을 여기서 보여 주려 한다. 인권과 관련된 모든 성찰들은 다른 형태의 선의(善意)와 역동적인 관계를 맺고 있다. 또한 우리는 때로 이 다른 선의들 중의 몇몇을 충분히 인식하지 못하는 것도 사실이다. (나는 '선의의 형식'이란 인간을 위한 긍정적인 도덕적 가치를 보유하며, 우리의 도덕적인 계획이 지향하는 것이라고 정의하는 바이다.)

국경 없는 의사회와 같은 인도주의적 기구들을 위해 일하는 사람들은 모두가 서구 문명 국가 출신이고, 이왕이면 그들이 모두 다양한 국적들을 가지고 있다는 것도 밝히는 편이 나을 듯싶다. 우리는 다소간 거대한 규모로 오늘날 우리 시민들의 생각을 공유하고 있으며, 그 생각을 만천하에 유포시키고 있는 중이기도 하다. 그러니까 국적의 차이에도 불구하고 우리는 거의 비슷한 이념들을 표방하며 외부에서 우리 사회의 이념들을 재현시키고 있는 것이다. 이같은 책임은 우리로 하여금 신중을 기할 것을 요구한다.

만일 내가 그것에 대해 전혀 모르는 한 사람에게 국경 없는 의사회가 무엇인지를 정확히 설명해야 한다면, 나는 우선 그것의 건강 분야와 인권 분야에의 개입에 대해 가장 먼저 말할 것이다. 또한 그것에 반하는 다른 인권 단체들과 비교하여 국경 없는 의사회의 몇몇 특징을 강조할 것이다. 그런데 이 모든 것의 결론을 내릴쯤 해서 나는 내가 정말로 국경 없는 의사회를 이루는 정수를 제대로 설명했는지에(다시 말해서 나 자신이 그 정수를 잘 이해했는지조차) 대해서는 확신하지 못할 것이다. 그같은 상황은 우연이 아니다. 우리는 스스로를 더욱 잘 인식하기 위해서 어려운 나날을 일하고 투쟁하는, 지금 한창 변화를 거듭하고 있는 단체에 속해 있다. 비록 우리의 진보가 우리를 둘러싸고 있는 세계의 복잡함을 상징한다고 해도 그것이 나를 실망시키지는 않는다. 그것이 공허하게 울리는 극단적인 단순함보다는 나으니까 말이다. 그것이야말로 우리의 윤리적인 행동에 대해 우리가 이러한 성찰을 하고 있는 것의 의미를 누군가가 물을 때 내가 그에게 가져다 줄 수 있는 최상의 답변인 것이다. 그것은 우리로 하여금 우리가 사는 세상의, 또 우리가 맺고 있는 관계의 복잡성과 다양성을 가장 정확히 포착할 수 있도록 해준다. 그렇게 하면서 우리는 왜곡된 해석과 우리의 앞길에 곳곳이 늘어서 있는 그릇된 발자취를 피할 수 있는 것이다.

의학 윤리와 전염병학의 특성들

결핵은 의학 윤리뿐 아니라 우리의 윤리 개념에 특별한 조망을 가져온다. 각 시대를 가로질러 시간 속을 여행하며 나타났다가 사라졌다를 반복했던 결핵은 우리의 신과 질병에 대한, 신과 과학에 대한, 그리고 자연과 우리 자신에 대한 성찰과 함께 발전해 왔다. 서구 국가들에서 예전부터 결핵은 악의 상징이었다. 그후로 결핵은 허약함, 민감함, 슬픔과 무능력, 때로는 의지박약, 또는 넘치는 에너지의 결핍이 주는 이미지를 재현하였다.[137] 이같은 개념들은 어쩐지 우스꽝스러워 보일 수도 있고, 20세기말에 교육을 받은 우리들로서는 빛바랜 매력처럼 느껴질 수도 있다. 그러나 이 개념들은 현대 서구 과학의 합리주의 문화의 심층에 아직도 생생하게 살아남아 있다. 오늘날 결핵은 서구를 제외한 수많은 나라들에서는 그 육체적인 피해는 언급하지 않더라도 한 개인에게는 사회적인 재앙처럼 여겨지고 있다. '결핵 환자'의 딱지가 붙었던 사람은 일단 병이 완치된 후에도 타인들과 격리된 생활을 하게 되는 것이다.

결핵은 특수한 피층으로 둘러싸인 박테리아군에 속하는 미코박테륨 투버쿨러시스(Mycobacterium tuberculosis)라 불리는 박테리아가 원인이 되어 생기는 질병이다. 결핵 박테리아균(Mycobactérie)의 증식은 다른 균들에 비교해 볼 때 상대적으로 느린 편이다. 위의 두 가지 특징은 이 질병의 진전에 있어 각각 매우 중요한 결과를 초래한다.

이 박테리아의 특수한 피층은 일종의 보호 자루 같은 조직으로서 특수한 면역 반응을 보인다. 즉 그 때문에 감염을 잠재울 수는 있지만 근본적으로 박멸하지는 못하는 성격을 갖는 것이다. 정상적인 면역 체계를 가진 사람의 경우 이 균이 처음으로 면역 체계와 만났을 때 일반적으로 그들 중 90퍼센트는 결핵 증세를 나타내지 않는다. 그러나 나머지의 10퍼센트에게서 결핵 증상을 보이는데, 때로는 최초 감염으로부터 몇십 년이 지난 후 나타나기도 한다. 그리고 이같은 소위 '활성' 결핵에 감염된 환자는 열과 기침을 동반할 뿐 아니라 질병이 폐나 그 이외의 기관에 전이되기도 한다. 폐에 감염된 결핵을 우리는 폐결핵이라 하고, 이들은 기침으로 박테리아를 전파시킬 수도 있고 그렇지 않을 수도 있다. 박테리아가 환자의 가래 속에 존재할 때, 우리는 '양성 가래' 혹은 '양성 결핵균 **BK⁺**'(최초로 결핵균을 발견한 학자의 이름인 코흐를 따서 바실루스 드 코흐라 불린다)이라고 말한다. 결핵은 양성 결핵균을 가진 폐결핵 환자가 뿜어내는 가래로부터만 정상인에게 전염된다. 다른 형태의 결핵에 걸린 환자들은(음성 결핵균을 가진 폐결핵 환자나 폐 이외의 다른 기관의 결핵 환자) 아주 드문 예를 제외하곤 전염성을 가지지 않는다.

그런데 병균의 증식 과정이 느리다는 사실은 이 병에 특수한 처치를 요한다. 감염 치료시 박테리아들은 증식 과정을 여러 가지 방법으로 교란시키는 항생제에 의해 제거된다. 이 결핵균의 증식이 느린 이유로 인해 이 질병의 치료는 수 개월 이상이 걸려야만 한다. 이렇듯 치료 기간이 질병 치료의 성공에 있어 가장 주요한 걸림돌이 되는 것이다.

북아메리카에서는 결핵에 걸린 인구의 비율(이환율)이 항(抗)결핵약품이 개발되기 훨씬 전 세기초부터 빠른 속도로 강하하기 시작하였다. 이같은 감퇴는 틀림없이 주요 부분 바람직한 영양 상태와 깨끗한 주거 생활뿐 아니라 제도, 즉 결핵 환자의 격리와 검역에 기인할 것이다. 오늘날 결핵 치료와 이에 맞서기 위한 프로그램들은 활성 결핵에 감염된 환자에 대한 약품 복용에 그 초점이 맞추어져 있다. 비록 또 다른 요인들이 언제나 이 질병의 진전과 전파, 그리고 일시적인 후퇴에 커다란 영향을 미치고 있음에도 불구하고 말이다. 이 요인들 중 새로운 요인 하나는 활성 결핵의 이환율을 현저하게 바꾸어 놓았다. 후천성면역결핍증으로 인한 면역 기능의 감퇴는 결핵의 진전에 영향을 미친다. 만약 어떤 사람이 단지 결핵에만 감염되었다면, 그에게 이 병을 발전시킬 위험은 평생 동안 약 10퍼센트이다. (이 위험은 30년에 걸친 것으로 매년 평균 약 0.33 퍼센트의 위험률을 보인다.) 반면 일단 후천성면역결핍증에 감염되면, 그 중 **매년** 10퍼센트는 활성 결핵으로 발전하게 된다. (다시 말해서 후천성 면역결핍증에 감염되지 않은 환자에 비해 30배나 더 높은 감염률을 보이는 것이다.) 일반적인 경우보다도 훨씬 빠른 속도로 활성 결핵으로 진전할 가능성도 에이즈 양성 반응 환자에게서 발견할 수 있는 특징이다.

국경 없는 의사회는 때때로 잠재적으로 어려운 주제를 가지고 현장에서 일하고 있는 인력들을 위한 일지를 총괄하는 경우가 있다. 1994년 **국경 없는 의사회와 결핵**이라는 제목의 보고서도 이러한 맥락에서 기술되었다. 이 보고서는 국경 없는 의사회가 개입한 결핵이 연루된 힘들고 미묘한 상황에서 서구 현대 사회의 이념이 어떻게 적용되었는지 설명하고 있다. 결핵에 대해 국제보건기구가 권장한 방법상의 맥락에서, 특히 전염을 제한하기 위한 목적으로 국경 없는 의사회는 양성 폐결핵 환자의 처치와 진단에 우선권을 주었다. 이 보고서는 또한 폐결핵과의 싸움에 효과적인 프로그램의 진행에 필수적인 조건들을 기술하고 있다. 특히 몇 가지 중요한 주의 사항을 강조하고 있었는데, 그것은 질 낮은 폐결핵 방지 프로그램을 적용하기보다는 차라리 그것을 실행하지 않는 편이 낫다는 것이었다.

그들의 보고서에서 국경 없는 의사회와 세계보건기구가 지휘한 방법은 '공중 보건을 위한 과정'이라 불릴 수 있는 것의 수수께끼 같은 성격을 가지고 있었다. 공중 보건에 내재하는 이념들은 그 기원상 명백히 지난 세기의 공리주의적인 사고 방식에 밀접히 연결되어 있었다. 공리주의는 하나의 행위(또는 행위를 하지 않는 것)의 결과가 무엇인가를 결정 짓는 모든 것의 기초를 이룬다는 것을 기치로 한 이념을 발전시켜 왔다. 공리주의 이념에서는 도덕적으로 흠 잡을 데 없는 결정들이 총체 속의 개인의 복지를 최대화할 수 있다고 믿는다. 그러니까 공리주의의 목표는 최대한의 이득을 위한 행동인 것이다. 결핵의 경우에도 그것은 대중으로의 전염 위험을 줄이는 데 초점이 맞추어져 있다.

결핵 프로그램에서 배제된 환자들

국경 없는 의사회는 상부의 지시에 따라 "폐결핵 테스트에서 양성 결핵균 반응을 보인 환자들의 치료가 모든 결핵 프로그램에서 유일한 우선권을 가져야 한다"는 것을 명확히 한다. 두 가지 이유가 이같은 방법의 효용성을 증명한다. 한편으로 양성 폐결핵균 환자들만이 병을 전염시키고, 따라서 그들을 치료함으로써 타인들로의 전염을 피할 수 있다. 다른 한편으로 양성 폐결핵균 환자가 또한 사망률도 그만큼 높다고 하는 사실이 그것이다.

이 두 가지 논리는 그렇지만 서로 상이한 윤리적인 전망으로 해석될 수 있다. 위에서 언급한 바 전염을 제한한다는 것은, 특히 전염되지 않은 사람들을 보호하기 위한 공리주의적인 이념에 다름 아니다. 그러나 보다 큰 사망 위험을 가진 사람들이 양성 결핵균을 가진 폐결핵 환자들이라는 주장은 어딘지 모르게 그들 편으로 유리하게 편향된 듯하다.

이같은 논리는 특정 부류의 환자를 무시하는 것이 되지 않을까? 어떤 면으로는 그렇다. 음성 결핵균을 가진 폐결핵 환자와 폐결핵 이외의 기관의 결핵 환자들 말이다. 은연중에 사람들은 일반 결핵 환자나 음성 결핵균을 가진 폐결핵 환자들보다 양성 결핵균 폐결핵 환자의 사망률이 더 높다고 주장하는 듯하다. 그런데 이 논리는 틀린 것이다. 만일 치료받지 않은 양성 폐결핵균 환자의 사망률이 60퍼센트에서 70퍼센트에 이른다면, 다른 형태의 결핵 환자의 그것도 적어도 40퍼센트에서 50퍼센트에 다다른다. 그런데 이 수치는 어떤 가치표를 이용해도 똑같이 상당히 높게 나온다. 일반적으로 양성 폐결핵균 환자의 전체 비율이 40퍼센트에서 50퍼센트에 이른다는 것을 감안할 때, 이 병으로 사망하는 환자들의 수는 결정적으로 다른 형태의 결핵으로 사망하는 사람들과 비슷한 수치인 셈이다.

음성 폐결핵균을 가진 환자와 다른 형태의 결핵 환자의 치료를 강조하지 않는 정책은, 결핵의 형태 여하를 막론하고 사망률은 비슷한데도 불구하고 한 개인으로서의 환자에 동등한 치료를 보장하지 않으면서 전염을 방지함으로써 인구 전체를 보호하자는 입장을 천명한다. 의사는 환자에게 가능한 최고의 치료를 보장하여야 하며, 개인에 대한 어떤 선입견도 가져서는 안 된다는 히포크라테스 선서는 어디로 갔는가? 결제, 사회·문화적인 권리를 천명한 국제 협약 제12조에 명기된 바 의학적 치료를 받을 환자의 권리에 대한 현대적인 개념은 대체 어디로 간 것인가? 공중 보건에 가해지는 위험이 법 언어에서는 제대로 해석되지 못한 것을 여기서 짚고 넘어가는 것이 좋을 듯하다. 타인으로 인해 감염될 위험──사실 선입견의 가능성을 배제할 수 없고, 예측이 거의 불가능한──은 개인의 권리 보호라는 도구가 미처 예견하지 못했던 조항이었다.

권리의 제한을 합리화시킬 수 있는 판별 기준을 정의하려 시도하면서 어떤 사람들은 '선입견적인 원칙'과 관련된 위험 개념을 주장한다. 개인의 자유에 부과되는 제한들을 합리화시키기 위한 이 원칙은 타인에게 선입견을 가질 것을 금지하는 것에 기초한다. 불행하게도 '선입견'이라는 용어를 사용하는 것은 우리의 이해를 거의 돕지 못한다. 왜냐하면 선입견이라는 용어의 특성 자체가 일상적으로 지극히 복잡하고 빈번히 주관적이기 때문이다. 그외의 다른 사람들은 선입견을 일종의 '부정적인 미덕'으로 간주한다. 공리주의의 창시자이면서 경제학자이자 철학자인 존 스튜어트 밀은 《자유론》에서 선과 악이란 그 특성상 물리적 현상 이상의 것이라고 암시한다. "권력은 그것이 타인에게 해를 입히는 것을 막기 위해서만 한 문명 사회의 한 개인의 입장에 반하여 제도화되어 행해질 수 있다. 그의 선은 물리적일 뿐 아니라 도덕적인 면에서도 충분히 보장될 수 없다." 그러니까 선의 특성 자체를 이해하는 것만큼 선입견의 복수적인 면을 이해하는 것도 어렵다.

그것은 우리가 비록 여러 형태의 선에 대해 잘 인지하고 있다고 할지라도 그것들이 언제나 서로 잘 양립할 수 없다는 것을 보여 준다. 그러니까 그것은 우리로 하여금 모든 주요한 문제들을 공평하게 잘 판단하여 그 어느것도 경시하지 않고 서로 타협시켜야 할 필요성을 가르쳐 준다고 할 수 있다. 그러나 우리는 어쩔 수 없는, 그렇지만 필연적인 작업인 공평한 점을 찾는 이 과정에서 서로 적대적인 우리의 주요 과제들이 새겨져 있는 도덕적 틀을 참고할 것을 잊고 있는 것이다.

결핵에 대한 국경 없는 의사회의 보고서에서 접근한 또 다른 주요 안건들에는 이 질병에 대한 투쟁 프로그램의 질도 포함되어 있었다. 이 질은 다음의 커다란 세 가지의 축으로 분절되어 있다. 활성 결핵 환자를 찾아내는 것, 적합한 의학적 처치와 복종(compliance), 다시 말해서 약을 빼먹거나 치료를 거르거나 하지 않고 처치된 치료를 존중하는 것. 그런데 위에서 언급했던 것처럼 프로그램의 방향을 제시한 보고서는 질 낮은 결핵 프로그램을 시행하기보다는 차라리 실행을 하지 않는 편이 낫다고까지 적고 있다.

그렇다면 왜 질 낮은 결핵 프로그램이 바람직하지 않은 것인가? 그에 대한 세 가지 주요한 이유를 여기서 들어 보자. 적합한 방법으로 치료받지 않은 환자는 전혀 치료받지 않은 환자들보다 더 위험에 노출된다. 양성 폐결핵균을 가진 환자는 이 병에 전염되지 않은 환자들에게 병을 옮길 수 있다. 결국 적절한 처치를 받지 못한 환자의 결핵균은 의약품에 대한 저항력이 더욱 강한 결핵균으로 발전된다. 이같이 저항력이 강한 결핵균에 감염되면 아예 치료가 불가능하거나 그 경비상이나 시간상 상당히 어렵게 치료된다.

그 질을 문제로 결핵과의 투쟁 프로그램을 실행할 수 없다고 결정 내리는 일은 무엇을 암시하는가? 치료받지 못하면 결핵(모든 형태의 결핵)은 평균 40퍼센트에서 70퍼센트 사이에서 치명적이다. 양성 결핵으로 고통받는 환자들도 이들 중에 포함되어 있을 테고, 이들은 사망 전까지 다른 사람들에게 병을 전염시킬 위험을 안고 있다. 어떤 의미에서 그들의 죽음은 전염의 끝을 의미한다. 이같은 결과가 질 낮은 결핵을 위한 싸움의 프로그램을 실행시키는 일보다 더 나은 것인가?

그렇다면 결핵 프로그램의 질을 결정짓는 요인은 무엇인가? 질병을 진전시키는 환자들, 좀더 정확히 하면 양성 결핵균을 가진 환자들을 파악해 내는 것은 전염의 확산을 막는 필수적인 조건이다. 그런데 양성 결핵 환자를 파악해 내지 못했다는 것 자체는 전염이 확인된 사람들의 치료 결과에 아무런 영향도 주지 않을 뿐더러 신체 기관 저항력의 진전에 도움이 되지도 않는다.

적절한 의약품의 선택은 치료의 성공과 전염성을 잠재우는 데 필수적인 조건이다. 어느 누구도 이것에는 반론을 제기하지 못할 것이다. 특히 충실하게 의사의 처방에 따르는 것이 프로그램의 질에 있어서 가장 복잡한 양상이 될 것이다. 만약 처방에 잘 따르지 않는다면 위에서 언급한 모든 심각한 결과들로 종결될 것이다. 그러므로 처방에 잘 따르는 것은 극히 중요한 일이다. 그렇다면 이러한 이유로 해서 하나의 프로그램을 취소하면 대체 어떤 결과가 초래될 것인가? 처방을 잘 따르던 사람들에게 있어서 타인들이 처방을 잘 따르지 않는다는 이유로 인해 프로그램 자체를 폐지한다는 것은 논쟁의 여지도 없는 부조리한 일이다. 반대로 처방을 꾸준히 따르지 않는 것은 감염되지 않은 사람들에게 있어서 틀림없는 위험의 원천이다. 그러나 처방을 따르지 않는 것이 결핵 환자 모두에게 있어서 완전히 처방을 제거하는 것보다 더 위험할 거라고 판단하는 일은 아직도 논의의 여지가 있다. 마찬가지로 서구 사회에서도, 특히 가난한 인구 밀집 지역에서 처방을 잘 따르지 않는 것은 문제가 되고 있다. 어떤 지역에서는 처방을 제대로 따르는 비율이 10퍼센트인 경우도 있다. 그럼에도 불구하고 치료를 완전히 중지하는 일은 전혀 논의된 적조차 없다.

결핵 치료 프로그램의 질에 관한 문제의 비평적인 검토는 윤리적인 면에서 볼 때 현재의 또는 미래의 낮은 질을 이유로 프로그램을 실행하지 않을 이유는 거의 없다는 것이 입증되었다. 위에서 언급한 바 여러 관찰들은 현재 세계보건기구나 국경 없는 의사회가 채택하고 있는 결핵에 대한 지휘 방향, 즉 저질 프로그램을 단순히 그리고 완전히 포기할 것을 권하는 정책 방향보다 더욱 의미 있고 선별적인 위치를 택해야 할 필요성을 명백히 해주고 있다.

의무 신고의 문제

수많은 질병들(일반적으로 전염병들)이 의무 신고 질병의 범주에 들어간다. 다른 말로 하면 이런 병이 발생할 경우 법적으로 보건 당국에 신고할 의무가 있다는 것이다. 환자의 이름과 그의 신분을 확인할 만한 또 다른 정보들이 환자를 보호하고, 필요한 경우 환자의 격리를 위해 제공되어야만 한다. 이같은 의무 조항은 대중을 보호하기 위한 것이다. 그리고 만일 이러한 정책이 다른 곳에서보다 서구 사회에서 더 잘 적용되고 있다면 그것은 이 정책을 위한 행정 조치가 서구 국가들에서 보다 잘 활용되기 때문이지 다른 국가들에서 이 정책을 거부하기 때문이 아니다.

강제 격리 수용을 요구하는 의무적인 신고와 법적인 행정권은 의사/환자의 관계에 있어서의 비밀 수호의 원칙, 그리고 개인의 절대적인 자유 문제에 있어 속일 수 없는 지뢰처럼 작용한다. 환자의 정신 능력이 감당해 내지 못할 때를 제외하고, 일반적으로 환자들에게 특정한 처방을 강요하는 것이 불가능한 일로 되어진 현재의 법은 전염의 엄격한 제한을 통해 위험을 줄이는 것을 그 목표로 하고 있다. 법은 서로 상반되는 두 가치를 표방하는 동시에 협조적이지 못한 민중을 감시할 필연성도 가지고 있다.

현대 서구인들에게 있어서 결핵의 의무 신고 제도는 놀라운 일이 아닌 너무도 당연한 것으로 비쳐진다. 결핵 항생 요법이 제자리를 잡기 이전에도 전염의 확산을 막기 위해 환자들을 격리하고 수용소를 설치했었다. 만일 개인의 자유와 병립하지 못한 이 사회적인 제약의 방법들이 그렇게 쉽게 받아들여졌다면, 그것은 서로 적대적인 선의 형태들 사이에서 균형점을 찾고 있었기 때문이다. 이같은 윤리적인 균형점은 아마도 에이즈와 결핵을 비교해 봄으로써 더욱 잘 드러날 것이다.

결핵과는 대조적으로 에이즈는 일정한 시기에, 일정한 장소에서, 그것에 우리가 강한 반응을 보일 수밖에 없는 조건에서 마치 일종의 외계에서 온 장면처럼 역사에 등장했다. 결핵과는 반대로 에이즈는 익명의 인구 조사가 아니면 의무 신고의 대상이 되지 않는다. 서로 유사한 동시에 상이한 이 두 질병은 둘 다 공중 보건의 위험으로 간주된다. 만일 결핵이 일상적인 접촉(예를 들어 기침하는 환자가 있는 방에 함께 있는 경우)을 계기로 전염된다면 에이즈는 오늘날 일반적으로 다음과 같은 경우, 즉 성적인 접촉이나 오염된 주사기를 공용하는 경우, 아니면 태반을 통해 모체에서 태아로 감염된다. 결핵에서는 양성 폐결핵균을 가진 환자만 전염성을 가진 데 반해서 에이즈 양성 반응자들은 비록 그들이 증상을 나타내지 않지만 모두가 전염성을 가진다. 결핵에 감염된 사람들 중 90퍼센트는 전혀 질병으로까지 진전되지 않고, 일단 질병으로 진전된 후에도 50퍼센트는 치료 없이도 생존한다. 반면 에이즈 양성 환자는 모두 죽음과 마주하게 된다. 에이즈 양성 반응자들이 이 병에 전염되지 않은 사람들에게는 보다 큰 위험이 되고 있음에도 불구하고 감염된 사람의 자유와 사생활·비밀은 존중된다. 개인의 권리와 선의 다른 형태 사이의 균형점은 결핵에서 채택된 바와 명백히 다르다는 것이 이제 입증이 되었다.

에이즈에 대한 우리의 접근 방법은, 에이즈가 처음 서구 사회에 도착할 당시의 그것에 대한 역사적이고 사회적인 몇몇 요소들로서 설명된다. 최초에 에이즈는 남성 동성애자들 사이에서 나타나기 시작했다. 이 집단은 문자 그대로 당시 개인 자유의 보호와 동성애자의 지위를 천명하려는 투쟁의 중앙에 위치해 있었다. 언론 매체가 차별적인 방법을 사용할 것을 겁내는 분위기가, 특히 인식론적인 입장에서 당시 상황을 지배했다. 남성 동성애자들(동성애자들의 정체성에 대한 사회적인 역할을 부르짖던 사람들)에 대한 차별은 다른 세계 거의 모든 곳에서 존재한다. 이

쯤 해서 동성애 자체와는 그리 상관 없는 다른 요소들, 이를테면 성 일반에 대해 다시 한 번 언급해 볼 필요가 생긴다. 20세기에 들어와서 성적 자유와 만족은 그같은 개념들을 보호 구역에 위치시키는 특수한 무엇인가를 가지게 되었다. 그것은 성적 자유가 그 자체로서 선의 형태 요소가 되는 것이 아니라 자아에 대한 현대 서구적인 정체성의 구성 요소로서 여겨진 것에 있다.[138]

미국 내 에이즈 환자의 급속한 증가와 함께 어떤 관찰자들은 자유의 수호 개념이 상당히 약해졌음을 지적했다. 새로운 에이즈 감염 케이스의 대부분은 가난하고 사회의 가장자리에 위치한 사람들이었고, 이들은 이전에 남성 동성애자들이 가졌던 스스로를 보호할 만한 재정적인 뒷받침도, 제도적이고 사회적인 지지대도 지니고 있지 못했던 것이다.

에이즈 환자에 대한 의무 감염 추적 조사의 개념은 의무 신고에 대한 활발한 논쟁을 불러일으켰다. 세계보건기구의 세계 에이즈 프로그램의 보고서는 에이즈의 감염 추적 조사를 지지하는 일련의 문제들에 그 초점을 맞추고 있다. 이 글은 의무적인 추적 조사가 사생활과 비밀 보장에 장애가 될 뿐 아니라 보건당국의 입장에서 어떤 효과적인 처치도 제안할 수 없으므로 바람직하다는 논지를 표명하고 있다. 항생 요법이 자리 잡기 전에 전염성이 있는 결핵에는 격리라는 의무적인 제약이 오로지 건강한 다른 민중에 대한 위험의 인식으로 정당화되었다는 사실을 잊으면 안 된다. 일반 대중에 대한 위험이라는 면에서 볼 때 치료가 거의 불가능한 에이즈는 그것이 가져올 수 있으리라 상상되는 상황에 있어 공중 보건에 보다 큰 위험을 의미한다. 그러니까 세계보건기구의 논지는 만일 우리가 에이즈로 인한 감염을 치료할 수 있게 되면 사생활의 침입을 정당화할 수 있다는 뜻이 된다. 이같은 상황은 종국에 가서는 공중 보건을 위한 위험에 마주해서 에이즈에 걸려 살아가는 개인들의 자유는 양성 폐결핵균 보유 환자의 자유보다 훨씬 무거운 것인 상반된 선의 형태 사이의 균형점을 반영한다. 에이즈 양성 반응자의 자유를 수호하는 것도 하나의 선의 형태인 것은 사실이다. 그러나 그들의 자유를 수호하는 것이 감염을 제한하려는 개개의 조심성을 취한다는 가정에서 출발할 때만 그들의 자유가 그것의 충만한 의미를 가질 수 있게 될 것이다.

에이즈의 새로운 치료법이 비밀 유지를 필요로 하는 현재의 방법을 바꿀 수 있을지는 좀더 두고 관찰해야 할 문제이다. 에이즈 양성 반응자인 임산부를 위한 치료법은 지금부터 벌써 모체로부터 태아로의 전염 위험을 줄일 수 있도록 하고 있다. 이 경우에 논쟁은 아마도 만일 태아를 온전한 한 인간으로서 인정해야 하느냐 말아야 하느냐의 문제에 그 초점이 맞추어진다.

양성 반응자의 위상에 있어서 그의 비밀 보장에 대한 논쟁의 또 다른 측면은, 양성 환자의 성적 파트너나 배우자에게 사실을 알려야 하는지를 결정하는 것에도 맞추어질 수 있다. 위에서 언급한 바 세계보건기구의 세계 프로그램 보고서는 배우자나 상대에게 알리지 않는 편이 낫다는 논지를 명백히 한다. 이 논리는 다음과 같이 합리화될 수 있다. 상대방이 아마도 이미 전염되었거나 전염된(버림받은) 상대가 또 다른 새로운 상대(들)를 발견해서 그(들)를 전염시킬 수 있기 때문이다. 이 보고서 어디에도 배우자/성적인 파트너가 에이즈에 감염되거나, 그것으로 인해 죽을 수도 있는 가능성을 피하기 위해 그의 행동을 바꾸기를 원할 수 있다는 부분은 명시되어 있지 않다. 보고서는 사실 에이즈 양성 환자의 사생활과 비밀의 보장이야말로 하나의 선으로서 모든 다른 형태의 선, 다시 말해서 과실사의 예방(또는 에이즈 양성 반응자의 정신 상태에 따라 살해)에 우선시되어야 한다는 것을 암시하고 있다. 뉴잉글랜드에서 행해진 한 연구는 에이즈 양성 반응자의 40퍼센트는 그의 성적인 파트너에게 자신의 감염 사실을 밝히지 않고 있음을 밝히고 있으며, 이같은 비율은 상당히 높은 것이다. 이 주제에 대해서 한 에이즈 양성 반응자인 작가는 개인의 책임감에 똑같은 중요성을 주지 않은 채 개인의 권리만을 중요시하는 것은 잘못된 일이며, 그것이 질병 파급의 직접적인 원인이 되고 있다고 주장한다. 상대에게 사실을 전해야 하는지 말아야 하는지에 대한 의견은 미국의 예가 단적으로 보여 주듯이 분할되어 있다. 미국연방주의 절반은 상대에게 사실을 알려야 하는 것을 법으로 정하고 있고, 나머지 절반은 그것을 의무화하지 않고 있다. 우리는 위험을 향해 치닫는 양성 폐결핵 환자의 부인에게 그 사실을 알리는 데 한치라도 양심의 가책을 느끼는가? 아마도 아닐 것이다. 의사의 시련은 각자가 에이즈 양성 환자들로 하여금 스스로 상황을 파악하여 자기의 상대(들)에게 그 사실을 알릴 것을 격려하는 데 있을 것이다.

　에이즈 양성 반응자의 비밀과 권리 보호를 옹호하는 논지는 견고하지만, 그것이 마침내 진정한 의미를 가지기 위해서는 개인 권리의 존중을 넘어서서 자신의 배우자와 상대자에 대한 이타성과 관심이 고려되어야만 한다. 인생은 우리로 하여금 여러 형태의 선을 인식할 것을 요구한다. 만일 우리가 타인을 존중하는 선에 대한 관점을 잃어버린다면 개인의 권리를 존중하는 선의 의미는 퇴색되고 말 것이다. 의사가 다른 형태의 선을 존중하기 위해 개인의 비밀을 존중하지 않을 수밖에 없는 상황에서 도덕적인 중립성을 자처하는 것은 내 생각으로는 용인할 수 없는 일로 보인다.

　선에 대한 다각적인 관점

　결핵에 대한 우리의 입장은 문화적일 뿐 아니라 역사적인 깊은 뿌리를 가지고 있는 이 병에 대한 생물학적인 개념에 근거해 있다. 의학-생물학적인 문화의 영향 바깥에서 볼 때, 우리 서구 역사의 과거나 혹은 현재에 이르기까지 결핵은 수많은 다른 방법으로 이해되어 왔다. 우리를 제외한 다른 세계에서 결핵에 대한 이해는 서구에서 진전된 것과 항상 같은 방법으로 이루어지지는 않았다. 서구에서조차 후천성면역결핍증은 오늘날 비교적 생물학적인 상식이 있는 사람들을 포함한 거의 모든 사람들에게 있어서 수많은 비생물학적인 요소들과 연결되어 이해된다. 수많은 서구인들은 에이즈 양성 반응과 동성애를 동일시하거나, 이 병에 의한 전염 속에서 성적인 방종에 대한 징벌을 연상하는 것이다. 그러니까 다른 문화를 가진 세계에서 에이즈와 에이즈 양성 반응에 대한 그들 나름의 생각을 키우는 것은 당연한 일이다. 만일 에이즈나 결핵과 같은 질병이 일종의 은유라면, 그 까닭은 그것이 의미하는 전체적인 이미지가 명확치 않고 그것에 즉각적으로 다가갈 수 없기 때문일 것이다. 이 때 그것에 대한 은유가 비도덕적임을 확인하는 경우는 더욱 걱정스럽지 않을 수 없다. 이 은유가 항상 올바른 것은 아니기에.

만일 우리가 국경 없는 의사회 업무의 복잡한 도덕적인 뿌리에 중점을 둔다면(만일 내가 그 엄청난 임무를 여기서 다 기술할 수 있다면), 우리는 그 중에서 즉각적으로 몇 가지 중요한 정수들을 끌어낼 수 있을 것이다. 우리는 권리가 가지는 가치와 권리 소유자의 요구를 인정한다. 우리는 마찬가지로 공중 보건의 공리적인 이념이 합당하다는 것도 인정한다. 또 다른 가치들인 선의 한 형태로서의 자비(가장 열렬한 역사 수정론자들만이 그 뿌리가 그리스도교적인 교리에 있다는 사실을 부정하는)와 의무 이상의 선행——우리의 의무를 벗어나서 베푸는 선 또한 우리들의 업무 수행에서 그만큼의 가치를 지니고 있다 할지라도 말이다. 우리 국경 없는 의사회 자체는 자신의 고유한 의미의 선을 간직하는 구성원들의 단순한 모임 이상의 어떤 것이다. 그 존재는 우리가 같은 이상을 가지고 있다는 것, 그리고 그것이 자기 안의 선의 한 형태에 다름 아니라는 입장을 그 구성원들이 함께 나누고 있다는 것을 입증한다. 우리가 도움의 손길을 뻗치는 사람들에게 인류애의 단면을 보여 줄 때 몸으로 느끼는 선은 바로 그와 같은 유형의 것이다. 요지부동의 사회적인 선의 형태의 예는 얼마든지 더 들 수 있다. 대중이 인정하는 집단 이해의 장.[139]

그다지 엄정한 검토는 아닐지라도 오늘날의 결핵을 위한 투쟁 정책을 검토해 보면, 그 정책이 비록 일반적으로는 문제 없이 받아들여지고 있다고 할지라도 그 방법상 선입견의 제한과 같은 형태의 선에 도움을 구하고, 그같은 선을 여러 권리들의 균등한 배분보다 중요시한다는 것을 발견할 수 있다. 결핵과 에이즈 감염 사이의 생물학적인 차이점을 명확히, 그리고 만족스러운 방법으로 가려낼 수 없는 것에서 오는 이 두 가지 병을 마주한 방법상의 차이점은 우리가 내리는 도덕적인 판단 속에 위치하는 선의 역동적인 성격을 말해 준다. 에이즈 양성 반응을 둘러싼 비밀 유지에 대한 태도 변화는 우리의 행동이 무엇이건 보증할 수 있다는 한도 내에서 권리가 자동적으로, 또 모든 상황에서 다른 형태의 선에 우선하지 않는다는 것에 대한 보충적인 증거이다.

국경 없는 의사회의 결핵과의 싸움과 같은 예방 정책이 적용하는 조작적인 도구의 유용성은 그것의 윤리적인 결과를 가려서는 안 된다. 주기적인 재평가는 필연적이다. 인본주의의 윤리적인 관점에 적극적으로 기대지 않는 보건 정책의 유용성은 과연 어떤 것이 될 것인가?

나는 **여기서 절대로** 인권의 상대성을 옹호하는 발언을 펴려는 것이 아니다. 권리란 보호해야 하는 것이지만, 그렇다고 해서 다른 형태의 선들과 고립되어서는 안 된다. 나는 우리의 경험이 사실 그런대로 잘 이끌어나가고 있는 인간의 선에 대한 복수적인 관점을 옹호하려는 것이다. 우리가 결핵이나 에이즈를 다루는 방법은, 그것과 관련된 모든 형태의 선을 1백 퍼센트 제어하지 못하는 가운데 우리가 인정하는 보편적인 선의 형태(그 중에 몇 가지만 인용한다 하더라도 개인의 권리, 비밀 보장의 원칙, 대다수에 대한 최소한의 위험, 정보를 얻을 권리, 자가 결정과 치료받을 권리)의 다양성을 증명하고 있다. "원칙적으로 우리는 보편적인 선(우리 자신을 포함하여)으로서의 또 다른 사회(아니면 다른 생활 방식)의 선의 형태를 이해하고 인식할 수 있다."[140] 다른 사회들도 우리들만큼이나 변화무쌍하고 불완전한 해결책을 체택할 것임에 틀림없다.

3

전염병과 세계의 반응
장 리갈

　전염병이라는 말은 그리스어 에피데모스(epidêmos), '나라 안을 돌아다닌다'에서 유래되었다. 그런데 우리 모두는 오늘날 수없이 발생하는 말 그대로 전이되는 질병인 전염병이 국경 안에서만 머무르지 않는다는 사실을 잘 알고 있다. 그것은 우리가 그 희생자와 기간을 측정할 수 있는 하나의 사건이며, 거의 대부분 그것이 휩쓰는 나라 전체를 뒤흔들고 그 나라 자체의 나약함을 드러내는 크나큰 일인 것이다. 우리는 빈번히 전쟁 후에 전염병이 창궐하는 것을 목격해 왔다. 한꺼번에 많은 인구가 이동할 때 나타나서 한 마을이나 한 지방 전체를 쑥밭으로 만들어 버리는 것을 말이다.

　오늘날 우리가 제시할 수 있는 중요한 문제점은 대체 누가 이 재앙에 대한 싸움을 효과적으로 맡아 해결할 수 있는가, 즉 누가 책임을 져야 하는가와 과연 누가 그것을 통제할 것인가 하는 문제이다. 우리는 하나의 국가, 즉각적으로 또 효과적으로 반응하는 하나의 행정 체계가 맡아서 이러한 질병들에 대한 처치를 해주었으면 하고 바랄 것이다. 그러나 오늘날 현대적이고 용이한 운송 수단과 더불어 국경이 바이러스나 그것의 숙주인 인간들에게 차단막 노릇을 하고 있다고 믿는 것은, 이같은 공중 보건 분야의 전염병이라는 문제에 대응하는 데 있어서 각 국가들 사이에 존재하는 불평등성을 지워 버리려 하는 것만큼이나 어리석은 일일 것이다.

몇몇의 역사적인 지표

1348년	유럽에 페스트 발생
1530년	제네바에 페스트
1576년	이탈리아와 프랑스에 페스트
1628, 1630년	리용과 밀라노에 페스트
1665년	런던에 페스트
1720년	마르세유에 페스트
1817년	아시아에서도 페스트가 창궐했으리라 추측
1823년	유럽 전역에 페스트 창궐
1839년	콘스탄티노플에 페스트
1844년	이집트에 페스트, 그리고 주요 전염병이 사라짐
1883년	콜레라 비브리오균 발견
1894년	예르생이 페스트를 일으키는 박테리아 발견
1952년	미국에서 최초의 에이즈 환자 임상례
1959년	유럽에서 최초의 에이즈 환자 임상례
1976년	수단과 자이르의 에볼라 바이러스로 인한 최초의 유행성 충혈열 전염병
1977년	에이즈 전세계로 확산
1995년	자이르에서 새로운 에볼라 전염병 발생

전염병에 대한 역사적인 연구는 수많은 학자들이 연구한 바 매우 풍부한 영역들을 아우른다. '페스트'라는 말 자체가 서로 다른 생물학적 기원을 가진 것으로 추정되는, 인구학적인 면에서도 결정적인 인자가 되는 여러 치명적인 재앙들을 의미하고 있기도 하다. 역사가들은 짧은 기간 동안 수천에서 때로는 수만에 이르는 사상자를 낸 허다한 페스트 창

궐의 예를 기록하고 있다. 여기서 문제는 기록을 해석하고 분석하는 일 자체에서 나타난다. 이러한 분석들이 의학적인 방법보다는 문학적인 입장에서 기록되는 경우가 허다하기 때문이다. 오늘날에는 그 병인적인 요소가 잘 알려져 있고, 박테리아나 바이러스의 근원도 이미 연구되어진 병인데도 불구하고 말이다.

이처럼 과거로 회귀하는 것의 이점은, 현재 일어나고 있는 현상들과의 일정한 유사점들을 끌어낼 수 있는 당시의 사회학적인 집단 행동의 모습을 그 속에서 발견하는 것에 있다. 극단적으로 도식적이며 요약된 방법으로 말하자면 인류는 중세에는 페스트로 인해, 아메리카 대륙의 발견 이후로는 매독에 의해, 19세기는 콜레라에 의한 재앙을 겪어야 했었다.

현대에 발생하는 대유행병으로 과거의 페스트가 불러일으킨 것만큼의 공포를 불러일으킨다는 것은 상상하기 힘든 일이다. 왜냐하면 그 규모 자체가 다르기 때문이다. 단 하나의 예만 들더라도, 1348년 바르셀로나에 창궐한 페스트로 인해 이 도시의 인구는 단지 몇 달 만에 기존의 4만 2천 명에서 2만 7천 명으로 줄어들었다. 비록 몇몇의 학자들이 1918년의 '스페인' 독감의 사상자가 제1차 세계대전의 사상자보다 많다고 추정하고 있다 할지라도, 현재의 유행병의 피해와 당시의 페스트의 피해를 동등하게 비교할 만한 예는 그다지 많지 않다. 이러한 집단적인 공포는 도주나 유배, 또는 어떤 종류의 직업 집단에 대한 집단 박해의 현상까지 불러일으키게 되었던 것이다. 나쁜 마음을 가진 인간들에게 이같은 재앙을 내리는 신의 노여움을 해석해 내야 했으며, 가능하면 그에 따른 책임자를 찾아내어야 했던 것이다. 따라서 1348년의 페스트는 나병 환자들과 유대인들의 집단 학살을 낳았다. 유대인들은 당시 마법을 쓰고, 공동우물에 독을 넣었다는 이유로 유죄 선고를 받았다. 의사들과 장의사들 또한 의심을 받은 집단이었다.

그렇다면 오늘날에는 어떤 집단들이 희생양이 되는가? 이에 우리는 단숨에 에이즈라는 단어를 둘러싼 사회적인 선입견의 결정체를 떠올리지 않을 수 없다. 아이티 섬이 근원지일 것이라는 추측 속의 이 병은 그 확산에 있어서 미국의 동성애자들에게 책임이 전가되고 있으며, 당시의 도덕성에 비추어 보다 용납될 수 없었던 몇몇 특정 사회 집단의 문란한 생활에도 그 책임이 물린다. 그보다도 더 멀리 가고자 한다면, 프랑스에서 1986년에 터진 오염된 피의 수혈 사건도 그 범주에 들 수 있을 것이다. 이 사건으로 3명의 전직 수상이 재판을 받게 되었으니, 가히 희생양과 같은 논리에서 이해하지 않을 수 없겠는가?

현대인으로서 전염병 부문에서 일하면서 이같은 질문에 대답한다는 것은 쉽지 않다. 환자와 사망자수를 가늠하는 일을 주로 하는 전염병학자들에게 있어 이 공동체를 휩쓰는 사회적인 재앙들의 비합리적인 부분을 무시하는 일이 점점 빈번해질 가능성이 있다. 1991년 남아메리카 전역에서 광범위하게 나타난 콜레라(80만 명의 환자)는 이 지역이 공포에 휩싸이도록 하는 데 충분한 것이었고, 이성을 벗어난 행동들도 기록된 바 있다. 그 예는 1995년 나이지리아의 유행성 뇌막염의 경우(10만 명의 환자)로 현재까지도 많이 알려지지 않고 있다.

게다가 그 피해가 아무리 극심한 것이라고 할지라도 현대의 전염병은, 다시 반복하지만 예전과 같은 인구상의 결과를 가져오지 않는다. 콜레라도 뇌막염도 중세의 페스트가 그랬던 것처럼 한 도시 인구의 절반이나 되는 생명을 앗아가지는 않는다. 비록 아주 극단적인 경우일지라도 중세의 페스트와 비교할 만한 몇 가지 예가 있기는 하지만 말이다. 그 예들이 바로 우간다의 라카이 지역과 마사카 지역에서 있었던 에이즈의 경우이다. 이 병은 거의 몇몇 마을의 인구 전체를 앗아갔다.

사실 삶의 질 향상과 현대 의학의 발달은 전염병의 양상과 그것이 주는 영향을 변화시켰다. 페스트나 콜레라 혹은 뇌막염에 걸린 환자들의 치료와 보호는 잘 제어되고 있으며, 거의 모든 경우 항생제는 대부분의 증상에 효과적이다. 게다가 이 모든 병인들은 대개 사전 예방 접종으로 예방될 수 있다. 그 악명 높은 에이즈를 제외하고는 말이다. 그러나 이

병의 예방 접종도 개발중이므로 일시적인 예외일 테지만. 이 대답이 적합한 것일지는 모르겠지만 오늘날 우리는 이러한 질병들의 충격을 제한시킬 수 있다. 비록 몇몇 치료 상황의 잣대와 새로이 발견된 세균들을 위해 이러한 낙관주의에 그림자가 드리우고 있지만 말이다. 17세기 프랑스에서는 신생아의 3분의 1이 돌을 넘기지 못했고, 그나마 그 중의 절반은 20세를 넘기지 못했다. 이 숫자는 오늘날 가장 심각한 전염병이 빈번히 창궐하는 지구에서 가장 가난한 지역의 수치와 비슷하다.

위의 관찰은 우리로 하여금 질병 앞에서의 인간의 불평등이라는 개념에 대해 성찰하게끔 한다. 장 폴 사르트르는 다음과 같이 쓰고 있다. "페스트는 계층간의 관계를 더욱 과장하면서 작용한다. 이 병은 가난한 자들을 휩쓸고, 부자들은 피해 간다." 이같은 확언이 조금 간결하게 비칠지도 모르지만 많은 부분 진실을 품고 있다. 15세기에서 17세기 사이에 유럽을 휩쓴 페스트에서 고급 군인들, 서기관들, 재산 있는 고급 관리들은 모두 자기 관직들을 버리고 살고 있던 마을을 떠나 외부와의 모든 접촉을 끊고 시골의 별장에 은거하였다. 그만큼 그들이 능력이 있었기 때문이다. 그것만이 유일한 방법이었다. 이 피할 수 없는 죽음의 파종이 끝날 때까지 도주하여 기다리는 것 말이다. 우리는 이러한 도주의 유명한 한 예를 잘 알고 있다. 몽테뉴, 그는 보르도의 시장으로 임명되었지만 1585년 이 도시에 페스트가 창궐하였을 때 보직을 포기하기로 결정하고, 그의 유명한 《수상록》에서 적고 있듯이 자신의 탑에 칩거하였다. 그런데 종부성사를 주관해야 하는 교회의 사제나 장의사 또는 수의를 짓는 사람들은 이같은 도주를 선택할 수가 없었으며, 따라서 위험에 특히 심하게 노출되었다. 이것은 현대적 상황에서도 똑같이 되풀이된다. 영양상태가 좋은 관광객이 콜레라에 걸리는 경우는 드물다. 그는 언제나 소독된 물과 비누, 깨끗한 호텔에서 생활하기 때문이다. 세계 도처의 콜레라가 창궐하는 곳에서 15년간 일하면서 국경 없는 의사회는 해외에 파견된 자원봉사자들 중에서 단 한 건의 감염만을 보고하였다. 그럼에도 불구하고 이들은 수만의 콜레라 감염 환자들을 치료하였었다. 이런 종류의 세균에 대항하기 위해서는 부유하고 건강하며 영양 상태가 좋은 편이 나을 것이다! 이같은 관찰은 틀리지 않은 것이며, 비록 모든 질병에 다 똑같이 적용되지 않는다고 할지라도 적어도 콜레라에는 그렇다. 콜레라 바이러스는 리마의 빈민촌과 페루 수도의 주거 지역에서 같은 방법으로 전염되지 않는다. 의심스럽기는 하지만 그같은 사실은 매번 반복되는 것이다.

몇 년 전부터 유럽에서 완전히 차별적인 의학의 한 전문 분야가 발전하기 시작했는데, 그것은 '여행의학'이라 불리며 차츰 '열대의학'의 자리를 대신하고 있다——이 열대의학은 현재 그동안 전염병과의 싸움에서 수많은 훌륭한 발견을 거듭한 전염병 연구의 본산지인 파스퇴르 연구소와 협력하는 하나의 의학 단체 형태로 남아 있다. 여행의학의 주요 골자는 그들의 직업상 어쩔 수 없이 위험한 또는 전염성의 접촉, 다시 말해서 가난한 사람들의 환경 속에서 일해야 하는 부유한 해외 파견자들을 보호하는 데 있다.

의학적 치료에의 접근 앞에서 불공평을 더욱 확인시키는 일련의 증거들 속에서, 단지 최상의 부르주아 아프리카 사업가들만이 에이즈에 걸렸을 때 치료받을 수 있는 가능성을 갖는다는 것을 알아차리는 데는 그리 오랜 시간이 걸리지 않는다. 말라위에서는 **AZT** 에이즈 치료제들은 너무 비싸기 때문에 보건 당국은 국립병원에서 에이즈 치료 프로그램을 제외시키고 있다. 이 의약품이 그같은 전염병에 가장 심하게 노출된 나라들에서 모체로부터 태아로의 감염을 제한시킬 수 있는데도 불구하고 말이다. 그렇지만 경제 중심지인 브란티르의 한 사립병원에서는 치료받기 위한 수만 달러를 가진 부유한 사람들에게 항레트로 바이러스와 함께 복합적인 치료제를 제안한다. 말라위는 세계에서 가장 가난한 10개국 중 하나이다.

마지막으로 전염병 현상을 마주한 인류의 과거와 현재 사이의 유사점을 끌어내면서 결론을 내려 본다면 언제나 전염병은 전쟁 후에 전성기를 맞는다는 사실이다. 중세 역사에서 가장 많이 반복된 세 가지 단어가 있다면, 그것은 페스트·기아, 그리고 전쟁이다. 오늘날에도 마찬가지로 정치-군사적 충돌의 결과인 수많은 인구의 이동 이후에 전염병이 뒤따르는 것이 정석이다.

교훈이 되는 한 예: 나이지리아의 전염병 스캔들

1995년 12월, 20세기의 가장 중요한 전염병인 유행성 뇌척수막염의 최초 희생자들이 나이지리아 북부의 여러 주에서 나타나기 시작했다.

유행성 뇌척수막염은 뇌막염균(méningocoque)이라는 박테리아를 통해 발병된다. 곧 이 병균은 공기를 통해 이 사람에게서 저 사람으로 전염된다. 건조한 공기는 콧속 점막을 자극하고, 이것이 박테리아로 하여금 신경섬유에 닿게 하는 원인이 된다. 이에 환자는 치료가 따라와 주지 못할 경우 의식 장애와 그에 이은 경련, 결국 혼수 상태에 빠져 죽음에 이르게 된다.

나이지리아 북부 지방은 인구가 조밀하고, 1963년 프랑스의 군의관이었던 라페소니에 의해 유행성 뇌척수막염 경계 지역으로 정의된 바 있다. 이곳은 사하라 주변 지대를 띠처럼 둘러싼 곳으로 에티오피아에서 잠비아까지 펼쳐져 있다. 5년에서 12년 간격으로 커다란 전염병이 이지역을 휩쓸지만, 거의 매년 11월에서 12월 사이로부터 다음해 우기까지 하르마탄을 타고 주기적인 작은 위기들이 항존한다.

그러니까 이 병은 이미 오래전부터 관찰되고, 분석되고, 감시되어진, 그럼으로써 미리 급하게 예방하여 재앙을 피할 수도 있었던 당시 잘 알려진 전염병 현상이었던 것이다. 이 뇌막염균으로 인한 뇌척수막염은 한 번의 예방 접종으로 3년 동안 예방이 가능하다. 환자의 치료 또한 세계보건기구의 권장 사항에 따라 오일 형태의 액체로 된 항생제인 클로람페니콜(chloramphénicol)로 치료된다. 때맞춰 이 약품을 단 한번 주사하는 것만으로 병은 치료된다.

하나의 전염병에 대한 바람직하고 보건적인 해답의 요소는 이미 오래전부터 잘 알려져 있다. 전염병의 상태와 발전 상황에 대한 신속한 정보 수집과 정보의 확산(전염병학적인 연구의 조건), 치료제와 치료와 홍보를 담당할 부서의 결정, 전염병 발생 즉시 광범위한 예방 접종 캠페인 실시. 경험 있는 공중 보건 분야 담당자에게 이보다 더 간단한 일은 없을 것이다.

이 최초의 경고 신호에 따라 나이지리아 북부의 몇몇 주는 1996년초에 예방 접종 캠페인을 시작했다. 그리고 2월이 되어서야 연방 정부 보건부 장관의 승인이 났다. 그에 따라 캠페인을 강화하고, 전염병의 중요성을 새삼스럽게 파악하는 조사가 이루어지기 시작한 것이다. 이런 종류의 캠페인이 정말로 효과를 거두기 위해서는 최초의 환자로 인한 위험 신호 이후 6주를 넘기지 말아야 했었다. 결정이 늦을수록 그 효과는 반감된다. 그러나 연방 정부는 이 전염병을 바로 세계보건기구에 공식적으로 발표하지 않았고, 훨씬 늦게서야 보고한다. 사실 당시 특히 북쪽 지방의 주들은 메카로의 성지 순례를 준비하고 있었고, 일단 뇌척수막염의 존재를 발표하면 그것이 무산될 것이었다.

그럼에도 불구하고 국제 언론지들은 2월 중순부터 이 정보를 배포하기 시작했고, 그것이 아주 미미한 숫자이나마 세계의료기구들의 반응을 촉진시키고, 따라서 그들이 보건부 장관에게 협력을 요청하기에 이르렀던 것이다. 3월말경에 프라자 시티에서 세계보건기구의 지국은 이미 이 재앙의 규모를 훨씬 과소평가하고 있었다. 그들에 따르면 뇌척수막염은 북부 지방의 약 10개 주에서 3만 8천 명의 환자와 5천4백 명의 사상자를 낸 것으로 되어 있다. 유럽의 신문들은 각 지부에서 오는 기사들을 거의 다루지 않았으며, 이 유행병은 어떤 텔레비전의 현장 르포에서도 보도되지 않았다. 그것은 이 두려운 국제적인 무관심과 정부의 검열 속에서 터진 것이다. 유럽에서는 당시 열세번째로 발견된 크로이츠펠트–야코브 또는 '광우병'에 촉각을 기울이고 있었고, 아프리카에서는 자이르와 르완다에 모든 뉴스의 초점이 맞추어져 있었다.

현실적으로 이 전염병은 30개 주에 이르는 나이지리아의 17개 주를 강타했고, 그 중에 8개 주는 아주 심각한 상태였다. 몇 주 안에 적어도 1백50만 명에게 예방 접종을 실시하고, 10만 캡슐의 클로람페니콜을 분배하여야 했다. 나이지리아는 이러한 도전을 할 준비가 되어 있지 않았다. 이만한 양의 의약품을 보유하고 있을 리 만무였던 것이, 이 의약품들은 전염병이 도는 동안에도 병원에서 환자에게 판매되는 약들이었다. 게다가 국제보건기구의 치료 기준이 보건 기관들에게 알려지지 않은 상황이었기 때문에 당시 이 병의 치료는 훨씬 무겁고 비싼 것이었다.

카노(2만 명의 주민)라는 작은 도시만 보더라도 2월 중순부터 매일 1백20명의 환자들이 병원에 속속들이 도착했다. 이 시기에 상황을 평가하기 위해 이곳으로 보내진 의사들 중의 하나는 병원이 당시 얼마나 진정한 기적의 장소처럼 보였었나 하는 것을 보여 준다. "6백50개 병상을 보유한 커다란 병원은 곧 절망적인 상태가 되었다. 뇌척수막염에 걸린 환자들은 바닥까지 마다 않고 자리를 차지하고 있었다. 그들 중 몇몇은 끔찍한 경련 속에서 고통에 몸을 비틀었다. 일손이 믿을 수 없을 만큼 부족했다. 예방 접종약과 약품은 바닥났다."

비록 나이지리아 보건 체계가 아프리카에서는 비교적 선진국 수준에 속한다고 할지라도 이 사건의 엄청난 규모로 인해 수용 한계를 한참 넘기고 있었다. 라고스에서는 세계보건기구의 한 지부가 머뭇거리면서 반응하려고 시도했으나 배포할 수 있는 정보는 엄격히 감시당하고 만다. 그래서 만일 유행병이 신문사 지국에 의해 세상에 알려졌다면, 그것은 유행병에 대한 정보를 이메일을 통해 밝힌 한 세계보건기구 공무원의 실수 때문이었다는 사실이 가능할 수 있는 분위기였던 것이다. 그리고 나이지리아 정부가 이같은 세계보건기구의 은밀하지 못함을 훗날 압력의 도구로 사용할지도 모른다는 것도 전혀 가능성이 없는 이야기만은 아닌 것이다. 그러는 동안 세계보건기구의 나이지리아 지국은 기금을 풀기 위해 원조기구들 및 후원 기관들과 3월, 4월, 5월, 그리고 6월에 연속적으로 회의를 열기 시작한다. 이에 기구의 미국측은 만일 나이지리아 정부가 유행병을 발표하지 않는 한 모든 재정적인 원조를 거부하겠다는 의사를 순식간에 발표한다.

사실 아프리카에서 가장 넓은 영토를 가진 국가 중 하나이며, 가장 인구가 많고(인구 약 1백만) 석유 보유량이 제일 높은 이 나라의 정치적인 상황을 먼저 살펴보아야만 한다. 1995년 11월, 켄 사로-위와라는 작가와 그의 8명의 추종자들을 목매단 이후로 나이지리아의 독재 정권을 유지하던 군사 정부는 추방된다. 영연방으로부터의 강제 탈퇴, 외교관의 송환, 유엔의 사건에 대한 진상 조사. 그렇지만 나이지리아 정부는 그들의 인권 유린과 극단적으로 소극적인 민주화 과정에 대한 국제적인 분개 여론이 유럽과 미국의 대기업의 이익 앞에서 잠재워질 것이라는 사실을 모르고 있지 않았다. 오늘날까지도 수백만 달러의 거대한 플랜이 이 나라에 걸려 있는 것이다. 그럼에도 불구하고 국제보건기구는 보건부 장관과 가능한 후원자들간의 만남을 주선하는 데 성공했다. 그렇지만 이 움직임은 전염병의 가차없는 확산에 비해 절망적으로 느렸다. 그러는 동안에 이 움직임은 덜 독단적인 대사관측을 통해 구체적인 결과를 얻게 되었다. 다른 국가들 중에서 노르웨이와 네덜란드, 그리고 프랑스가 긴급 자금을 풀었다. ODA(해외개발지부, 영국 정부의 협력기구)가 세계보건기구에 재정 지원을 약속했다. 유니세프가 예방 접종을 위한 상당한 양의 재료를 공급하기로 하였다. 전염병은 서서히 그렇지만 다소간 공식적인 것이 되었다. 그리고 몇몇 지방 신문에 실리기도 하였다. 그러나 정부는 끊임없이 그 중요성을 최소화하려 시도했고, 그 이유는 항상 메카로의 성지 순례를 허가하기 위한 것이었다.

결국 이 유행성 뇌척수막염은 몇 주 만에 약 10만 명의 환자와 그 중 1만 명의 사망을 초래했다. 게다가 우리는 이 병의 생존자 중 약 3분의 1은 신경 계통에 결정적 후유증인 간질과 귀멂 등을 남길 것이라고 추정하고 있다. 실패의 모든 재료가 이 한 가지 예에 집약되어 있다. 사건에 대한 언론의 무관심, 책임이 있는 국민의 건강보다는 외부의 정치적인 문제에 더 치중하는 국가, 이같은 요소들은 희생자들의 복지에 있어 이러한 국가의 입장을 눈감아 주는 후원국들의 태도와 국제보건기구의 참여에 대한 지극히 소극적인 자세에 힘입어 더욱 튼튼한 벽을 이룬 것이다. 여기에다가 적십자와 적십자개발기구(게다가 비정부국제기구라고는 간주될 수 없는)의 국제연방이 이 작업에서 제외되었다는 사실을 주목할 수 있을 것이다. 오로지 의학적인 소명으로 세계보건기구만이 이 전염병을 위한 싸움에 참여할 수 있는 권리를 얻는 데 성공했던 것이다. 다시 말해서 이 재앙에 보인 세계 여론의 최소한의 관심은 혹자가 '고마(Goma)의 난리'(1994년 자이르)라고 지칭하는 원조기구의 한 일화와 비교된다. 이 지역에는 1백여 개의 협회와 지부 등이 깃발을 날리고 있었고, 이들 중 소수는 아주 조직적이고 능력이 있었다. 마지막으로 지적해야 할 사실은 1996년 뇌척수막염과 동시에 약 8만 명의 콜레라 환자가 발생한 것으로 추정된다는 것이다. 이 전염병은 25개 주를 강타했고, 환자들 중 평균 10퍼센트의 사망률을 기록했으며, 어떤 지역에서는 그것이 30퍼센트까지 올라간 적도 있다. 세계보건기구는 이 전염병에 대한 어떠한 보고도 하지 않았다.

전염병과 민주주의

우리는 틀림없이 당시 나이지리아의 군사 독재와 아프리카 대륙에서의 민주주의 탄생과 그 정착 사이의 서로 다른 정도를 관찰할 수 있다.

자유 선거 절차를 경험한 모리타니는 1996년 콜레라가 심하게 나라에 퍼졌을 때 그것을 발표하지 않았을 뿐 아니라 국제기구의 어떠한 원조도 받을 것을 거절했다. 물론 침묵 속에서 묵인되었고, 이미 지나간 이 상황은 전염병의 관리와 통제라는 면에서 심각한 결과를 초래했다. 그와는 반대의 경우로 1994년과 1995년 사이에 반대당의 항의에도 불구하고 강행한 케이프베르데 반도의 전염병 정책을 한 번 살펴보자. 세계에서 가장 가난한 나라들 중의 하나로서 인구는 약 4백만 명이며, 세네갈의 한옆으로 넓게 분포된 약 15개의 도서로 이루어진 나라이다. 이 중 9개의 섬에 주민이 있다. 그 경제의 80퍼센트는 외국의 원조에 의존한다. 1975년 독립 이후 케이프베르데 정부는 주민의 보건 위상을 국책의 우선 순위에 놓았으며, 그것으로 인해 국민의 평균 수명이라든가 유아 사망률 같은 고전적인 잣대로 볼 때 서아프리카에서 가장 높은 수준을 자랑하는 국가들 중의 하나이다. 1994년 이 나라에 콜레라가 최초로 발생했다. 전염병은 이 섬에서 저 섬으로, 먼저 남부 군도로부터 시작해서 1995년 8월에는 북부 군도에까지 퍼졌다. 당시의 수치를 보면, 이 전염병이 그래도 상당히 잘 통제되고 있음을 발견할 수 있다.1995년 4월에는 1천3백48명의 환자에 53명의 사상자가 신고되었다. 그런데 전염병이 8월에 들어 갑자기 기승을 부리기 시작하여 약 8천 명의 환자가 속출했다. 이에 정부는 국제기구에 원조를 부탁하기로 결정했다. 세계보건기구 및 **CDC**(질병통제센터, 질병의 통제를 맡은 미국의 기구)와 국경 없는 의사회. 보건부 장관은 자원 부족을 인정하고 있었다. 환자를 맡아 치료할 만한 인력의 부족, 콜레라를 치료하기 위해 필수 불가결한 수액의 절대적인 부족.

우리로서는 케이프베르데의 정치 책임자들의 투명성을 위한 의지에 박수를 보내지 않을 수 없을 것이다. 이 정보는 광범위하게 유포되었다. 주민에게는 주요한 소득원을 의미하는 관광객들이 이 재앙에 겁을 먹지 않을까 걱정할 법도 한데, 이들은 공항에서부터 섬 안의 콜레라 바이러스의 존재를 알렸다. 호텔에서도 안내판을 통해 세균과의 모든 접촉을 피하기 위해 지켜야 할 기본적인 사항들을 외국인들에게 잘 홍보했다. 물론 관광객들은 이 섬의 중산층 원주민 어부들과 완전히 같은 안내를 받지는 않는다. 특히 이 섬의 가장 커다란 문제점이 식수의 주기적인 부족(반복되는 가뭄, 항시 부족한 하천)에 있다는 사실을 안다면 그 사실은 쉽게 이해가 될 것이다. 언제나 그랬듯이 이같은 정직성은 보상을 받은 듯하다. 왜냐하면 전염병의 발병 이후로도 관광객의 숫자는 줄지 않았기 때문이다.

당시 정부가 취한 정책은, 그러나 반대당에 의해 도마 위에 오르기도 했다. 이들은 정부가 신속히 반응하지 않았다고 공격했었다. 사실 1996년초에 실시될 것으로 예정된 대통령 선거와 시장 선거를 앞두고 거의 모든 의안들은 적대적인 관점에서 비판되었던 것이다. 이런 경우 행정 책임자의 투명성에 대한 명백한 의지 앞에서 논쟁들은 그 원천을 잃어버리고 신속히 사그라들었다. 자, 이것이 전염병이라는 영역에서 정보에의 자유로운 접근의 대표적인 예가 될 것이다. 그리고 이 정보에의 접근이라는 것은 한 국가의 민주화 척도를 보여 주는——그 얼마나 고전적인가——평범한 잣대인지 모른다.

건강 체계의 폐허와 그 기회에 편승하는 병인이 되는 세균들

여기서 나는 건강 정책에 있어서 구소련의 경찰적 체계를 변호하려는 것이 아니다. 나는 유럽에서 거의 사라진 후에 1990년 러시아와 우크라이나 그리고 인접 국가들에서 다시금 나타나기 시작한 한 질병의 예를 고찰하고자 한다. 디프테리아는 심각한 구협염을 일으키고, 때로는 심장계나 신경계의 합병증을 가져오는 박테리아성 전염병이다. 보다 간단히 말해 중요한 재활 치료가 없는 한 환자는 숨이 막히거나 호흡기 장애 또는 심장마비로 죽음에 이른다. 이 질병은 이미 지정되어 있는 예방 접종으로 예방된다. 또 거의 대부분의 국가에서 유아기에서 성인기에 이르기까지 이에 대한 여러 차례에 걸친 예방 접종이 실시되고 있다.

과거 광견병의 원인으로 알려진 이 박테리아는 유럽에서는 예방 접종의 강화로 거의 사라졌으며, 이제는 지구상에서 사라진 질병으로까지 믿고 있던 차였다. 예전에는 온화한 기후 지역의 국가에서 20명당 1명 꼴로 이 병이 발생했으며, 그 중 10 내지 50퍼센트가 죽음에 이르렀다. 16세기로부터 제2차 세계대전 때까지 군데군데 소강 상태를 거친 긴 시기 동안 우리는 유럽에서만 약 10만 명의 환자와 그 중 약 5만 명의 사망자를 꼽고 있다. 최근 이 전염병은 80년대초 러시아와 우크라이나 지방에서 약 1천4백 명의 발생 건수를 보인 바 있다. 1990년대부터 전염병의 두번째 물결이 밀어닥쳐 약 4만 건이 발생하였다. 당시 이 병은 연방 전체에 거의 골고루 분포되었다. 또한 우선 학령기 이전의 아동들로부터 시작하여 모든 연령층으로 확산되었다.

소비에트 연방의 영화롭던 시기의 공중 보건 체계는 어떤 것이었는지를 먼저 살펴보는 것이 중요하겠다. 당시 이 정책은 소련이 영향을 미치던 국가들, 이를테면 쿠바 같은 나라들에 광범위하게 도입되기도 하였다. 예를 들어 각각의 일반의들은 일정수의 가정 건강을 책임지고 있었다. 즉 각 개인은 목록화되어 예방 접종 스케줄을 정확히 지켜야 했다. 체계적으로 예방 접종을 받지 않거나, 제때에 의사를 방문하지 않는 경우 일자리를 얻는 것은 불가능했다. 이 제국의 사회적인 독재성의 상징인 '보건 경찰' 체계는 바로 이 의료 목록 위에 세워졌던 것이다. 만일 정상적인 예방 접종으로 예방이 가능한 전염병이 도래하는 경우는, 그것을 맡아야 할 책임이 있던 의사에게 모든 책임을 물을 수 있게 되었었다. 아마도 그 이유 때문에 당시 보건 통계에 있어서 위조의 경향이 있지 않았나 싶기도 하다.

어쨌든 현재의 조사는 모스크바나 상트페테르부르크와 같은 도시 공동체에 사는 어린이들의 예방 접종률이 당시에 비해 현저히 낮아졌다는 것을 명백히 입증하고 있다. 원래가 거의 1백 퍼센트에 육박하던 것이 약 20에서 60퍼센트에 미친다. 그것은 러시아에서 어느 한도까지 보건 통제가 느슨해졌는가를 보여 준다. 예방 접종으로 인한 부작용의 증가도 이 현상을 부추기는 요인들 중의 하나일 것이다. 그것은 대중과 동시에 의사 상호간의 신뢰를 파괴할 목적의 몇몇 의학 출판물의 뒷받침을 받는 예방 접종에 대한 좋지 못한 평판 때문일 것이다. 이것에다가 반복적인 재고의 부족, 추정되는 예방 접종 약품의 생산에 있어서의 결점과 예방 접종 약품의 올바른 보관과 효력을 위한 냉장 시설의 부족 등이 겹쳐진다. 그러나 이 모든 설명들은 때로 그것들을 진단한 연구 결과들과의 모순성 때문에 논박의 대상이 되기도 한다. 그래도 구소련 시절에는 강제적이나마 일관성 있던 보건 정책이 무너지고 밀어닥치는 이민으로 인한 일상 생활 수준의 저하, 일정 인구의 신분 격하로 인한 가난 등이 요인이 되어 전염병의 발생과 유지는 멈추지 않고 있는 실정이다.

한편 우리는 같은 지역 안에서 디프테리아의 유행 현상과 성적인 접촉으로 감염되는 질병들의 폭주 현상에 함께 접근해 보고자 하는 유혹에 빠지게 되었다. 그것이 같은 유행성의 방식을 띤다고 말할 수 있겠지만, 그것을 구분짓는 주변 환경도 비슷하다. 다시 말해서 우리는 사회 체계에 대한 같은 모습의 자가 파괴 현상을 보게 된다. 이민, 증가하는 빈곤, 개인들의 새로운 행동 양식, 무정부주의와 의료 통제의 비효율성. 사실 오늘날도 변함없이 이 지역에서 가장 쉽게 치료 가능한 질병들 중의 하나인 매독 환자들은 지연 효과로 작용하는 12회의 페니실린 주사를 맞기 위해 감옥 형태로 된 병원에 감금될 위험에 처한다. 게다가 이 처방은 상당히 고통스럽기도 하다. 현재 세계보건기구가 권장하는 이 병의 처치는 두 차례에 걸친 이 항생제의 근육 내 주사이다. 이같은 구소련 체계의 붕괴 잔여물과 현실 사이에 현존하는 모순 때문에 정작 국민들이 비싼 값을 치른다. 우리는 요 몇 년 전부터 이 나라 국민의 평균 수명이 전체적으로 줄어들고 있는 현상을 발견하고 있다.

이러한 디프테리아의 재출현은 추측컨대 서유럽의 근심을 불러일으킬 것이다. 구소련의 주변 국가에서 이미 몇 명의 전염 사례가 신고된 바 있기도 하다. 그러나 항생제에 대한 저항력이 강한 전염성 결핵은 더 큰 걱정을 자아낸다. 사실 최근까지 우리는 결핵을 완전히 치료 가능한 질병으로 간주하여 왔다. 특히 양성 결핵균 BK⁺를 퇴치할 수 있는 특수한 항생제가 발견된 덕분에 말이다. 그러니까 결핵은 선진국에서는 보기 드문 병 중의 하나가 된 것이었다. 그러나 에이즈의 폭주는 이같은 결과에 변화를 가져왔다. 왜냐하면 후천성면역결핍증 바이러스에의 감염은 감염자를 빈번히 결핵에 노출시키기 때문이다. 그렇지 않아도 결핵은 소위 기회주의 질병 중의 하나로 간주되고 있다.

그럼에도 불구하고 그것이 구소련의 여러 국가들을 강타하는 유행병의 원인을 설명해 주지는 못한다. 만일 고전적인 결핵의 치료법이 효과적이고 쉽게 실행될 수 있는 것이라면, 그것을 위한 사전의 일정 조건이 충족되어야 한다는 것을 먼저 이해해야만 한다. 사실 지난 몇 년 동안 치료 기간을 단축시키는 데 성공했다 할지라도 이 병의 완치를 위해서는 적어도 6개월이 필요하다. 이것이 결핵 치료의 최대 적인 것이다. 치료 기간이 길면 길수록 그만큼 비-관찰의 위험이 높아진다. 다시 말해서 치료는 그것을 보조하는 몇 가지의 정책들이 없이는 성공할 수 없는 것이다. 세계보건기구는 그같은 정책들을 '직접 관찰 치료'라는 이름하에 응집시켰다. 그러니까 이것은 기구 요원이 몇 달간 자기 눈앞에서 직접 환자에게 약을 복용시키는 방법이다. 이 기술이 적용되지 않을 경우 환자는 조금 회복되자마자 빠른 속도로 치료를 포기하고, 병은 몇 달 후에 다시 재발하는 것이다. 치료를 포기하는 것은 저항력이 더욱 강한 병균을 생성시키며, 특히 두려운 것은 그 병균이 다른 사람에게 전염되는 일이다. 이에 환자는 새로운 치료약의 개발에 때로 풀 수 없는 문제를 제기할 뿐 아니라 자기 측근들까지 같은 위험에 노출시키는 것이다. 이때 감염된 사람들은 그들 자체가 최초의 치료제에 대한 저항력을 갖게 된다.

오늘날 우리는 구소련에서 이같은 저항력이 극히 강한 결핵균의 유행을 목격하고 있다. 시베리아의 마린스크 감옥에서 30퍼센트의 결핵 환자는 이같은 다중저항 결핵균을 보유하고 있다. 그외의 나라들(그루지야, 우크라이나 등)에서 행해진 수많은 조사는 약 10에서 20퍼센트에 이르는 다중저항 결핵균 임상례를 기록하고 있다. 이처럼 저항력이 강한 결핵을 치료하기 위한 2차적 치료제들은 훨씬 비싸고, 특히 보다 긴 시간을 요한다. 6개월부터 12개월, 때로는 그것을 초과하기도 한다. 그것이 보호 관찰을 더욱 어렵게 만든다. 앞에서 지적한 바 이 지역의 이같은 재앙의 원인은 에이즈 전염병이 아니다. 그것은 이 지역 보건 체계의 구멍이 누적된 결과인 것이다. 특수한 질병을 위한 치료제의 부족은 치료 자체의 중단을 부른다. 거의 대부분의 서민은 접근할 수 없는 가격에 자유 거래되는 의약품들, 거의 대부분 대학 이후의 교육 기회를 얻을 수 없는 의사들의 능력 부족과 그들 자체도 세계보건기구의 권장 사항을 적용하려 들지 않는 것, 시설이 취약한 요양소 형식의 병원 구조, 난방도 안 되는 병원에 남아 있을 환자는 없다 등등, 이 모든 것이 작용하여 전염병이 정착하게 되고, 이 전염병들은 이미 구소련의 국경을 한참이나 넘어서고 있다.

건강의 '거대한 본산' : 세계보건기구

최근의 전염병 경향과 그것을 통제하는 정책의 구멍을 살펴본 후에, 이제는 건강 분야에 대한 몇몇 국제기구에 대해 살펴보기로 하자. 세계보건기구는 1998년 50주년을 맞이하였다. 유엔과 거의 동시에 창립된 세계보건기구는 몇 개의 전신을 가지고 있다. 최초의 국제기구 개념은 지중해 연안 국가들 사이에서 주요 전염병, 특히 페스트나 콜레라 같은 질병으로부터 국민들을 보호하려는 취지에서 나타났다. 베네치아와 같은 항구 도시들은 이미 19세기부터 페스트의 재발생을 피하기 위해 선원들이나 여행객들을 검역하고, 격리소를 설치하여 동양으로부터 들어오는 재앙에 스스로를 지키려는 노력을 강구하였다.

그럼에도 불구하고 19세기 이후부터 시작된 운송 수단의 발전(증기선, 수에즈 운하의 개통 등등)은 인간과 교역물의 이동을 더욱 가속화시켰다. 그것과 더불어 병의 전파 속도와 그 지역적인 영향권도 함께 증가하였다. 특히 콜레라의 경우가 그랬다. 최초의 국제보건회의가 1851년 루이 나폴레옹 보나파르트의 주제하에 열렸다. 구체적으로 많은 결과를 가져오지는 않았지만, 또 국제보건규칙이 정립되지도 않았지만 적어도 자국민을 보호하려는 공통 이해 관계를 가진 국가들 사이의 협약이 필요하다는 점에 대한 인식이 촉진되었다. 그 이후로 잇따른 국제회의가 열렸는데, 당시로서는 마치 우연처럼 그 근원지가 동양으로 인식되었던 전염병들인 콜레라나 페스트에 대항하기 위해 있을 수 있는 국제 규약을 다루었다. 그에 대한 대책은 항상 같다. 모든 이동을 막는 것, 그러니까 외국인이나 여행객, 또는 해외로부터 들어오는 상품으로부터 보호해야 할 구역으로의 접근을 막음으로써 나쁜 병균의 침입을 막는 것이다. 자신으로의 은거, 보건적인 보호주의야말로 당시로서는 유일한 해결책이었음은 그러나 진실이었다.

55개국이 모인 최초의 국제 구조로의 시도는 1907년에 공공위생국제기구라는 이름하에 빛을 보게 되었다. 이것은 상임이사국들간의 국제회의를 준비하고 선거를 주관했으며, 연구와 보고 작업을 하였다. 국제연합이 이 기구와 경쟁하여 그들 고유의 위생위원회를 발족했으나, 이것은 이후 차츰차츰 공공위생국제기구에 편입되었다. 제2차 세계대전이 이같은 걸음마에 종지부를 찍게 하였다.

세계보건기구는 그 행동 반경을 넓히면서 전신 기구들의 특권을 이어받는다. 그 특성상 세계보건기구는 유엔의 다른 기구들과 성격을 같이

한다. 위원장 선거와 주요 정책 방향과 예산을 결정하기 위해 1년에 한 번 회합하는 회원국들의 대표들로 구성되었다는 점이 그것이다. 사실 그 기능은 매우 복잡하다. 특히 국제간의 조종 작업과 마찬가지로 예산 면에서도 그렇다…… . 이론적으로 세계보건기구는, 예를 들어 한 회원 국에게 회기중 결정된 보건 규칙을 실행할 것을 강조할 능력을 가진다. 그것은 한 국가의 지상권 원칙의 예외로 인정되는 부분이기도 하다.

물론 이같은 사항은 허구에 불과하다. 에티오피아가 1985년 단 한 명의 콜레라 환자 발생 사실을 발표할 것을 거절했을 때나 말라위가 1994년 페스트 유행의 발표를 거절했을 때, 기구로서 그것에 대해 반론을 펴거나 그에 따른 대안을 제시한다는 일은 불가능했었다. 우리는 이 기구가 어떤 국가를 막론하고 전염병의 희생자인 대중이 아닌 국가의 대표들로 이루어진 구조라는 사실을 망각할 수 없다. 각 국가들의 비중 또한 무시할 수 없는 부분이다. 각 국가는 쿼터제로 또는 그 능력에 따라 기구에 재정 지원을 해야 하는 것이다. 세계보건기구의 예산은 2백만 달러에 육박하고, 약 5천 명의 요원들이 높은 임금을 받으며 일한다. 모든 회원국은, 말하자면 지구상에 존재하는 모든 국가들은 선거에 있어 같은 비중(태평양의 작은 섬이건 대서양 연안의 인구 조밀 지역이건)을 갖지만 재정적인 부문의 능력과 입김에서는 언제나 그렇다고는 할 수 없다. 이런 맥락에서 새로운 공화국인 러시아는 연달아 그들의 쿼터를 제대로 채우지 못하고, 따라서 왕년에는 막강하던 그들의 영향력이 점차로 사그라져 가는 것을 속수무책으로 보고만 있다.

1948년 창립된 이후로 세계보건기구는 위험에 노출된 국민 건강의 보호에 대한 국제협약을 세우는 데만 만족해 오지 않았다. 다시 말해서 70년대에 기치로 내건 이념적인 진보 운동을 함께 개시한 것이다. 국민 기초 건강에 대한 노력의 시대와 '2000년에는 모두에게 건강을.' 그러니까 이제 더 이상 단순한 전염병이란 재앙과의 싸움을 위한 국가들 간의 협상만이 아니라 더 나은 세상과 같은 어떤 것, 행복과 비슷한 어떤 '건강한 상태'를 모색하는 일이 더해진 것이다. 이같은 이념은 당시의 낙관주의에 대한 상징적인 역할을 한다. 그같은 낙관주의는 효과적인 항생제의 개발과 대량 생산·분배를 통해 가능한 것이었다. 이를테면 당시 가장 많이 나타나던 박테리아, 예를 들면 아이들의 기관지염 같은 감염의 치료 말이다. 이 시기는 또한 천연두와의 싸움에서 이긴 승리의 시기이기도 했다. 1967년에 시작한 이 천연두 박멸 캠페인은 1974년 소말리아에서 발견된 임상례를 마지막으로 그 목적을 달성했다. 기구는 이 유일한 예를 자랑스러워하며 자주 선전에 이용한다.

그 다음 시기에 특히 개발도상국들에서 광범위하게 실시된 예방 접종 프로그램이 혁혁한 성공을 거둔다. 1997년 4월 '세계 보건의 날' 행사를 기회로 한 기구의 선전 문구에서 다음과 같은 표현을 읽을 수 있다. "세계보건기구의 체계적인 예방 접종 활동은 매년 30만 명으로 추정되는 사망을 미리 방지해 낼 수 있도록 한다[…]. 1995년 전세계의 약 80퍼센트의 어린이가 여섯 종류의 질병, 다시 말해 디프테리아·파상풍·백일해·소아마비·홍역·결핵, 또 모든 예방 가능한 질병에 대한 유행성 전염병들의 예방 접종을 받았다." 이같이 승리를 자찬하는 분위기는 기구 또한 스스로 기여한 부분을 인정받음으로써 스스로를 고무하고자 하는 필요성을 느끼고 있음을 우리로 하여금 깨닫게 하지만, 이 모든 승리의 주체가 항상 기구의 덕만은 아니라는 사실도 짚고 넘어가야 할 것이다.

이처럼 상당히 단순화된, 그래서 때로는 슬로건의 형태로 요약된 그들의 표현 계획은 개인 혹은 국립 기금의 후원자들에게서 추가 재원을 얻어내는 데 이용되는 것이다.

새로운 질병들의 탄생, 그것은 단순한 신화일까?

비록 세계보건기구가 특정 시기 동안 그의 '이념적인' 영역을 넓히려 시도하고 있다 할지라도 그것의 가장 중요하고 우선적인 소명은 역시 전염병과의 싸움에 있다. 이 소명은 기구의 전통 속에 뿌리박고 있으며, 많은 회원국들이 이 임무를 지원하고 있다. 이러한 의미에서 두 가지 사건이 구조 개혁을 촉구한 것으로 추정된다. 우리는 르완다의 투트시족 대량 학살로 인한 자이르의 고마라는 마을을 중심으로 며칠 안에 80만 명의 르완다 난민이 몰렸던 것을 기억한다. 첫번째 달부터 국제 구호의 손길이 채 미치기도 전에 5만 명이 난민촌에서 목숨을 잃었다. 주요인은 감염 설사를 동반한 폭발적인 전염병이었다. 콜레라와 시겔라속 이질이 이 설사의 원인이었던 것으로 밝혀졌다. 거의 모든 원조 단체, 정부건 비정부건 유엔의 구호기구이건 군사 단위건 가리지 않고 이 보건 재앙에 달려들었다. 이후로 이러한 원조의 덕에 사망률이 빠르게 감소했음에도 불구하고 이같은 광범위한 구호 작업의 능력과 효율성에 대한 논쟁이 일어났다.

그러니까 이같은 단결력의 표현이 왜 떼죽음을 막는 단계에까지 좀더 일찍 발휘되지 못했던가 하는 점에 대한 회의였다. 이 원조 지연을 망각시키려는 목적으로 그랬는지는 몰라도 혹자는 최초 5만 명의 죽음을 '콜레라 대량 학살'이라고까지 표현했다. 설상가상으로 콜레라 또한 그 예방 접종에 대해 과학적인 논란의 대상이 되었다. 왜 의료기구들은 재앙이 일어나기 전에 미리 난민들에게 예방 접종을 실시하지 않았는가? 세계보건기구와 공중보건기구들은 일련의 비난을 면치 못하게 되었다. 왜냐하면 적절히 분배되었을 경우 3년간 80퍼센트의 인구를 보호할 수 있는 새로운 경구용 예방약이 존재하기 때문이다. 이에 세계적으로 저명한 전염병학 전문가들이 단 며칠 동안 80만 명에게 이 경구용 예방약을 분배할 수 있는 잠재적인 능력이 국제기구에 부재했다는 사항은 제쳐 놓고라도 이 예방약은 위급한 상황에서는 아무런 효과를 가지지 못한다는 것을 밝히고서야 비난이 사그라졌다. 그럼에도 불구하고 이러한 과학 출판물에서 제기된 의혹을 계기로 세계보건기구는 이 예방약에 대한 관심을 높이게 되었다.

다른 하나의 사건은 1995년 4월 자이르의 키크위트에서 발생한 에볼라 바이러스로 인한 유행성 출혈열이었다. 아프리카 깊은 열대림이 그 발원지로 추측되는, 전이 과정이 아직도 신비로 남아 있는 이 바이러스는 1976년에 처음으로 나타난 후 접촉한 거의 모든 마을 사람들을 죽이고, 아마도 조사 요원들의 보건 조치 덕분인지 갑자기 사라졌다. 키크위트에서 다시 한 번 이 전염병은 가장 저명한 전염병학 전문가들, 세계보건기구, 질병통제센터와 특히 기자들을 끌어들였다. 이 질병은 42일 동안 3백15건이 발생하여 그 중 2백45명이 사망하였다.

그러니까 1994년 4월과 1995년 1월 제네바에서 개최된 특수 회의는 우연만은 아닌 듯하다. 이 두 회합은 원조 활동의 방향을 전염병과의 투쟁으로 재조정하는 데 그 목적이 있었다. 이 회의를 계기로 1995년 10월 신생 전염병과 그외의 전염병분과가 탄생했다. 그것은 사실 이러한 총체하에 재구성된 여러 서비스들이었다. 과거의 전염병분과, 유행병에 대한 감시분과, 설사병과의 투쟁분과와 기관지염·에이즈 감시분과 등.

이 모든 것이 마치 기구가 전염병의 위급한 상황에 마주한 당시의 반응 부재를 이미 인식이나 하고 있었던 것처럼 이루어졌으며, 그에 따라 자체의 관료주의 정책에 대한 쇄신 정책이 취해졌다. 이같은 재구성은 다행스러운 일인가, 아니면 기회주의적인 발상이었는가? 그것은 진정한 전염병과의 투쟁에 에너지를 집중하려는 시도였는가, 아니면 언론과 의사 소통을 원활히 하여 기금을 가진 후원자들과 공공 여론을 끌어모으려는 제스처에 불과했는가? 과연 이같은 움직임이 위에서 언급한 바 고마나 에볼라의 사건과 하등의 관계가 있는가, 아니면 기구측의 선견지명에 따른 예방책이었는가?

이 움직임을 증명해 줄 설명이라고 한다면, 지난 20년간 수많은 새로운 현상들이 일어났다는 것에 있다. 새로운 항생제들과 예방 접종의 호위를 받던 전후의 영광스러운 시기가 지나고 나서, 우리는 적어도 "새로운 감염 경로의 질병 원인이 되는 20여 개의 새로운 세균을 확인했다. 그것들은 극단적으로 위험한 에볼라 바이러스, 후천성면역결핍증 바이러스, C형 간염 바이러스와 로타 바이러스이다. 그런데 이 로타 바이러스는 세계에서 첫번째로 소아 설사를 일으키는 요인이다."(매체화된 세계보건기구의 보고서)

그러므로 '새로이 출현하는 질병'이 보건기구의 관심상 기존 전염병의 우위를 점하고 있다는 사실을 이해할 수 있을 것이다. 위의 설명이 의미론적인 표현에서 하찮은 것은 아니라고 할지라도 위에서 말한 세균들 모두가 공중 보건 분야에 같은 비중의 피해를 주는 것은 아니다. 예를 들면 '광우병'에서 보여지는 단순 전염의 위험에 비할 때, 간염은 진정한 전염병으로 간주되는 것이다. 게다가 우리는 새롭게 신체 기관을 공격하는 이같은 갑작스러운 일련의 세균들의 출현이 가져오는 현실에 대한 총체적인 이해를 스스로 시도해 볼 수 있다. 그러니까 이 상황을 보다 쉽게 판단하기 위해서는 생물학적이고 전염병학적인 발견 기구의 괄목할 만한 발전과, 그와 동시에 이루어진 정보 유통에서 그 원인을 찾아볼 수 있을 것이다. 우리는 그 사실을 특히 C형 간염과 로타 바이러스에서 확신할 수 있다. 세계보건기구는 이 전광판에 '다시금 재개하는' 질병군을 추가했다. 고전적인 페스트, 디프테리아, 뇌막염균에 의한 뇌척수막염, 황열병과 콜레라. 이 병들이 모두 갑자기 사라졌었는가? 가장 우선되는 진정한 내기를 합리화시키고 우선 순위를 매기는 대신 새로이 국제적인 공포감을 자아내는 것이 과연 올바른 일일까?

서로 다른 우리 사회를 휩쓰는 유행병 현상은 그 사회의 진정한 면모를 밝혀 준다. 독재 국가는 그 독재 정권을 유지하기 위해 정보를 숨기고 왜곡시킨다. 이같은 반민주적인 권력이 끼치는 해악을 간과해서는 안 된다. 유엔기구들과 특히 지난 30년간 그것이 제시한 유토피아적인 선언이 증명해 주는 순진성에서이건, 지금껏 보존하였던 체계를 무슨

값을 치르건 유지하려는 관료주의적인 발상에서이건 세계보건기구가 해왔던 것 같은 그러한 독재 정권의 진실 은폐에 대한 간과 말이다. 전염병의 치료는 그 기원에 대한 양보 없는 분석과 그것을 진압하기 위한 정책적인 방법을 필요로 한다.

만일 전염병이 그 특성상 한 국가의 국경 내에서만 머무를 수 없는 것이라면, 정보는 국경을 막론하고 세균보다 훨씬 빠르게 전파되어야 할 것이다. 다양한 관료주의적인 검열 과정이나 정보의 합법적인 생산을 체계적으로 탄압함으로써 그 존재 자체를 부정하거나, 다른 형태로 보태거나 왜곡하는 일은 이 죽음과 장애의 씨앗에 대항한 적당한 제어 작업을 방해한다. 한 국가가 민주주의에 접근한 최초의 증거는 바로 정보의 자유로운 유통이다. 유럽에서 자의적으로 정보를 보유하는 기술은 정치 세계의 특정 집단을 보호하기 위해서이거나, 아니면 특정 현대 전염병 현상의 중요성 자체나 그것이 끼칠 영향을 자의적으로 축소시킴으로써 상업적인 이윤을 보호하기 위해서이다. 적어도 권력의 균형과 중재 기구는 특정 진실을 수립하고 인구를 보호하기 위한 효과적인 정책을 빠른 시일 내에 구축토록 한다. 프랑스에서 후천성면역결핍증 바이러스에 오염된 혈액의 사용과 수혈시 혈액을 검사하지 않았던 사실이 불러일으킨 스캔들은 사전에 은닉될 수 있었을 것이다. 그러나 현재 이 문제는 해결되었다. 오염된 수혈의 위험은 특히 후천성면역결핍증 바이러스의 경우에는 거의 제로에 가깝다. 마찬가지로 인간에게 감염된 '광우병'은 의심이 가는 소무리의 체계적인 도살과 더불어 원산지 소들의 수입 금지 조치와 같은 정책을 빠르게 촉구시켰다. 비록 그 정책들이 영국 농업 경제에 중요한 결과를 가져옴에도 불구하고 말이다. 또한 동물과 인간에게 발암 물질로 작용할 것이라 추측되는 다이옥신을 함유한 가축 사료에 대한 최근의 예를 들어 볼 수 있겠다. 이 사실의 발견은 즉각 수입 금지 조치와 더불어 그 책임을 물어 당시 벨기에 행정부의 사퇴까지 야기시켰다. 그런데 그것은 다이옥신이 어떤 유행병을 일으키는지조차 확인되기 전에 취해진 조치였다. 비록 그것이 완벽하다고는 할 수 없다 하더라도 거의 대부분의 서유럽 국가들과 북아메리카 국가들의 공중 보건 체계는 비교적 투명성을 유지하며, 그것이 전염병을 대중에게 밝혀지도록 한다. 대중 매체는 바로 투쟁 도구로 사용된다.

그와는 반대의 예로 1985년 에티오피아에서 피난한 주민들의 난민촌에서 터진 콜레라 유행병을 들 수 있겠다. 코렘에서 멩기츄 대령의 정부는 그 사실을 부인하기에 급급했고, 그 결과로 당시 대부분 영양 실조 상태였던 환자들은 적절한 구호의 부족으로 용납할 수 없는 비율로 죽어갔다. 코렘 난민촌 환자들의 사망률은 20퍼센트, 반면에 적절한 의료 조치가 취해질 경우 1퍼센트의 사망률을 기록한다. 이같은 범죄 정부는 반대로 북부에서 일어나는 반란을 지지한다고 추정된 이 인구를 줄이기 위해 유행병을 동맹으로 삼고 기근을 동반자로 삼아서 이용하였다. 그들은 모든 노력을 기울여 원조기구들이 좋은 전염병 통제 프로그램을 실현하는 일을 막았다. 이러한 인구의 대량 학살 프로그램을 계속하기 위해서 말이다. 또한 이로 인해 이 난민들은 남부 지방에까지 전염병을 퍼뜨리게 되었던 것이다. 전염병에 대한 모든 정보는 완벽히 검열을 받았고, 당시 현장에 있던 국제기구들은 침묵으로써 이 상황에 공모하였다. 겁이 나서였나, 아니면 관료주의 때문인가?

어떤 정치사상가들은 민주주의란 서구 사회의 사치라는 데 공감한다. 위에서 이미 인용한 바 있는 케이프베르데 반도의 콜레라 전염병의 경우는 이같은 명제를 뒤집는다. 표현의 자유, 정부와 반대당 간의 열려진 논의 마당, 전염병의 공식적인 발표는 재앙을 잠재우기 위한 진정한 도구로 사용되었던 것이다. 케이프베르데와 에티오피아 이 두 나라 중 어느쪽이 더 가난한 나라인가?

위의 풍경 그 어디에 세계보건기구가 위치하는가? 이 기구의 중요성을 무시하는 일은 불공정할 것이다. 왜냐하면 세계보건기구는 전염병과의 싸움이라는 영역에서 필수 불가결한 도구이기 때문이다. 이것이 자원화한 능력은 그 등가물을 찾아볼 수 없을 정도이다. 그것은 몇몇 국가들의 유지 시도에도 불구하고 정보를 모아서 전파시킬 수 있다. 그것이 위험의 정확한 가치를 측정하고 국내 혹은 국제적인 방법을 적용시킬 수 있도록 한다. 또 필요한 재정의 규모가 피해 지역에 없을 때 자금 원조를 부탁하기도 한다. 또한 세계보건기구는 전염병의 현실을 가리거나 왜곡함으로써 이득될 것은 하나도 없고, 조만간 외부로 확산될 수밖에 없다는 사실을 한 국가에게 납득시킬 수도 있다. 우리는 위에서 나이지리아의 유행성 뇌척수막염의 예를 살펴보았다. 비록 정부가 소수 책임자 안에서만 정보를 간직하려 했음에도 불구하고 의도적인 것이건 단순한 실수이건 정보의 유출은 적지않았다.

세계보건기구는 의료 개입과 감시팀을 교육시키고, 때로는 그 위험이 간과되거나 과소평가된 전염병 위험 지역의 예방 활동을 자극할 수 있다. 국제적인 도움을 요청하는 것은 진정한 상태 파악으로부터만 이루어질 수 있는 것이다. 그것이 예방과 동시에 투쟁 프로그램의 실시를 가능케 할 것임은 물론이다. 그리고 우리로서는 기구가 그 관료주의적인 폐단과 부패에 대한 개혁을 몇 달 전부터 실시하고 있는 것이 열매 맺기 시작하는 것을 기대를 가지고 지켜볼 것이다. 그리고 이상적인 건강 상태나 의학을 통해 더욱 나은 유토피아적인 세상을 구상하는 대신, 무엇보다도 역사상 최우선의 책임이었던 전염병을 위한 싸움에 전력을 다해 줄 것을 진심으로 바라는 바이다.

III

건강, 이윤

1

약품의 부족

파트리스 트루이에

비교적 최근까지도 약품의 역사는 때로는 총명한 정신이나, 더욱 빈번하게는 당시의 문화적이거나 종교적인 상황의 압력하에 우연처럼 발견된 것들의 모자이크 같은 형식을 취하고 있었다. 에버스의 파피루스(BC 1550)로부터 《테리아카〔아편을 함유한 해독제〕개론》(1668)에 이르기까지, 치료를 위한 재료의 사용은 주술적이고 제의적이거나 신비-종교적인 과정 속에 새겨져 있어서 당시의 의사-사제-주술사가 주요한 역할을 하였고, 처방은 부수적인 것으로 사용되었을 뿐이다. 비합리적인 의료 행위에 대한 암시는 오랜 기간 제약의 모험과 함께해 왔다.

최초의 혁명적인 학자-시민들은 이러한 현실을 최초로 전복시켰다. 화학의 라부아지에, 쥐시에의 생리학의 발전은 탄생하는 약학의 기반을 이루었다. 최초의 알칼로이드가 분리되었는데, 특히 키니네 · 아트로핀 · 코데인과 수많은 다른 화학 물질들이 그것이다. 클로드 베르나르의 실험방법, 루이 파스퇴르의 결단력과 모든 구습에의 의심은 그 구습들을 결정적으로 히포크라테스학파와 분리시켰다.

두번째 전복의 배경은 20세기에 일어났던 두 전쟁이었다. 이 전쟁들은 화학의 발전과 산업의 발전에 가속력을 부여했다. 약학적 분석화학과 합성화학은 산업의 단계로 접어든다. 1930년대부터 기생충약이 처음으로 나왔는데, 이것은 졸음병의 치료약으로 쓰이는 비소와 말라리아의 치료제인 키놀린으로부터 파생되었다. 항박테리아제인 술폰아미드 합성과 스트렙토마이신, 페니실린과 클로람페니콜 같은 항생제들은 40년대부터 전염병으로 인한 사망률을 현저히 줄이는 데 기여했다. 유럽에서 먼저 시작하여 미국에서 탄생한 제약 산업은 현대적인 약학연구소와 색소 첨가제 산업의 다양화로 활성화되기 시작한다. 그 예로서 호이스트 · 바이엘과 론 풀랑크는 또 다른 거대한 제약 산업체들이 그 뒤를 잇는다. 바야흐로 호프만 라로슈, 산도즈, 버로스 웰컴이나 얀센. 질병에 대한 의약품의 승리의 시대가 시작되는 것 같았다.

오늘날 수만의 화합물이 일상적 치료제로 사용된다. 이제 새로운 약품들은 더 이상 우연의 소산이 아니다. 그것은 유전공학의 천재와 정보 산업의 뒷받침에 힘입은 질병에 대한 생화학적인 메커니즘의 정복에 기초한 효율적 방법의 소산인 것이다. 몇몇 암이나 신경 생성적인 질병들과 같은 병들은 아직도 수수께끼로 남아 있다. 그럼에도 불구하고 이 모든 병들을 언젠가는 치료할 수 있을 것이라는 낙관적인 희망이 지배적이다. 1984년 에이즈는 새로운 병리적 단위로서 정의되었다. 당시의 항바이러스 의약품들의 극단적인 빈곤에도 불구하고 15년이 지난 후 새로운 항바이러스 의약품 시장으로의 진출은 이 무서운 전염병에 대한 통제 가능성의 문을 약간이나마 여는 것이었다. 70년대말의 천연두, 그 뒤를 이어 계획된 소아마비의 퇴치는 우리를 그같은 보장 속에 안주케 하였다.

그러나 이같은 질병과의 싸움에서 반복된 승리 과정은 심각할 정도로 선택적이고 인색한 의료 서비스에 의해 얼룩지고 말았다. 지난 50년간의 제약 산업의 발전과 연구 개발에 대한 조사는 노골적으로 다음과 같이 증언한다. "환자는 없고, 질병만 있을 뿐이다." 오늘날 말라리아, 학질, 빌하르츠주혈흡충증, 필라리아증, 트라코마와 또 다른 수면병 같은 대전염병을 앓는 수천만의 환자들과, 서구 산업 사회에서는 거의 자취를 감춘 기관지염으로 매년 약 40만의 어린이들이 죽어가고 있다. 이 모든 희생자들은 그 혁혁한 약학의 승리 가장자리에 머물고 있는 것이다. 이같은 현대 의학 진보의 이해 관계로부터 밀려난 약자들은 거대한 제약 회사의 전략에는 속하지 않는다. 그들의 우선권은 매출액에 따른 시장 동향과 다우존스의 지표, 주주들이 기다리는 배당금에 따라 정해진다.

'열대병'을 정복하기 위한 '제국주의' 의학

제1·2차 세계대전 사이의 기간 동안 만일 열대병과의 투쟁을 위한 의약품들의 기본이 수립될 수 있었다면 그것은 보건 정책이 제국주의 정책의 중요한 요소들 중의 하나를 이루었기 때문이다. 해외 파견자들의 건강에 대한 염려와 부차적으로 원주민들의 건강에 대한 그것이 경제에 가치를 두는 정책과 지배 전략에 맞아떨어진 것이다. 사상충증〔진디등에가 일으키는 기생충증의 일종으로 실명의 원인이 됨〕(하천실명), 트리파노소마증(수면병)이나 나병에 대한 재인식은 천연 자원의 공급처인 식민지의 잠재성 증가에 대한 전망 속에서 이루어졌다. '제국주의'라는 병리 현상 속에는 의학적이라는 문제는 결코 존재하지 않는다. 그저 의료−경제적인 문제만이 있을 뿐이다. 왜냐하면 제국주의자들에게 이러한 모든 풍토성−전염병적 재앙이 인구와 경제에 미치는 영향이 중요한 때문이다. 볼타 강 상류에서 최면에 걸린 듯 망연히 앉아 있는 수면병 환자나 손발이 없는 나병 환자가 자아내는 이국적인 이미지는 유럽 팽창주의의 장애물로서 정기적으로 상기되었다. 프랑스 제국주의 장관 알베르 사로 프로그램의 유일한 목적은, 코토누에서 타마타브까지 '금전 자원을 증식시키고, 인적 자원에게 일을 시키는' 것이었다. 30년대초의 슬로건은 백인 본국인들이 '거대한 무덤'에서 지상권을 발휘하지 않기 위해 '흑인들을 돌보자'는 것이었다. 당시의 정부는 의사를 '성공의 신경세포' 정도로 간주하면서 이 임무를 해군부대의 군사 의료 서비스(이후 제국주의 부대가 된)에 맡겼다. 계속된 제국주의 정책의 변덕, 비일관성, 실수들에도 불구하고 그것은 치료 차원의 구조가 자리잡는 데 실마리가 되었다. 그 예로 의사이자 대령이었던 자모와 그외 열대의학의 선구자들의 선견지명과 끈기 덕택에 빛을 본 기관들——원주민의료보호소(AMI)——, 예방 치료제들, 대전염병들의 통제를 위한 기구들의 전신(OCCGE, 대전염병통제협력기구와 OCEAC, 중앙아프리카전염병통제소) 같은 것들이 있다.

효과 있는 의약품의 부족이 어느 순간 이같은 정책에 걸림돌로 작용하였다. 사하라 사막 수단 모세 부족의 '주술적 방패'도, 슐무그라(chaulmoogra) 기름도 나병을 치료할 순 없었다. 트리파사미드 약품은 트리파노소마균을 박멸한 후에는 실명을 야기할 만큼 그 독성이 강한데다가 값이 비쌌다. 추출액 키니네 또한 비싸고 구하기도 아주 힘들었다. 이에 대학의 창립과 외국에 세워진 병리학연구소들로 인해 가능해진 20년대와 30년대의 생물의학적인 연구와 화학 산업의 진정한 흥분제처럼 작용한 제2차 세계대전으로부터 수많은 화학 합성 물질이 발견되었다. 연구소와 약학 산업은 이처럼 정치 지도 세력과 해외 영토의 보건 현장에서 일하는 관리들의 요구에 부응하였다. 적지않은 제약 회사들이 그 기원상 열대병을 전문으로 하여 명성을 쌓기도 했다. 그 예로는 벨기에의 뫼리스-UCB연구소, 프랑스의 스페시아, 영국 ICI와 웰컴, 또는 미국의 윈드롭이 있다. 오늘날까지 열대의학에서 통상적으로 사용되는 3분의 1의 의약품은 이 풍요로운 시기의 소산이다. 거의 대부분의 말라리아 치료제(클로로퀸, 아미오다퀸, 클로르프로가닐)와 수면병의 치료에 사용되는 모든 트리파노시드들이 그것이다.

의약품 연구의 '방향 전환'

자유의 물결과 식민지와 속국에 대한 해방의 약속으로 열려진 새로운 정치적인 시대는 열대의학과 그것을 기반으로 한 거대한 제약연구센터에 새로운 조건으로 작용하였다. 우선권은 이제 다른 곳에 있었던 것이다. 그리고 그 사실을 1960년 모리스 슈만은 다음과 같이 아이러니하게 틀어 말한다. "세네갈과 마다가스카르에 쏟아붓는 1백만 프랑을 로-에-가론에 투자해야 할 시기이다." 이제 그 어느것도 예전과 같지 않다. 바야흐로 산업체들은 그들의 미래가 유럽, 그러니까 세계 속에 있음을 깨닫게 된다.

제국주의의 쇠퇴와 국제 상업의 증가는 열대의학 연구의 종말을 부른다. 1955년에서 1990년 사이에 상품화된 21종류의 새로운 기생충약 중에서 8종은 수의약에서 파생되었다. 수의학의 중요성과 그 시장성에 대한 경제적인 내기는 이제 인간을 위한 의학의 빈약한 결과를 보완하고 가려 주게 되었다. 구충제 치료나 다른 종류의 내장에서 기생하는 기생충류에 대한 처치의 경우가 그것이다. 이 모든 제품들은 공통의 화학 구조를 가지고 있다. 수의학 연구는 또한 하천실명과 빌하르츠주혈흡충증의 치료는 열대 제약 사상 주요한 혁신으로 간주되는 이버멕틴과 프라지칸텔이라는 두 약품의 상품화로 가능케 되었다. 말라리아는 메플로킨과 할로판트린과 함께 베트남전의 기술적인 결과의 덕을 보게 된다. 그것은 동남아시아에서 미 해군이 사용하던 클로로킨-프로가닐의 비효율성이 점점 더 커지는 것에 대한 해결책으로 군(軍)연구소 월터 리드가 개발한 것이다. 모순되게도 유일하게 인간병리학적인 목적에서의 진정한 혁신은 중의학으로부터 파생되었다. 쑥과의 아르테미시아 아누아 또는 킹가오수 잎사귀의 추출물인 아르테미지닌의 파생물로 된 여러 약품들은 오늘날 약학자 카벤투와 펠티에가 1백70년 전 분리에 성공한 키니네의 대체 약품으로서 말라리아에 대한 새로운 치료약으로 기대를 모으고 있다.

거의 모든 연구-개발의 책임을 가지고 있는 주체는 제약 산업체로서 그들의 우선권은 완전히 다른 곳을 향하고 있고, 그 동기 의식도 공중보건과는 크게 동떨어져 있는 것이 명백하다. 1975년에서 1997년 사이에 상품화된 혁신적인 1천2백23종류의 의약품 중에서 단지 11개의 약품들만이 열대의학을 겨냥한 것이다. 이 보잘것없는 결과들은 약 30년 전부터 경제적이고 상업적인 가치만이 가장 중요한 것으로 평가되는 상황을 잘 반영해 주고 있다. 의약품의 연구-개발은 매우 긴 시간을 요하며(하나의 새로운 약을 개발하는 데 약 8년에서 12년 소요), 빈번히 미래를 기약할 수 없고(연구 과정에서 10개 중 9개는 사전 규약에 맞지 않는 이유로 끝까지 가지 못하고 도중하차된다), 비용이 많이 든다(한 가지의 약품이 상품화되기 위해서는 약 1천6백만 달러가 소요된다). 만일 현재 이 분야의 약 15퍼센트 이상의 매출액이 연구 개발에 재투입된다면 그것이 신개발품을 히트시킬 것이고, 자연히 이 제약 회사는 그 이윤을 주식 시장에서 되찾을 것이다. 1930년에서 1960년 사이 대부분의 대형 연구소들은 그 전략을 자국인의 건강, 식민지와 이전 식민지인들의 건강의 요구에 맞추었고, 제약 회사를 지휘하는 세력들은 의사들이나 약학자들이었다. 바야흐로 연구-개발의 방향을 정하는 이는――행정고문과 연결되어 있고, 투자자들과 기업의 자금 상황에 종속된――경제 전문가들이다. 1987년 웰컴 연구소가 에이즈 치료에 작용하는 최초의 유일한 항바이러스제를 상품화했을 때 웰컴의 주가는 급등했다. 1993년 메렐-다우 연구소가 인간 트리파노소마의 유일한 치료제의 두번째 시도인 에플로르니딘의 생산과 상품화를 중단하기로 결정했을 때 어떠한 주가의 변동도 포착되지 않았다. 그와 같은 반응은 호프만 라 로슈가 말라리아 예방 접종에 대한 연구의 투자를 대폭적으로 줄일 것을 결정했을 때도 마찬가지였다.

열대 지역 국가의 수요는 산업 선진 국가의 현재 또는 잠재적인 시장에 비할 때 보잘것없는 것이다. 세계에서 생산되는 약품들의 약 80퍼센트(1995년의 2천2백70만 달러)는 전세계 인구의 약 25퍼센트, 즉 북아메라카 대륙 인구, 유럽과 일본의 인구에 의해 소비되었다. 진정한 '제약업계의 G7'을 이루는 20개의 다국적 제약 회사들은 단순한 이윤의 추구라는 합법적이고도 간단한 동기 때문에 기생충학보다는 심장-혈관계, 신경-변질계의 질병, 소화-내장계나 암 계통의 치료제에 투자할 것을 선택한다. 북반구의 환자-소비자는 직접적이건 아니면 국가의 덕이건 지불 능력이 있고, 그들의 1인당 의약품 소비액은 매년 2천 프랑을 넘는다. 시장은 매년 증가율에 있어서 확실하고 안정적이다. 남반구의 환자-소비자는 1인당 매년 의약품의 소비가 1백 프랑에 못 미친다. 가장 빈곤한 나라에서는 20프랑 이하이다. 그리고 의료보장제도가 없는 까닭에 거의 대부분의 경우 환자 자신이 약값을 치른다. 게다가 시장은 신빙성이 없고, 가짜약의 거래가 고질적인데다가 통제가 불가능하다. 이런 상황에서 투자한 것을 잠재적으로 되돌려받을 수 있는 가능성이 불투명한 채로 머물러 있는 시장에 다국적 제약 회사들로 하여금 투자의 위험을 감수하도록 할 어떠한 객관적인 이유도 없는 것이다.

절망적인 상황에 대한 고발……

거칠게 써내려간 이 현실은 만일 어떠한 국가나 국제기구의 인도를 받아 제약 회사들의 정책이 위의 문제 해결을 위해 공중 보건 분야에 최소한의 신경을 쓰지 않는다면 미래의 전망은 매우 어둡다는 것을 보여준다. 예를 들어 80년대초 세계보건기구의 주재 아래 제약 산업의 격렬한 반대에도 불구하고 추진되었던 '필수 의약품' 정책 같은 것 말이다. 그 이후 20년이 지난 지금까지도 1,20만 개발도상국가의 국민들은 필수한 의약품들을 정기적으로 구할 수 없다고 세계보건기구 자체가 추정하고 있다. 그럼에도 불구하고 이같은 정책은 실제로 약품을 구하는 것에 있어서 커다란 진보를 가져왔으며(특히 일반 의약품의 사용으로 인한 비용 절감으로), 합리적인 처방전으로 질에서뿐 아니라 양에서도 약품 수급의 합리화를 가져왔다. 그렇지만 새로운 의약품들에 대한 접근에 있어서도 아직 갈 길이 멀다. 그것에 대한 극단적이지만 대표적인 약품은 에이즈 치료제이다. 1985년 이 유행병이 발견되었을 때, 에이즈를 기회로 찾아와서 치명적인 속도로 진행되는 합병증들에 대한 약품 이외에 에이즈 자체에 대한 치료제는 전무했었다. 그 부재 기간 동안 이 유행병은 전세계적으로 확산되었다. 그러나 오늘날에는 예방을 가능케 하면서 치료도 하는 새로운 약품이 상품화되어 있다. 선진국에서 에이즈 환자들은 사회보장제도 덕택에 현재 그들에게 삶을 부여하는 이 비싼 약품들을 구할 수 있다. 전세계 에이즈 환자의 약 90퍼센트가 살고 있는 개발도상국에서 이 약품들을 구하는 일은 마치 사막의 신기루를 보는 것처럼 요원하다.

이같은 현실은 이중적으로 절망적이다. 현재의 제약 연구-개발은 거의 제로로부터 시작한 연구 노력과 현재의 기술력으로 몇 년 안에 에이즈처럼 새로이 나타난 질병을 완치할 수 있도록 하겠지만, 사회경제적인 상황의 압력으로 인해 이 약품들을 가장 필요로 하는 90퍼센트의 환자들에게는 그림의 떡이 될 수밖에 없다는 사실을 입증하고 있다. 이같은 현실은 새로운 세계상업기구가 그 빛을 본 이상 오랫동안 지속될 위험성이 있다. 이 기구는 북반구와 남반구 사이의 기술적인 장벽을 더욱 강화시킬 것이다. 사실 관세 및 무역에 관한 일반 협정(GATT)의 조인을 얻은 세계상업기구(OMC)는 건강 정책도 다른 분야와 마찬가지로 하나의 경제 정책으로 간주하면서 보건상 이유로 인한 예외 조항을 인정하지 않는다.

미래를 위한 희미한 희망의 조짐?

만일 기존의 것(필수 의약품의 합리적인 사용과 함께)을 더욱 올바르게 이용하고 보존하기 위해 항구적인 노력이 중요한 것이라면 최소한의 연구-개발은 필연적이다. 이 최소한이 의미하는 것은 오래되거나 빈곤한 의약품을 재개하는 데 필연적이다. 이러한 의약품들 중에는 때로 독성이 있거나 심각한 부작용이 있는 것(수면병), 세균의 저항력으로 인해 효력이 줄어든 제품들(급성 기관지염, 말라리아, 시겔라속 이질), 그리고 사용 조건에 적합치 않은 제품들(결핵, 설사를 유발하는 질병들, 예방 접종)이 있다. 만일 제도적인 의지가 존재한다면, 예를 들어 세계보건기구의 **TDR**(열대병연구개발) 프로그램 같은 것들의 결과는 수요를 따라가지 못한다. 특히 말라리아를 퇴치하기 위해 동원된 수단과 방법(**TDR** 예산의 49퍼센트)의 질은 현저히 떨어졌다.

역설적으로 미국측의 시도는 우리에게 새로운 희망을 엿보게 한다. 1983년 입법——**Orphan Drug Act**(재정적 지원이 없는 약품에 관한 법령)——의 주요 골자는 희귀병 분야에서의 연구-개발을 위해 제약 회사들을 촉구하기 위한 규칙, 재정, 상업적인 틀의 규정이다. 이러한 희귀병들의 약 80퍼센트는 유전적인 원인으로부터 발생하며, 아주 극소수의 인구에게만 해당하는 질병이다. 이 병에 걸리는 사람들이 극히 적은 까닭에(전세계를 통틀어 몇십 명에서 몇만 명) 수지 타산이 맞지 않는다는 이유로 기업들의 흥미를 전혀 끌지 못했던 것은 당연한 일이었다. 수많은 반대 의견에도 불구하고 이 조항은 1984년에서 1997년 사이에 1백 52개의 새로운 의약품의 상품화를 가능케 하였으며, 이후로 오늘날 경쟁자인 일본과 유럽이 그 예를 따르고 있다. 비록 이 조항의 기본이—— 부유한 국가들의 희귀병에 국한된——공중 보건에 대한 강령보다는 산업적이고 상업적인 성찰에 뒷받침하고 있다 할지라도 그것은 어쨌건 최초의 한 발짝이다. 이 살짝 열려진 문은 최소 비용으로 최대 효과를 얻기 위해 대중의 요구를 무시하는 지극히 대-경제주의적인 사고 방식의 변화를 의미하는 것이다.

2

세계화와 의약품
피에르 시라크, 제롬 뒤몰랭, 밀루 카다르

1994년 4월 15일, 세계상업기구(OMC)가 GATT의 최후 승인을 받은 곳은 개발도상국인 모로코였다. 우루과이 협상이란 이름의 기나길고 힘겨운 '마라케시 협정'은 지구상의 모든 국가가 같은 규칙, 같은 성장 모델을 따라야 한다는 것을 그 골자로 하고 있다. 그 유일한 성장 모델이란 서구 선진국의 자유-교환주의를 표방한다. 그 최선봉에 미국이 나서서 모든 다른 나라로 하여금 이 모델을 따르게끔 하는 데 성공하였다.

마라케시 협정은 모든 나라가 투자와 상업에 문을 활짝 열지 않을 수 없도록 한다. 이 협정은 투자가들과 다국적 기업들에 보다 많은 권리와 커다란 힘을 부여하지만, 그에 상보적인 반응으로서 국가의 권리와 권력을 축소시킨다. 비교우위설의 관점에서 자유무역주의는 결과적으로 모든 나라가 개항함으로써 최선의 것을 극대화시킬 수 있으리라는 이 이론 수호자들의 승리라고 할 수 있다. 그것은 특히 이 '이득들'을 최고로 활용할 수 있는 유일한 세력인 선진 산업국가들과 그들의 다국적 기업들의 승리이기도 하다.

세계상업기구의 협정들은 소위 '현대화'의 과정에서 더 이상 후퇴할 수 없는 계기이기도 하다. 사실 이 협정들은 대부분의 국가들과 경제 부문의 거의 모든 분야를 포함하고 있다. 중국이 아직 세계상업기구의 회원국이 아니지만 그 영향에 노출되어 있는 것은 확실한 일이다. 왜냐하면 중국 정부는 홀로 이 게임과 다른 국가들로부터 동떨어져 독불장군으로 남을 위험과, 일정 영역의 경계가 허물어짐으로써 자국에 바람직한 결과를 가져올 수도 있다는 가정을 누구보다도 잘 인식하고 있기 때문이다. 지구상의 거의 모든 국가들이 이미 이 세계상업기구의 협정에 승인했거나, 아니면 승인중이다.

세계상업기구의 협정은 단지 상업의 영역만을 넘어서 아주 광범위한 영역을 아우르는 일련의 특수 조항들을 포함한다. 개발도상국들의 제약산업에 대한 두 가지의 흐름이 특히 중요한 것으로 인정된다. 보호주의 정책을 허물어뜨릴 것에 대한 요구와 모든 산업 분야에서의 라이선스의 인정이 그것이다.

이 두 조항은 국제 상업 활동에 제동을 거는 장벽들을 부수고 산업의 우선권을 강화시키려는 서구 국가들과 그 산업체들의 의지에 대한 응답이다. 서구 산업 국가들은 예를 들어 제약이나 바이오테크놀로지 같은, 그들이 이미 지배적인 위치를 점하고 있는 분야에서 새로운 시장으로 진출하기를 바랐다. 개발도상국으로서는 서구 국가들의 거대한 시장에 노출되며, 그로 인해 오늘날 특히 그들의 주력 산업인 농업이나 섬유 산업 분야의 수출에 제한을 받는다.

이 두 세력의 희망이 이루어졌는지 미래가 말해 줄 것이다. 오늘부터 확실한 것은 공산품의 관세법은 서구 거대 농업국의 농업 분야의 관세법에 비해 훨씬 약하다는 것이다. 다시 말해서 서구 국가들은 그들의 약점 산업은 보호하면서, 지배적인 위치를 점하고 있는 부분은 강화시킬 것이라는 점이다.[141]

또한 수입에 대한 국내 시장 개방은 다양한 비율에 따라 서로 다른 국가들(선진국이건 그렇지 않건)의 여러 계층의 인구에 혜택을 줄 것이다. 그러나 1997년 개발을 위한 프로그램의 유엔 보고서(PNUD)는 "이같은 세계화는 커다란 전진이다. 그렇지만 특히 대부분 북반구와 남반구에서 가장 활동력이 강하고 경제력이 있는 국가들만이 그 특혜를 누리게 된다. 1992년의 세계 인류의 발전에 대한 보고서는 개발도상국이 국제 교류와 고용 시장, 그리고 자본 시장에서 소외됨으로써 잃는 자금의 규모를 매년 5천만 달러로 추정하고 있다. 이 액수는 현재 그들이 외국의 원조로 받는 자금의 10배에 해당한다. 가장 가난한 나라들은 이 세계화 장치로부터 떨어지는 이윤의 혜택을 어쩔 수 없이 얻게 될 것이라고 주장하는 사람들은, 그들의 생각이 한낱 공상에 불과했음을 깨닫게 될 것이다."[142]

현실적으로 서구 산업체에 대한 개발도상국의 제약 시장 개방에서 개발도상국에 대한 현실적인 보상 부분은 존재하지 않을 것이다. 이 국가들은 벌써부터 제약 산업에 마주하여 그들의 비중을 잃고 있으며, 그것은 그들의 거의 대부분이 이미 가까이할 수 없는 의약품의 가격을 더욱 뛰게 하지 않을까 하는 우려를 자아낸다.

구축중인 제약 시장

세계 제약 시장은 오늘날 세 분야로 나누어져 있다. 처방전과 상관 없는 약품 분야(여기서는 다루지 않을 것이다), 특허권으로 보호되며 처방전에 의해 팔리는 약품 분야, 그리고 처방전에 의해 팔리는 일반 의약품 분야. 경제적인 의미에서 가장 중요한 시장은 처방전에 의해 팔리는 특허 약품들이다. 그리고 이 시장은 주요한 치료약들에 대한 혁신의 기원이 되는 서구의 거대 그룹이 장악하고 있다.

지난 몇 년 동안 많은 거대 제약 회사들간의 기업 병합이 있었다. 이 같은 전략은 한편으로는 연구-개발에 드는 많은 비용을 나누려는 대책, 다른 한편으로는 세계적인 수준으로 의약품을 상품화시킬 수 있는 능력의 배양이라는 의미에서 설명될 수 있다. 이러한 병합은 치료약(과 정보)의 세계화라는 틀 속에서 이해된다. 전세계 건강 분야의 일꾼들이 점점 더 같은 약을 사용하는 추세를 보이고 있기 때문이다. 1998년초 최고의 제약 그룹들은 5개의 미국 기업, 2개의 스위스 기업, 1개의 독일 기업이었다. 그리고 또 다른 기업 융합이 있을 것으로 기대되고 있다. 특허와 상품명으로 보호되는 혁신적인 상표 약품 시장의 경합은 연구 예산보다도 더 비용이 많이 들어가는 건강 분야의 일꾼들을 향한 홍보 활동(의약품 방문 홍보, 광고 등등)이 설명해 준다.

오늘날 급속히 신장하고 있는 세계 제약 산업에서 두번째로 중요한 분야는 일반 의약품의 생산 분야이다. 일반 의약품은 특허 기간이 지난 약품(상품명은 그대로 남는다. 상품명은 끝까지 보호를 받는다)의 공식을 그대로 베껴 생산된 의약품들을 말한다. 일반 의약품은 70년대부터 서서히 의약품 대부분의 매출액이 공공 분야의 책임이 되면서 서구 산업 사회에서 발전하기 시작했다. 일반 의약품의 생산 업체들은 가격을 경쟁력으로 내세웠다. 미국과 같은 나라에서는 일단 한 의약품의 특허 기간이 끝나기가 무섭게 일반 의약품으로 대체되는 경향(특허의 보호를 받는 의약품의 가격은 비싸고, 오늘날 법은 자유 경쟁을 고무하고 있으므로)이 아주 강하고, 이에 따라 오늘날 일반 의약품 시장은 전체 제약 시장의 약 절반을 차지한다.

개발도상국의 제약 산업 상황도 마찬가지로 많이 변화하였다. 그동안 많은 국가들은 자기 나라의 제약 산업을 발전시켜 왔다. 50년대부터 당시까지 수입에 의존하던 상품들을 국내 생산으로 대체하기 위한 산업 정책의 틀에서 시작된 자국 내 제약 산업은 여러 가지 목적을 추구한다. 전략적인 분야로 간주되는 분야에서 적어도 상대적인 자주성을 보장한다는 것과, 그보다는 덜 상징적인 의미로 1차 상품의 수입을 제한함으로써 외화 소비를 줄이겠다는 것, 사회적인 이유와 대중 건강을 이유로 국내인들에게 더욱 싼 가격에 약품을 공급하겠다는 것 등이다. 그러니까 수입을 대체할 것을 겨냥하는 까닭에 이미 잘 알려진 약품들의 생산이 그 초점이 맞추어져 있는 것이다. 몇몇 국가들은 세계 시장에 문호를 개방하였지만(모로코나 브라질의 경우), 또 다른 국가들은 국내 자본의 산업체를 선호하였다(인도, 이집트). 이러한 국가들 중 대부분(이집트, 인도, 대한민국 등등)에서 의약품은 특허의 법적인 보호 등록이 적용되지 않았었다.

한눈에 볼 때 개발도상국에서 약품을 생산한다는 것은 특히 싼 값의 노동력, 즉 적은 비용으로 의약품을 생산할 수 있으니 매우 흥미로운 방법인 듯하다. 그렇지만 산업적인 경험도, 그것을 뒷받침할 환경도 노하우도 없는 국가에서 그것은 그리 단순한 문제가 아니다. 게다가 이같은 생산은 내수 산업에 제한되어 있고(인구가 적고/거나 능력이 없는 인구), 거대 국가나 다국적 기업들이 향유하는 경제의 파급 효과를 기대할 수 없는 국가에게서 문제를 야기할 수 있다.

또한 개발도상국은 수입 개방에서 자국의 내수 산업을 보호할 수밖에 없는 입장에 처해 있다. 특히 적어도 초기의 선전을 목적으로 한 서구의 **덤핑** 캠페인으로부터 말이다. 그것은 자국의 생산자들을 보호하는 것으로 표출된다. 그러니까 소비자들이 치러야 할 가격을 상대적으로 올리는 것이 아니라 자국 산업의 경쟁력을 개발함으로써 외환 획득, 또는 일자리 창출과 같은 긍적적인 결과를 거두려는 전망인 것이다. 이같은 보호 정책은 여러 형태를 띤다. 수입 관세, 자국 내에서 생산된 의약품의 가격에 보너스를 부여하거나 상품 등록을 수월하게 하는 것, 수입 금지 등등.

이러한 가운데 특히 다국적 기업들이 투자하기를 꺼리는 분야인 일반 의약품에 있어서 개발도상국의 몇몇 기업들은——인도의 경우——일반 의약품에 있어서 경쟁력을 갖추기도 한다.

자국 내의 생산 원가보다 훨씬 비싸게 팔리는 상표를 가진 의약품만을 판매할 때 우리는 지난 30년간 몇몇 개발도상국의 능력이 부상하는 것, 다시 말해서 자체적으로 더욱 복잡한 연구에 성공하여 의약품을 개발하는 것을 종종 발견하곤 한다. 이 연구는 아직 특허 기간중에 있는 의약품의 새로운 제조 공정을 개발함으로써(소위 역기술이라 불리는 것) 이

약을 최초로 개발한 산업체에 로열티를 지불하지 않고 세계적인 제약 산업 혁신 기술의 혜택을 보려는 데 그 의의가 있다. 다국적 기업들은 이러한 국가들이 제약 특허를 인정하지 않고 불법 표절이나 위조를 조장한다고 비난하고 있다.

또 어떤 경우에는 개발도상국이 다국적 기업들보다 제조 공정에서 더욱 경쟁력 있는 방법(보다 싼 값에 많은 제품을 생산할 수 있는)을 개발하는 데 성공하기도 한다. 프라지콴텔의 특허(빌하르츠주혈흡충증 치료약)를 가진 바이엘 연구소는, 더욱 싼 값의 제조 공정을 개발한 대한민국의 제약연구소 신풍이 제시한 가격 경쟁력을 따라갈 수가 없었다. 이러한 경험은 서구 다국적 기업으로 하여금 열대 질병에 대한 연구로부터 더욱 빠른 속도로 발을 빼도록 부추긴다.

일방적인 시장 개방

세계상업기구의 협정이 완전히 시행되면——다시 말해서 2006년까지 최후 연기 기한의 혜택을 받고 있는 국가들에게——세계상업기구의 회원 국가로서 개발도상국들은 더 이상 그들의 기업체를 보호할 수 없게 된다. 사실 이때부터 모든 종류의 차별, 그러니까 한편은 국내 생산자들과 외국 기업들, 다른 한편은 국내 생산자들과 수입업자들(그러나 수입품에 대한 관세 인하는 가능하다) 사이의 차별은 금지된다.

다국적 기업들은 특허에 관한 새로운 조항에 합의하였고(지적 재산권에 대한 세계상업기구의 협약에 대한 부분), 자본 유동성의 자유화(투자에 관한 부분)는 다국적 기업들로 하여금 개발도상국 어디에서도 자유로이 투자할 수 있게 하였다. 그러나 다국적 기업으로서는 자국에서 생산된 상품을 수출하거나, 지극히 제한된 개발도상국에서만 생산하여 수출하는 편이 유리하다는 것이 입증되었다. 일반 의약품 분야에서는 서구 기업들이 남반구 국가들로부터의 생산비 절감의 혜택을 받을 수도 있다. 그러나 이같은 생산은 틀림없이 서구 산업국가 시장에 유입되기보다는 생산 지역 자체의 일반 의약품 수요를 충족시키는 데 그칠 것이다.

혁신 의약품 분야에서 사실 서구 기업들로서는 개발도상국에 정착할 만한 큰 이해 관계가 없는 것이 생산 비용, 특히 노동력은 상품명을 가지고 팔리는 의약품의 가격 결정에 있어서 부차적인 것에 해당하기 때문이다.

그러므로 서구 기업들은 부유한 국가들에서보다 남반구에서 사용되는 의약품들의 생산 부분을 개발도상국에서 해결할 수 있다. 그렇지만 이러한 남반구에서 필수적인 의약품들이 열대 질병을 위한 약품들일 경우를 제외하고는 서구 국가들에서는 거의 효력이 없는 의약품들로 간주되는 것은 불행한 사실이다.

결국 서구 다국적 기업들로서 개발도상국들 중에서도 가장 조건이 좋은 몇몇 국가의 시장에 정착한다는 것은 있을 수 있는 일이다. 남반구의 몇몇 국가들, 그 중에서도 특히 다국적 기업에 문호를 개방한 국가들은 그같은 상당량의 투자 혜택을 입을 수 있다. 그렇지만 대부분의, 그외의 국가들에서 자국의 제약 산업은 다국적 기업들과의 경쟁력에 전적으로 노출될 것이다. 기술 이전이나 고용, 혹은 의약품 가격 등, 어떠한 긍정적인 효과도 입지 못하면서 말이다. 사실상 보호무역주의 정책의 폐지로 예상되는 결과는 수많은 국가들에 있어서 자국의 제약 산업을 약화시키거나 아예 망하게 하는 것이다. 바로 그같은 일이 1990년초 최초의 조정 해제 정책을 실시한 라틴 아메리카에서 일어났다.[143]

그러니까 개발도상국들은 서구의 의약품에 대한 문호를 더욱 크게 개방하게 될 것이다. 그러나 그 반대의 현상은 일어나지 않을 것이다. 왜냐하면 서구의 제약 산업은 공중 보건을 이유로 아주 강하게 보호되고 있을 터이기 때문이다. 서구 선진국에서 한 기업은 하나의 의약품을 시장에 내놓기 위해 보건 당국의 허가를 받아야만 한다. 그런데 이를 위해서는 엄청난 양의 서류를 보건 당국에 제출해야 하는 것이다. 막대한 등록 비용과 이 서류들을 모두 준비하는 데 드는 노력, 제약 생산 자체뿐 아니라 연구 수준과 질에 대한 기술적 제약의 복잡함, 이 모든 것들은 개발도상국으로 하여금 서구 시장에 직접적으로 접근하는 모든 가능성을 차단하고 있다고 해도 과언이 아니다. 다른 분야에서와 마찬가지로 산업 분야에서도 최전선의 선진국들에서 점점 더 엄격하게 적용되는 규정들은, 결국 효과적인 방법으로 그들의 산업체를 경쟁으로부터 보호하는 역할을 하게 된다. 현재까지 서구 산업국가들을 겨냥한 개발도상국의 의약품 수출은 극히 한정되어 있거나, 원자재 수출에 그치고 있다.

이중의 칼날을 가진 제약 특허

세계상업기구의 조약에 승인할 때까지 세계특허기구는 파리 협약 (1983)과 세계지적재산권기구(OMPI)가 빛을 보도록 한 스톡홀름 협약 (1967)에 그 기반을 두고 있었다. 이 협약들은 모든 기술 분야에 특허권을 적용하지도, 특허의 최소 보호 기간을 부여하지도 않았었다. 상업 부분에 해당하는 지적 재산권에 대한 협약은 위의 두 요소를 의무 조항으로 하고 있다. 세계상업기구의 회원국이 되고자 하는 개발도상국가들은 모든 산업 분야에서 적어도 20년간 생산품이나 그 제조 공정에 대한 이 특허 체계에 발을 들여 놓지 않을 수 없다.

제약 산업 분야에서 혁신 의약품의 배타적인 상업화의 평균 기간은 연구 기간을 감안하여 약 10년이 될 것이라고 추산되어 왔다. 그러니까 이 모든 의약품들은 적어도 10여 년 동안 일종의 세계적인 상품화의 배타성이라는 혜택을 입게 될 수 있다. 이것은 특히 미국 기업들이 강력하게 추진했던 조항으로 이들은 남반구의 기업들, 그 중에서도 라틴 아메리카나 인도로부터 심각하게 그들의 이득을 침범당했다고 추정하고 있었다.

이같은 특허 제도는 기업들로 하여금 상품 개발에 박차를 가하게 하는 것에서 그 장점을 찾아볼 수 있다. 특허로 보장되는 배타적인 상품화 기간은 그들이 연구에 쏟아부은 비용을 기업으로 하여금 되찾을 수 있도록 하는 기간인 것이다. 이러한 독점은 지배적인 위치를 남용하여 지나친 가격을 매길 수 있는 이른바 독점 전매적인 상황을 부른다.

선진국들은 특허 조항이 제자리를 잡을 때까지 시간을 끌면서 그동안 기술력에서 뒤진 선진국 기업들은 혁신 기술들을 베낄 수 있었다. 사실 서구의 기업들도 국가 산업이 발전함에 따라 다음의 세 단계를 거치는 일이 허다하다. 특허권의 부재, 생산 공정에 대한 특허, 생산 공정과 생산품에 대한 특허, 그런데 서구 선진국 자신들에게는 일종의 전략이 된 이같은 방법을 그들은 세계상업기구의 협약을 통해 개발도상국들에게 금지시킨 것이다.

몇몇 개발도상국들은 서구 기업들이 특허 자체를 무시한 사실을 증명해 내고 있다. 또한 서구 기업들이 개발도상국의 취약한 경제적인 잠재성을 핑계로 남반구 국가들이 관심을 가지는 분야(열대 질병들이나 전염병 같은)의 연구에는 예산을 책정하지 않는 것을 비난하고 있다. 서구 기업들은 이에 내놓자마자 표절당하지 않고 재정적으로 패자가 되지 않는다는 보장이 있어야 연구에 투자할 수 있지 않겠느냐고 즉각 응수한다. 이같은 딜레마는 일반적으로 건강 부문의 연구 개발 기금에 대한 문제를 제기한다. 이러한 문제를 해결하기 위해서는 예를 들어 공공 재정이라든가, 그 분야의 기업 매출액에 세금을 매긴다든가 하는 해결책들을 구상해 볼 수 있을 것이다.

서구 선진 기업들은 특허권의 인정이 결국은 개발도상국에의 기술 이전이라든가, 연구에의 투자 자체를 촉진시킬 것이라 확신하고 있다. 이같은 입장은 세계상업기구의 그것과 일치하는 것으로 세계상업기구의 대표는 다음과 같이 선언한 바 있다. "조약은 아마도 제품가의 상승을 부를 수 있을 것이다. 그렇지만 그 상승폭은 그다지 크지는 않을 것이다. 반대로 지적 재산권의 보호는 제3세계의 수요에 부응하는 생산품들의 연구를 자극할 것이다."[144]

그러나 그에 대한 전망은 차라리 회의적이라는 것이 훨씬 정확한 지적일 것이다. 사실 제약 부문의 연구는 지극히 한 부분에만 몰린 것으로 다국적 제약 기업들은 세계 전체에 아주 극소수의 연구소만을 가지고 있다. 게다가 현재의 경향은 이같은 중심화 현상의 심화로 가고 있다. 예를 들어 미국의 제약 회사들은 점점 더 유럽(가장 선호하는) 한 지역에만 그들의 연구소를 집중시키고 있다. 무엇을 바라보고 개발도상국에 연구소를 열겠는가? 매우 양질의 연구 인력이, 그렇지만 싼 값에 존재하는 몇몇 나라를 제외하고 투자에 대한 위험은 너무나 크다. 그것이 인도에 최첨단 연구소를 열게 될 서구 산업체들의 동기에 대한 조사 보고서이다. 그러니까 양질의 인력과 낮은 임금이 그들이 인도에 연구소를 설치한 가장 큰 동기인 것이다.[145]

한 산업체의 입장에서 특허의 인정이 환자나 특정 국가를 더욱 부유하게 하지는 않는다. 그러니까 특허 자체는 그 어떤 종류의 투자도 정당화시키지 못하는 것이다. 만약 그것이 열대 전염병에 대한 연구의 선제 조건이라고 한다면, 특허의 인정 하나만으로는 그 연구 동기가 되지 못한다. 만일 국내의 제약 연구가 경쟁력 있는 분야에서 최소한의 수단으로 자극된다면, 특허 자체가 제약 연구의 급증으로 즉시 인도된다고는 아무도 장담할 수 없는 것이다. "다시 말해서 특허는 가격 상승과 미약한 경제 성장을 초래할 것이다." 유엔의 상업개발회의(CNUCED)에서 이처럼 지적하고 있듯이 말이다.[146] 이것이 바로 아무도 걱정하지 않는 듯해 보이는 이 협정의 한 그늘인 것이다. 의약품의 가격, 특히 개발도상국에서 혁신 의약품의 가격은 상승할 것이다.

세계의 제약 시장은 지난 몇 년 동안 미국 시장이 앞서 겪어왔던 것과 비슷한 진화를 겪고 있다. 다시 말해서 한편으로는 더욱더 가격이 싸지는 일반 의약품에 접할 수 있는 반면, 다른 한편으로는 혁신 의약품의 가격이 더욱 비싸지고 있는 실정이다. 혁신 의약품의 개발지는 의약품의 가격이 자유화된 미국과 같은 나라일 경우가 많다. 제약 산업체들은 더 이상 생산 비용(생산품의 연구 비용), 즉 그것에 일정 마진을 붙일 수 있는 생산 비용에 따라 정해지는 것이 아니라 (미국의) 시장 가격이 견뎌낼 수 있는 한계에 따라 훨씬 높게 책정된다. 모든 경제적인 가격 산출 방법(제약-경제학)은 이러한 목적을 위해 지난 10여 년간 발전을 거듭해 왔다. 만일 한 의약품이, 예를 들어 병원 입원비를 절약시킨다면 이 의약품은 생산가보다 훨씬 비싸게 팔리는 것이다. 만약 어떤 의약품이 에이즈 환자의 생명을 연장시킨다면 이 약품의 금전적인 가치는 끝을 모르고 뛰어오를 것이다. 이러한 최근의 진보 상황의 결과로 미국에서 개발되는 새로운 의약품들의 가격은 선진국 환자들에게도 매우 비싸다. 정책은 조금씩 차이가 있을지언정 이러한 경향은 유럽의 의약품에서도 마찬가지이다. 그렇지만 거의 대부분의 개발도상국에는 제약 시장을 조종하는 여러 가지의 정책이 존재한다. 예를 들어 미국에서 의약품의 가격은 제약이윤협회(PBO; Pharmaceutical Benefit Organizations)에서 강력한 방법으로 협상된다. 제약이윤협회는 미국 국민 대부분의 보건 분야를 책임지고 있는 치료망(Managed Care)의 산하기구이다. 덧붙여 특허 기간이 끝난 후, 일반 의약품간의 경쟁이 상당히 치열한 까닭에 의약품 가격은 엄청난 속도로 저렴해진다.

개발도상국에서 서구의 제품들은 좀더 싼 값이 매겨진다. 왜냐하면 시장 자체가 그같이 비싼 가격을 감당할 수 없기 때문이다. 그렇지만 병행 수입의 발전(제조업체의 허가 없이 XR 의약품이 더욱 싸게 팔리는 국가가 XR 의약품이 더욱 비싸게 나와 있는 국가로 이 의약품을 수출하는 것)은 생산 국가로 하여금 국가간 의약품 가격의 차이를 축소시키거나 아예 없애 버릴 것을 부추긴다. 게다가 많은 서구 제약연구소들에 있어서 그들의 이윤 폭이 많지 않은 국가에 대한 관심은 줄어들고 있는 듯하다. 일반적인 상황은──국가간의 부(富)의 수준이 어떠하든──전세계적으로 유일한 가격을 매기는 쪽으로 선회하고 있고, 개발도상국들은 이 같은 진보에 속수무책으로 있을 수밖에 없는 것이다.

혁신 의약품은 개발도상국가에게는 (특권 엘리트층을 제외하고) 더욱 더 요원한 것이 되는 것이다. 자국 내에서 이러한 약품들을 베끼는 것의 금지는 더 많은 인구가 이 의약품들에 접근하는 것을 금지시키는 것과 같다. 라틴 아메리카에서 1990년대 초기에 시작된 정부의 시장 재조정 앞에서의 후퇴는 전체적인 의약품 가격의 상승으로 분석된다.[147]

노동 인력의 짧은 마진

개발도상국에서의 제약 분야에 대한 세계상업기구 협약의 잠재적인 결과는, 이들 국가에게는 낙관적인 면을 거의 가지고 있지 못하다. 우리는 또한 의약품이 '보건상의 예외' 부문이라는 특수한 혜택을 입지 못하는 것에 의아해하고 있다. 미국과 유럽연맹의 걱정거리인 농업과, 특히 프랑스의 관심 분야인 문화를 본떠서 말이다. 문화적인 예외라는 이름으로 프랑스가 획득하는 데 성공했던 것이 개발도상국들의 제약 분야에서는 거부되었고, 그 결과로 이들은 세계상업기구의 협약에 항의를 계속하고 있다.

건강의 재산인 의약품은 일반 산업 생산물과는 동떨어져 고려된다. 그것을 인정하려 하지 않으면서 세계상업기구의 협약은 이미 약해질 대로 약해진 지구 한편 인구의 사회·보건 분야에서 부정적인 결과를 초래하고 있으며, 그같은 사실은 용납될 수 없다. 이제 열대 국가에서 맹위를 떨치고 있는 질병들에 대한 연구 재개를 위한 체계를 정착시키고, 의약품이 필요한 대중들을 위한 적합한 의약품들에 관한 재정책을 마련해야 할 일이 남아 있다.

역사는 머지않아 세계상업기구의 협의 결과 이득 본 자와 손해 본 자를 가려낼 것이다. 어떤 국가들은 벌써 오늘날부터 이 협약을 **최소한**, 그리고 가능한 가장 늦게 적용하려 시도하고 있다. 그들로서는 사실 그들에게 허용된 협약의 최대한 기한 연기를 충분히 활용해야 할 이유가 있다. 비록 그 기간 동안 부정적인 결과를 줄이려 온갖 힘을 다 기울여야 한다고 할지라도 말이다. 그런데 서구 제약 회사들이 개발도상국에 주어진 연기 기간 자체를 줄이지 못해 안달하는 것을 보는 일은 유감이 아닐 수 없다. 최후의 통찰을 위한 기한은 유예 기간이 채 흐르지도 않아서 새로운 법안이 실행되면 더 이상 과거로 되돌릴 수 없는 것인 만큼 이 국가들에 있어서는 중요한 시간인데도 말이다.

한편 세계상업기구의 협약 결과를 완화시키기 위한 두 가지의 중요한 방법이 존재한다. 병행 수입과 '의무 특허 제도'가 그것이다. 이 두 가능성은 후에 그 제도에 도움을 청하기 위해서는 자국의 국법 안에 그 제도에 대한 법조항을 등록시켜야 한다.[148] 병행 수입 체계는 '권리의 소멸'이라는 법적인 원칙에 근거한다. 이에 따르면 어떤 한 국가의 X라는 특허권자는 이 약품이 더욱 싸게 팔리는 제3국에서 X의 한 지사가 이 약품을 수입하는 일을 반대할 수 없는 것이다. 그러니까 이 제도를 통해 국가간 가격차의 혜택을 입을 수 있는 것이다. 그것이 약품 수입에 의존하고 있는 국가로 하여금 최소한이라도 약품 가격을 조종할 수 있는 방법이다. 그럼에도 불구하고 서구 제약 산업체들은 세계상업기구의 협약을 다른 형태로 이해하고 있다는 사실에 주목해야 할 것이다.[149] 병행 수입은 지극한 경쟁과 충돌이 예상되는 분야이다. 그 예는 앞으로 기술될 남아프리카공화국의 경우인데, 그것에 대한 무기로서 산업체들은 일반 국민에게는 위험한 카드를 소유하고 있다. 세계 단일 가격.

의무 특허 제도 또한 정착시키기에는 예민한 부분이 없지 않은데다가 세계상업기구 주변에서 수많은 분쟁과 불평을 불러일으킬 것으로 예상된다. 사실상 협약은 특허권 소지자의 권한이 일반의 이익을 위해(극단적으로 위급한 상황, 공중 보건……), 또는 반경쟁적인 관행으로 인해 제한될 수도 있음을 시사하고 있다. 자국 내에 제약 산업을 소유하고 있는 개발도상국들은 서구 제약 회사들이 제 가치를 발휘할 줄 아는 것처럼 아주 극단적인 예외만이 가능한 의무 특허 제도를 자국 내의 제약 산업에 적용시킬 수 있어야 하는 것이다. 그러나 미국에서는 의무 특허 부여가 결코 예외적인 관행이 아니다. 특히 제약 분야에서는 더욱 그러하다. 미국 제약 산업의 예는 세계상업기구 협약의 진정한 게임이 무엇인가를 우리에게 잘 보여 주고 있다. 서구 산업체들은 자국 내에서는 적용되지 않거나, 전적으로 적용되지 않는 규칙을 전세계에 강요하기 위해 자국의 정치 세력을 이용하고 있는 것이다.

서구 선진국들은 자국의 국민들을 위한 자리는 상권으로부터 완벽하게 보호하고 있다. 그렇지만 수출에서의, 즉 그들의 이윤 추구를 명분으로 서구 산업체들은 오늘날 개발도상국의 제약 산업 정책을 그들의 강요된 원칙에 따라 강제로 관철시켰다.

미국의 압력을 받고 있는 남아프리카공화국

미국의 여러 제약 산업체들은 남아프리카공화국인들이 그들의 제약 산업법을 개정할 당시 남아프리카공화국 공권력에 압력을 가하였다. 이 산업체들은 미국 정부가 이같은 과정에 개입하여 그들에게 도움을 줄 것을 요구하였다. 어떤 미국의 산업체들은 남아공의 제약 산업 연합의 지지에 힘입어(미국 기업의 대표가 대표직을 겸임하고 있는) 의약품의 병행 수입은 세계무역기구의 협약에 위배된다는 것을 핑계로 모든 의약품의 병행 수입을 이 국가에서 허가하지 않는 것을 설득하려 하였다. 이 병행 수입을 통한 국제 경쟁력을 이용하여 남아공은 상당한 이득을 챙기려 하고 있었다. (남아공의 약품 가격은 세계에서 가장 비싸다.) 특히 예를 들어 에이즈 치료제를 가장 비싼 약품에 접근조차 할 수 없는 가난한 흑인층들을 위해 싼 값에 공급할 예정이었다. 병행 수입의 비합법성을 강조하면서 미국 기업들은 그들의 바람을 현실로 관철시켰다. 세계무역기구는 사실상 그 협약 6조에서 병행 수입의 법적 원천인 '권리 소멸'에 대한 기구의 협약에 대한 모든 이의를 배제시키고 있다.

이 논쟁에서 세계무역기구의 협약에 반대 입장을 표하는 한 미국의 소비자협회는 유엔과 일본에서 병행 무역의 합법성이 인정된 판례를 당시 부통령 엘 고어에게 환기시켰다. 게다가 영민하게 다음과 같은 사실을 덧붙인다. "경쟁과 시장 능력에 의지하면서 병행 무역은 미국에서의 의약품가를 낮추려는 클린턴 행정부의 정책과 합류하는 듯하다."[150]

정부의 가장 높은 지위에서 벌어진 양국간의 힘겨루기는 1999년 여름까지 계속되었다. 남아공산 철강에 대한 관세 부과와 같은 미국측의 무역 제재는 세계무역기구의 협정에 제각기 불평을 털어 놓고 있던 모든 국가들에게 미국 정부가 이 논쟁에서 미국의 산업체 편을 들고 있음을 상기시켜 주었다.[151] 그러나 남아공에 대한 압력에 부통령 고어가 직접적으로 개입되었다는 의혹이 공공 여론에 제기되면서 미국 정부와 미국의 제약 산업은 여기에서 한걸음 물러서지 않을 수 없었다. 남아공은 오늘날 이 싸움에서 자국민의 이득 쪽으로 '승리를 거두게' 되었다. 이 승리는 남아공 정부와 다양한 협회들, 그리고 세계 각처의 서로 다른 협회들의 단결력 덕택에 가능했던 것이다.

국경 없는 의사회는 바로 이러한 단결력의 이름으로 세계무역협회가 다음 주기, 즉 '밀레니엄 주기'는 필수적인 의약품들을 위한 '보건의 예외'를 인정할 것을 기대하고 있다. 적어도 개발도상국들은 지적 재산권의 틀에서 합법적인 한도의 노동력 마지노선을 활용할 수 있어야 한다. 또한 병행 수입과 의무 특허 제도 또한 일반 대중의 필요성이 항상 존재하는 만큼 유용하게 활용될 것임에 틀림없다. 그러니까 '세계무역기구의 협약을 인간화시키자'는 것에 다름 아니다.

IV

공공, 개인: 국가와 질병

1

작업에 나선 비정부국제협력기구

에릭 괴마이르

초기에 국경 없는 의사회의 활동 영역은 응급 상황에만 제한되어야 한 다는 이념이 설립자들의 주된 의견이었던 것은 확실하다. 그 응급 상황 이란 적정 목적을 가진 의료 개입을 정당화시킬 만한 보건에 대한 수요 와 서비스 간의 균형이 급작스럽게 단절된 상황을 말할 것이다. 국경 없 는 의사회의 창립 초기 10년간 이 기구는 자연 재해와 전쟁시 외과 사이 에 나누어 참여하였다. 1978년 캄보디아 난민들의 대탈출은 그 이후로 도래하는 10년 동안 국경 없는 의사회의 성격을 결정짓는다. 난민촌의 관리. 이 최초의 대대적인 임무는 1979년 1백여 명의 자원봉사자의 투 입을 요구하였으며, 표준적인 전략에 근거한 의료 보조 기반을 수립할 것이었다.

난민촌에는 보건부도, 보건 서비스도 존재하지 않는다. 비정부국제원 조기구는 일반적으로 한 무리의 인력을 즉석에서 구성하여 응급 상황에 맞도록 획일적이고 표준적인 우선권들을 최선으로 실시한다. 여기서 우 선권들이란 식수 공급, 식사 배급, 천막 설치, 영양 실조 감시, 홍역 예 방 접종, 기본적인 치료와 전염병 여부의 감시 등이 될 것이다. 원조기 구들은 강제적인 집합소의 형태를 지양하면서 재구성되었다. 그저 일방 적으로 제공되는 치료와 진료를 위해 한 줄로 나란히 설 수밖에 없는 난 민들간에 계층이라는 것은 있을 수 없다. 그것이 명확한 목적을 가진 개 입인 한 효력을 발휘하기 위해서는 일정한 기간을 두고 계획하여 독립적으로 추진하는 편이 나을 것이다.

하나의 비정부국제원조기구가 개발 프로그램을 지휘할 거라고 생각한 다는 것은 있을 수 없는 일이다. 그렇지만 국경 없는 의사회를 포함하여 대부분의 원조기구는 오늘날 그들의 활동 중 주요 부분을 위급 상황-재 건-개발이라는 작업 공간에 적용시키는 소위 개발 상황에 할애하고 있 다. 비록 국경 없는 의사회가 자가 결정 과정을 잘 보존하기 위해서라도 개발이라는 단어를 그다지 사용하고 싶어하지 않는다고 해도 말이다.

이제 국경 없는 의사회가 1981년부터 참여한 차드공화국에서의 임무 에 대한 상황 분석을 통해 이 작업 공간을 비판적인 시선으로 성찰해 보 도록 하자. 특히 이러한 원조기구의 개입이 치료 조직의 유형뿐 아니라 조직의 개입 후 그것이 차드 정부의 책임 의식에 미치는 영향에 대해서 도 자문해 볼 것이다.

지금까지 지켜져 온 국경 없는 의사회의 인류애적인 정의는 "생명을 구하고, 인간이 무엇인가를 선택할 수 있는 존엄성을 재발견할 수 있게 끔 돕는 것"[152]에 있다. 여기서 우리는 인류 원조기구들의 개입을 통하여 정말로 이러한 인간의 자발성이 회복되었는지, 개입의 원인이었던 위급 한 상황이 해결된 후 개입으로 인해 당사자 국가 안에 주기적인 의존성 이 정착되었는지를 살펴볼 것이다.

차드: 바람직하지 않은 정치 상황

1982년 히센 하브레는 그의 숙적이자 과거의 정치지도자였던 구쿠니 우에데이의 손으로부터 국가 권력을 빼앗고, 은자메나에 새로운 정부를 수립하였다. 몇 년 동안의 전쟁으로 나라는 생기를 잃고, 보건 체계는 몰락하고 말았다. 전쟁 전에 보직을 가지고 있던 그나마 얼마되지 않던 의사들은 모두 피신하였다. 거의 대부분 차드 남부 출신의 간호사들 또한 진료소를 버리고 북부 전쟁 지역으로부터 벗어났다. 새로운 보건부의 기능을 유지시키기 위한 정부 예산으로는 아직도 의약품이나 새로이 교체시켜야 할 의료 기구들을 공급하기에는 턱없이 모자랐다. 진정한 국립 보건 정책이라는 것은 아예 존재하지 않았고, 보건부 산하 젊은 공무원들의 무경험은 당시 이 국가의 황폐함을 전적으로 보여 주는 이미지였다. 게다가 보건 정책에 부여된 예산은 너무도 보잘것없는 것이었다.

정확한 정치적 틀이 없던 까닭에 국경 없는 의사회는 그들의 개입을 당시의 기조적인 이념이었던 국민의 기초 건강에 두었다. 기구는 일종의 지표가 될 만한 진료소들과 지방병원의 재개, 재건축, 설비에 그 전략의 중심점을 두고 활발한 활동을 전개하였다. 3년 후 이 진료소와 지방병원을 중심으로 차드의 14개 지방에 9개의 병원망이 퍼져 나갈 것이었다. 그런데 이 9개 중 7개의 구역이 북부 지방에 위치하고 있다면 그것은 우연이 아니다. 차드인의 대부분은 남부 지방에 거주하고 있음에도 불구하고 보건부 장관을 포함한 새로운 정부인사들이 거의 모두 북부 지방 출신이었으므로 그들은 외국의 원조팀들이 이 지방에 우선권을 둘 것을 촉구하였다. 한편 당시 상황에서 새로이 무엇인가를 짓는다는 것은 있을 수 없는 일이었고, 이미 존재하던 진료소나 병원들을 재건축하는 쪽에 활동의 초점이 맞추어졌다. 그러한 병원이나 진료소는 의료 장비의 질에 따라 세 가지의 범주로 나누어졌다. (DI부터 DIII까지) 사실상 DI만이 질적으로 인정할 만한 의무실을 갖추고 있었고, 반면 '즉석에서 뽑혀 간단한 교육을 받은 인력'들이 이외의 다른 유형의 진료소들에 배치되었다.

이미 상당히 중심으로부터 탈피한 기존 보건 구조의 유형은 지방의 하부 구조로 다음의 세 가지 위상으로 나누어진다. 지방병원, 의무실과 진료소. 국경 없는 의사회는 이같은 중재적인 위상의 장점을 인식하려 들지 않았던데다가 보건부 장관과 협의가 없었던 고로 의무실의 재건에는 재정적인 지원을 하지 않는 기술을 점차적으로 적용하였다. 이에 두 단계의 '지역 조직적인' 특화 체계, 즉 진료소와 지방병원에 중점을 두기 위해 의무실은 점차로 버려지게 되었다. 1977년에 인용된 숫자[153]는 9개 지방청에서 약 16개의 기능적인 진료소, 18개의 의무실과 16개의 지방병원이었다.

1982년 전쟁이 끝나면서 우리는 총체적인 보건 서비스의 마비를 목격하게 되었다. 제 기능을 하는 것은 하나도 없었다. 그저 외딴 마을의 몇몇 의무실만이 존속하고 있을 뿐이었다. 이러한 상황에서 국경 없는 의사 회는 1983년부터 9개의 지방청에서 보건망 상태에 대한 대대적인 조사에 착수하였다. 사실 당시 협회 자체도 준비가 되어 있지 않은 상태에서 행해진 이러한 대규모의 작업은 모든 보건 체계를 제대로 정착시키겠다는 협회의 의지를 보여 주는 것이었다. 적어도 차드 정부의 책임자들은 이 움직임을 그렇게 해석하고 있다. 3년이 흐른 후 국경 없는 의사회는 활기와 열정으로 재건에 성공하였다. 전체 보건망의 재정비, 의약품과 의료 장비의 공급 등, 이 모든 것으로 1977년 1백25개 진료소와 16개 지방병원의 제 기능을 거의 회복하게 되었다. 이러한 작업은 당시 풋내기였던 국경 없는 의사회의 벨기에팀으로 하여금 그 인원과 재정 수단을 시급히 증가시킬 것을 요구하였다.

건강 분야의 우수 인력 교육의 진보 상황

1983년 실시된 대대적인 조사 작업으로 돌아와서 몇 안 되는 간호사 자격증을 가진 인력에 비해 '보건 인력'의 자격으로 조사 명단에 오른 수많은 사람들의 존재는 의미심장한 것이 아닐 수 없다. 그런데 이 인상 깊은 숫자 뒤에는 간호사를 구할 수 없었던 당시 상황에서, 이같은 제약으로 스스로의 활동에 제한을 받으려 하지 않았던 국경 없는 의사회가 마치 난민촌에서 학위 없는 젊은이들을 뽑아 인력에 참가시키던 것처럼 인력을 모집해서 이용한 자원봉사 정책이 숨어 있었다. 이렇게 해서 가장 기본적인 지식만을 전수받은 젊은 학도들은 2년 만에 '외과의'가 되기도 하였던 것이다.

만일 이같은 전략이 초기에 보건 서비스를 재건시키기 위해 광범위하게 정당화되었다면 피신해 버린 간호사를 되찾기 위해, 또 그들의 의학적 지식의 질에서 보다 양질의 교육을 가능케 할 수 있는 교육 정책을 위해 보다 엄정한 조사 작업이 배가되지 않았던 것은 시행착오가 아닐 수 없다. 간호사 학위 소지자수의 변화 추이는 그같은 제약을 잘 보여주고 있다. 1985년말, 즉 전쟁 3년 후에는 전쟁 전에 비하여 약 28퍼센트의 간호사들만이 복직하였다. 이러한 힘든 상황을 우회시키기 위해 국경 없는 의사회는 많은 수의 자원봉사자들을 활용하였고(1997년 3백 87명이 명단에 등록), 그들에게 적절한 교육을 실시하였다. 그들 중 누구도 간호사로서는 인정받지 못할 것이며, 극소수만이 보건 고등 교육의 기회를 얻었다. 그것은 1994년, 전쟁 후 약 12년이 경과한 시기에 간호사 학위 소지자의 비율이 전쟁 전에 비해 거의 변화하지 못한 이유를 대변한다.

국경 없는 의사회는 은자메나의 간호학교를 직접적으로 지원하는 프로그램에는 전혀 관여하지 않았다. ITS(스위스 열대 지역 교육 기관)의 보조로 국가의 수요에 걸맞는 교육이 잘 이루어졌던 이 학교에서 1984년부터 매년 약 40명의 젊은 간호학도가 배출되었지만, 1993년 재정 부족을 이유로 폐교되었다. 건강 분야의 우수 인력 부족 현상은 의사의 경우 더욱 예민해진다. 1977년 차드에서 활동하던 의사들 중 3분의 2는 외국인들이었다. 당시 차드 전국에는 약 36명의 의사가 있었다. 1985년 이들 중 아무도 9개의 지방에 남지 않았다. 조사 대상의 모든 의사들 중 단 1명만을 제외하고 전부 외국에 있었다. 이에 국경 없는 의사회가 이 자리를 채워서 약 20명이 되었고, 몇 안 되던 국내 의사는 모두 수도 은자메나에 있었다. 1986년 이같은 외국인 의사의 국내 의사 대체 현상은 모두에게 당연한 것으로 여겨졌었고, 재활용 정책과 국내인 의사로 외국 파견 의사를 교체하는 작업이 FED(유럽개발기금)에 의해 추진되었다. 그렇지만 의사를 구한다는 것은 쉬운 일이 아니었다. 그 중 몇몇은 외국에서 학업중이었고——대부분은 소련——당시 은자메나에는 의과대학이 없었다.

게다가 그 몇 안 되는 외국 유학 의사들도 차드로 되돌아오기를 원하지 않았다. 돌아올 것을 받아들인 의사들, 즉 소련에서 학위를 취득한 의사들은 임상 경험이 극히 부족하였고, 경시청 총감독이라는 지위에 현혹되어 단숨에 행정부 쪽으로 진로를 돌려 버렸다. 바야흐로 국경 없는 의사회가 개입한 후 약 15년이 지난 1988년에 이르러서야 새로운 차드의 국립의과대학으로부터 최초의 의사들이 배출되는 것을 목격할 수 있을 것이다.

1986년부터 보건 당국의 대표는 차드에 의과대학이 설립되었으면 하는 의사를 강력히 시사하였고, 개인적으로 구체적인 계획을 세우기까지 하였다. 그렇지만 중도에 당시 우선권에 이 계획이 들지 않는다는 국경 없는 의사회의 반대에 부딪히게 된다. 응급 상황에 따른 전략, 적절한 시기를 맞춘 투자 이념에 걸리고 만 것이었다.

공공 예산의 지출을 삭감하는 프로그램을 맡고 있던 국제 전문가들은 차드의 고급 보건 인력의 부족 상황을 입증하였고, 이러한 진단에 직면하여 사회 분야에서 '예외적인 고용'을 승인하였다. 보건과 사회 문제에 있어서 50여 명의 간부들, 그럼에도 불구하고 오늘날 그 대체 숫자는 수요에 훨씬 미치지 못한다. 지방청 보직에 있는 간호사들은 간호사의 사망이나 정년 퇴직에 비해 너무나 느리게 수적으로 보완된다. 반면 지방 분권적인 전략을 실시하고, 모두에게 기본적인 보건 혜택을 부여하기 위해서는 훨씬 많은 수의 간호사가 필요하다. 그렇지만 차드가 종속되어 있는 구조 조정 정책과 균형상의 예산 제약은 그것을 지탱할 수가 없는 것이다.

국가의 필수 의약품 보급 정책의 기본

1983년부터 국경 없는 의사회는 계획 대상이 되는 9개 지방청의 필수 의약품과 의료 장비 공급을 위한 제약기금제를 실시하였다. 그것은 기본 건강 치료 전략의 주요 부문이기도 하다. 기본적인 의약품 없이는 기본적인 보건 체계는 그 기능을 다할 수가 없다. 보건상 직접적인 효과를 거두기 위해 이같은 공급 정책은 의약품의 합리적인 사용을 권장할 만한 교육을 배가시켜야 한다. 기본적인 의약품 처방을 위한 최초의 국경 없는 의사회의 의약품 처방 가이드가 이러한 경험으로부터 나오게 되었다. 수없이 개정을 거듭하여 오늘날 이 가이드는 제3세계 처방전에 있어서 하나의 지표가 되고 있다.

보건소와 마찬가지로 병원들 또한 국경 없는 의사회의 의약품 보급책으로 말미암아 정기적으로 채워지게 되었다. 의약품 보급에 있어서 이토록 구체적인 방식으로 구성된 지원책은 부러움 아니면 강한 라이벌 의식을 자극하는 것이 당연하다. 이 계획의 혜택을 입는 지방청들은 마요 케비만을 제외하고는 모두 북부 지방에 자리잡고 있다. 남부 지역의 지방청들로서는 방치된 채 스스로의 운명에 기대는 수밖에 없었던 것이다. 보건부 산하에서 행해진 산만한 약품 구매는 북부 지방에 보내진 완벽한 의약품의 구비와는 비교조차 할 수 없는 것이었다.

이에 국립 의약품 창고, 파르마와 국경 없는 의사회의 사적 관리 창고 사이의 경쟁 관계가 성립되었다. 국경 없는 의사회의 관리 의약품 창고는 1987년 국립 의약 창고로 이전하지 않을 수 없게 되는데, 이들은 지난 몇 년 동안 텅텅 비어 있던 진열대를 약품으로 가득 채우게 된 것을 무척 다행스럽게 여겼다. 만일 이 두 성격의 의약품 창고의 융합이 공공 서비스와 사적 체계 간에 감도는 긴강감을 줄이기 위한 것이었다면, 현실적으로 이 융합은 너무나도 성격이 다른 두 방법 사이에서 우선권 다

툼을 불러일으키는 어려움에 새로이 봉착하게 된다.

'국경 없는 의사회 체계' 즉 평등성을 골자로 한 인류애적 원칙에 근거한 약품 분배와 국립 행정 체계, 다시 말해서 모든 나라에서 그러하듯 우선적인 목표들에 이용하기 위한 정치적인 요소로서 의약품을 이용하는 두 체계 사이의 긴장이 가장 분명한 방법으로 표출된 것은 의약품 출고의 통제 과정에서였다. 이 두 체계간의 불협화음은 일단 의약품 탑재 트럭이 꽉 찬 다음에야 의약품을 끌어내릴 것을 허가하는 등의 명령으로 무장한 무기 운반 트럭에 실린 새로운 의약품의 도착시에 일어났다.

만일 기술적인 면에서 오늘날까지도 부인할 수 없는 것이 있다면, 거의 이 나라 전체가 기본적인 의약품을 정기적으로 보급받는 혜택을 누리고 있는 것에 이웃 나라들이 샘을 낸다는 것이다. 이 결과는 건강 분야의 서로 다른 우선권의 체계 속에서 출자자들과 그 출자 실행기구 사이의 힘의 역학 관계가 이같은 의약품 보급의 우선권에 대한 입장을 관철시킨 결과이다. 이러한 양상을 기억에 잘 새겨두는 것은 그와 같은 선택이 언젠가 외부 개입 세력이 떠난 후에도 영속할 것이라 믿는 일이 얼마나 어리석은 환상인지를 잘 깨닫게 해줄 것이다.

사립의 국경 없는 의사회 영역이 사라지고 의존은 가속화되다

필수 의약품의 공급과 그것의 합리적인 경영은 특히 재정적인 수단이 지극히 제한된 상황 속에서 피할 수 없는 논지이다. 빈번히 아주 비싼 값이 매겨지는 새로운 분자 구조로 이루어진 의약품의 품질에 대해서 광고라는 유일한 수단에 의존할 수밖에 없는 민간 제약연구소에 있어서 아프리카는 오랫동안 사냥 금지 구역이었다.

여기서 지금 전개하려는 논지는, 물론 가장 가난한 민중들에게 재정적으로 접근 가능한 범주의 필수적인 의약품을 표준화시킨 리스트의 도움을 구하는 것에 관한 경제적이거나 의료적인 가치에 대해 이론을 제기하려는 것과는 거리가 멀다. 그보다 모든 사적인 대체물들을 사라지게 할 이같은 전략의 반강제적인 적용 결과를 보여 주려는 데 있다. 이는 이웃 나라들과는 대조적인 이미지로서, 예를 들어 카메룬과 나이지리아에는 마을마다 개인이 운영하는 약국들이 광범위하게 분포되어 있지만 차드에서는 민간 약국을 찾아보기 어렵다.

기본적인 의약품의 수요 전체를 충족시키기 위해 공공 서비스가 내놓은 일련의 약품 리스트는, 환자들로 하여금 그에 대한 다른 대안을 찾는 것을 전적으로 차단하여 공적인 보건 체계와 완전히 의존적인 관계를 수립시킨다. '비합리적'인 것으로 여겨지는 개별적인 요구라든가, 서구 국가에서는 이미 일반적인 성향인 자가 약품 투여와 같은 것은 이같은 체제 속에서 설 땅을 잃는다.

이렇듯 국가는 단 하나의 의약품 공급자로서의 새롭고 매우 무거운 책임을 지게 된다. 틀림없이 자체 내의 예산으로는 턱없이 부족할 정기적인 공급을 책임져야 할 주체로서 말이다. 이 체계는 현행의 서구 선진 국가들의 사회보장제도와도 상당히 거리가 먼 것이다. 국가는 의약품의 보급에 1백 퍼센트 책임을 지고 있지만, 그와 동시에 자국민에게 좋은 것을 선택하고 해로운 것을 공지시키며, 공중 보건의 의미에서 처방된 의약품의 중요성을 국가가 판단하여 차등을 두어 환불하는 정책을 실행한다.

'비용 회수' 체계의 정착

차드의 보건부는 이렇듯 대대적인 외국 기구의 개입 이후에 예전에는 결코 수행하지 않았던 일들에 점차적으로 깊이 관여하게 된다. 전국의 진료소와 병원에 필수 의약품들을 공급하는 것. 이 전략이 외국의 원조에 의해 진행되는 한 문제될 수 있는 것은 단 하나, 우선권이 무엇이냐하는 것이다. 진정한 문제는 더 이상 영속적으로 이같은 골칫덩어리 속에 깊이 관여될 것을 두려워한 외국의 개입 세력들이 언젠가 이러한 주기적인 원조를 중단할 것이라는 의사를 표명하면서부터 대두된다.

무엇을 막론하고 이제는 국가 내에서 이루어진 재정적 수단으로 의약품 보급을 실시할 체계를 위한 전략을 세워야 하는 것이다. 국가도, 지방자치단체도 대금 청구서의 무게를 감당하지 못할 때는 어쩔 수 없이 화살을 환자 쪽으로 돌리지 않을 수 없다. 이렇게 해서 무엇보다도 국경 없는 의사회의 말리(비교, '보건의 불모지')에서의 경험에 뒤이어 1987년 유니세프가 개최한 바마코의 시도라는 이름으로 불리는 비용 회수 체계가 그 빛을 보게 된다. 차드에서 국경 없는 의사회는 1992년 마요케비 지방청에서 시범적으로 의약품의 구입과 진찰에 있어서 가격을 매기는 비용 회수 전략을 실시하였다.

사실상 차드는 자국의 보건 정책에 있어서 비정부국제원조기구의 조수격이었다. 은자메나에서 1983년부터 국경 없는 의사회는 질이 우수한 라디오 방송국을 운영하고 있었다. 그 덕에 정보를 모으고 전염병 곡선을 실현시킬 수 있었으며, 이에 따른 프로그램을 짤 수 있었다. 국경 없는 의사회의 사무실은 보건부에 인접해 있었다. 당시 보건부는 국경 없는 의사회를 따라잡지 못했다. 10개의 지방청에 대한 믿을 수 있는 정보의 총체는 국경 없는 의사회 사무실에 있었고, 그들이야말로 1983년부터 '전염병 감시' 프로그램을 정착시켰으며, 이것은 후일 1986년 USAID(국제개발기구연합회)가 발주시킬 보건부 개발 계획의 전신이 된다.

이때까지 모든 개발 계획의 사무소는 국경 없는 의사회였다. 외국의 사절이나 다양한 루트의 자금 후원자들은 그저 관례적인 인사치레로만 보건부에 들를 뿐이었다. 결정에 필요한 유용한 모든 정보들은 국경 없는 의사회의 사무실에 있다는 것은 누구나 다 알고 있는 사실이었다. 국경 없는 의사회는 1983년부터 계획의 영역 내에 있는 모든 보건 구조들과 의료 종사자들의 실태 조사를 실시하여 국립 보건 개발 계획의 바탕을 이루었던 것이다.

이같은 무거운 책임을 전적으로 대체시킨다는 것은 무의식적인 파행 현상이 아니었다. 그것은 외부의 기구들에 원조를 구하는 국제 정책 결정자들의 확연한 의지에 의한 것이었다. 국경 없는 의사회는 효율적이었고, 그 체계 자체는 효율적이지 않은, 그러니까 신뢰할 수 없는 것으로 간주되는 임무에 너무나 많은 자금 대주기를 피했던 후원자들에게는 훌륭한 매개체였다. 이러한 상황을 동반자인 차드인들이 달가워했을 리는 없다. 그렇지만 실용주의자였던 보건부 장관은 서슴없이 이를 받아들였다. 그는 끝을 모르고 치러지는 전쟁으로 인해 균형을 잃고 비틀거리는 자국의 공공 부문 서비스의 이미지가 좋지 않다는 것을 잘 인식하고 있었다. 게다가 국경 없는 의사회의 매개와 그 입증된 효율성은 건강 부문에 있어서의 후원자들에게는 믿음직한 미끼이자 보증수표였다. 비정부국제원조기구와의 하청 계약은 차치하고라도 칼날 같은 민족주의와 외국에의 문호 개방 사이에서 그는 주저 없이 두번째 해결책을 선택했다. 물론 그는 이미 달성된 결과가 그의 정치 관록에 부여할 이득들을 잘 보장하기 위해 시간을 내어 여기저기 얼굴을 들이미는 노력을 기울였다.

1983년부터 국경 없는 의사회는 직접적으로 부여된 다각적 협력기금인 **FED**를 광범위하게 활용하기 시작했는데, 이론상으로는 이 기금에 비정부국제기구가 손을 대면 안 되었다. 국경 없는 의사회의 경험상 희귀한 일이었던 이 기금의 사용(차드가 그 첫번째 경우였다면, 이 현상은 말리와 기니로 이어진다)은, 피할 수 없는 게임이 되었던 자금에 당시 3개 단체의 이익이 얽혀 있었다는 사실을 보여 준다. 보건부, 후원자──유럽위원회──, 자금 운용을 맡은 국제적인 기구, 즉 국경 없는 의사회.

현장의 실적은 부인할 수 없는 것이었지만 시간이 경과함에 따른 프로그램의 진행은 피할 수 없는 예고, 즉 우선권의 순서 매김에 대한 팽팽한 맞섬을 부른다. 짧은 기간의 균형은 시간과 인력 교체로 인해 깨어지고, 그 고유의 역할을 빼앗긴 보건부와 항시 존재하던 비정부국제기구 국경 없는 의사회와의 긴장이 표면으로 드러나게 된다. 1985년 한 상징적인 일화는 이같은 긴장감을 잘 표현해 준다. 차드의 의약품 부족과, 외국에서 의과대학을 졸업한 젊은 의사들이 국내로 돌아올 것을 거부함으로써 국경 없는 의사회의 활동 자체가 불가능해지자 당시 보건부 장관은 국립의과대학을 설립하기 위한 결정을 내렸다. 그렇지만 그로서는 우선 그들의 특권을 가진 매개인들, 즉 국경 없는 의사회의 동의 없이 이처럼 야심찬 계획을 국제 재정 후원자들에게 설득시킬 수가 없었다. 그런데 인력면에서나 재정면에서나 비용이 막대하게 들고 즉각적인 효과를 기대할 수 없는 이러한 유형의 계획은, **상황에 따른** 교육을 지향하고 좀더 짧은 기간에 가시적인 성과를 올리기 원하는 당시 기구의 우선권 안에는 들어가지 않았다. 비록 처음부터 차드측이 국경 없는 의사회로부터 한푼의 보조금도 바라지 않았다고 할지라도, 이 계획에 대해 대놓고 반대 의사를 편 비정부국제기구의 견해를 어떻게든 우회시키려 노력하지 않을 수 없었다. 어쨌든 역사는 차드측에 승표를 던져 주고 있는데, 이미 약 8년 전부터 차드에 의과대학이 존재하고 있으며, 이제 이 대학으로부터 최초의 의사들이 상당수 배출되고 있으니 말이다.

국경 없는 의사회의 한가운데에서도 대체의 우회 기류는 1986년부터 명백히 지적된 바 있지만, 그 우회 활동이 지방에서 프로그램을 효과적으로 진행하고 있었던데다가 대중들에게 그 우선권을 주었고, 그러한 방향이 인류원조기구에서 가장 중요시하는 가치였기 때문에 당분간은 그렇게 방치되었다.

하지만 1987년부터 긴강은 끊어질 듯이 팽팽해지면서 국경 없는 의사회는 재빨리 그들의 활동을 접게 된다. 즉 바통을 넘겨 줄 때가 온 것이었다. 급작스런 대붕괴 상황을 막기 위해 전이는 곧바로 보건부로 이어지지 않고, 이 공존을 해나가기 위한 인력보다는 그 우선권에서 더욱 단단히 무장한 것으로 보이는 또 다른 국제개발기구 **AEDES**(1984년 자이르에서의 개발 활동을 재개하기 위해 국경 없는 의사회가 창립한 단체인 개발과 보건을 위한 유럽연합기구)로 이어진다.

이제 막중한 책임감으로부터 벗어난 것에 매우 만족하였던 국경 없는 의사회는 이 나라를 곧장 떠나는 대신 한 지방청을 선택하여 노력을 집중시킨다. 그곳이 마요 케비였고, 그들은 또한 그때부터 지난 5년간의 책임 회피의 파행을 바로잡으려 노력하였다. 그 일환으로 중앙 정부에서는 해결책을 찾지 못했던 지방의 보건 서비스와 보건 서비스의 수혜자들을 모색하였다.

이 정책은 더 이상 대체의 형식이 아닌 보완의 형식을 띠고 추진되었다. 즉 보건 구역을 설치하고, 보건위원회를 창립하고, 의과대학을 졸업한 젊은 간부와 의사들의 교육 실습을 실시하는 등의 것들로 구성되었다.

국가의 점진적인 책임 회피?

10년 동안 차드 보건부의 예산은 거의 진보하지 않았다. 만일 우리가 인플레이션과 차드프랑의 평가절하를 감안한다면, 차드 정부가 보건에 할애하는 예산은 현실적으로 감축되었다고 볼 수 있다. 1977년 차드 정부는 이미 국민 보건에 1인당 2백77차드프랑을 할당하고 있었다는 사실을 먼저 숙지해야만 한다.[154] 이 수준은 1990년에야 그것에 상당하는 절대 가치를 찾았으며, 현재까지 현실적으로는 이 수준에 이르지 못하고 있는 실정이다. 만일 전체 예산이 많이 증가되었다면, 그렇다고 해도 총예산은 국민당 소비를 높이기 위해 빠른 속도로 증가하는 인구 수준을 추월할 수는 없었다. 대대적인 외부의 원조에도 불구하고 1인당 차드프랑의 소비는 1993년에서 1996년 사이에 감소된 것을 알 수 있다.

그러니까 우리는 차드 정부가 20년 전보다 오늘날 1인당 거의 비슷한 금액을 국민 건강에 투자하고 있다는 것을 확신할 수 있다. 게다가 틀림없이 자기 자체 내의 수입은 그 중 훨씬 낮은 비율을 차지할 것이다. 그들 자체는 보건 정책을 향후 10년간 국가의 최우선권으로 삼겠다고[155] 했지만, 차드 정부는 언제나 이 사회 복지 부문에 있어서는 외부 원조의 시녀 노릇에 만족해 왔다. 외부 원조 세력이 맡고 있는 보건 부문 지출 비율은 80퍼센트에 육박한다.[156] 그것은 이 부문에 있어서 차드가 외부 자금 후원에 전적으로 의존하고 있다는 것을 보여 준다.

이렇듯 보건부 예산은 1993년과 1995년 사이에 국가 전체 예산의 7.1퍼센트에서 5.1퍼센트로 삭감되었다. 같은 기간에 국가 일반 예산은 10.8퍼센트 증가하였는데도 말이다. 그것에서 개인적인 지출을 제하면 1인당 약 0.9달러라는 수치에 맞닥뜨리게 된다. 이 수준이라면 기본적인 의약품의 선택과 비정부국제원조기구에의 구조 요청은 더 이상 선택이 아닌 필수가 아닐까!

만일 오늘날 차드가 이웃 나라인 수단이나 중앙아프리카공화국, 아니면 북쪽의 카메룬보다 훨씬 효율적인 체계를 가지고 있다고 해도 차드 정부 자체는 그 체계를 제어할 능력을 완전히 상실하고 있다. 현재까지 모든 노력에도 불구하고 지구상 가장 낮은 수준의 국민 보건 상태에 직면하여, 대체 이 책임은 어디로 가야 하는지에 대한 질문의 필요성을 우리는 느끼게 된다. 다른 말로 해서 만일 1인당 0.9달러의 예산이 보건부에 할당되는 것이 사실이라면, 이것은 극히 적은 액수이고, 그 잘못은 대체 누구에게 있는가 하는 점이다.

건강위원회: 국민에 의해 아슬아슬하게 제어되는 우선권들?

더 이상 존재하지 않거나 아니면 때로 과거에도 전혀 존재한 바가 없었던 치료 서비스는, 동떨어진 농촌 지역의 인구들에 있어 분명히 걸음마 단계에 머물렀을 보건 서비스는 1983년부터 1986년 사이에 북부 지방의 서로 다른 지방청들로부터 생겨나기 시작하여, 특히 전염병 부문에 제기되던 문제들의 거의 대부분에 나름의 해결책을 부여하게 되었다. 마을 사람들은 이같은 서비스를 행운으로, '하늘이 준 선물'로 간주하여 고맙게 생각하였고, 그 성공은 국경 없는 의사회의 존재로 인해 가능한 것이었다. 물론 마을 사람들은 국경 없는 의사회에게 거의 영향력을 발휘하지 못했다. 보건 서비스의 정착은 하나의 권리가 아니었고, 절대 의무일 수도 없을 터였던 것이 외국의 무소속 국제원조기구가 영속적인 의무를 가질 수는 없기 때문이었다. 바야흐로 각 마을의 촌장들은 진료소를 짓는다든가, 간호사를 임명하기 위해 지방 자치장이나 시장을 방문하는 대신 국경 없는 의사회의 책임자를 찾아왔다. 그들 정부 관리들의 압력 수단은 국경 없는 의사회와 같은 비정부국제원조기구에 비해 너무도 보잘것없었고, 이에 대중을 설득시킬 만한 전략을 고안해 내야만 했다. 보건 서비스의 사용자들과 공권력 사이의 유익한 매개자는 더이상 존재하지 않았다. 즉 개입의 수단이 없었던 공권력은 그 국민들이 보기에 모든 신용을 잃어버리고 말았던 것이다.

이같은 정치적인 공백을 채우기 위한 아이디어로서 건강위원회의 형식을 띤 지방 자치 책임자들의 모임과 보건 서비스 사용자들의 모임이 촉구되었다. 최초의 보건 수혜자들의 매개기구 형식인 건강위원회가 1993년 남부 지방청에서 나타났다. 이 영향은 지극히 놀라운 것으로 은자메나에서 그것과 유사한 형태의 건강위원회들이 같은 시기에 속속 생기기 시작하여 지방에서의 정치 의식이 확연하게 다시 움트기 시작했다. 물론 위원회에서 다루어지는 주제가 건강면에 국한된 것인데다가 건강위원회의 권리가 제한된 것이었을지라도, 적어도 국제 후원자들을 대표하는 국경 없는 의사회의 소위 '왕자의 자유 재량'에 실제적으로 맞서는 하나의 세력을 대표했던 것이다.

그들이 바랐던 서비스나 모금 운동을 통해 재정적인 수단을 갖는 것은, 그들로 하여금 예를 들어 그들이 원하는 장소에 진료소를 짓는다든 가 기본적인 의약품의 보급을 맡는다든가, 또는 그들이 선택하고 진료 의 질에 따라 가격 차등을 두는 계약직 간호사를 고용하는 일 같은 권리 들을 행사할 수 있도록 한다. 이렇듯 비록 그것이 비정형적인 것으로 머 물러 있다고 할지라도 점차적으로 보건 인력과 소비자들 간의 직접적이 고 계약적인 관계가 다시 나타나기 시작한다.

그럼에도 불구하고 우리가 보건 서비스에서 새로이 행해지는 결정들 을 목격하고 있다고 해서 그 자체가 정말로 중앙 보건 당국을 대체하고 있다고 판단한다면 그것은 오산일 것이다. 대부분 문맹인 농촌 인구가 완벽하게 보건 체계를 관리할 수 있다는 것은 결코 있을 수 없는 일이 다. 건강위원회가 내리는 결정들은 일종의 미시적인 관리로서 보건 체 계 자체의 발전을 기대할 수는 없었다. 다른 말로 한다면 국가로부터 빼 앗은 결정 권력을 국민에게 돌려 줄 수는 없다는 의미가 된다. 반대로 이 민간인들이야말로 건강 부문에서 가장 우선적으로 필요한 것들이 무 엇인지 가장 잘 알고 있다. 어떻게 해결해야 하는지는 정확히 모르지만, 어쨌든 이들은 그들에게 행해진 서비스에 대한 일종의 만족감을 표시할 수는 있는 것이다.

외국의 협력하에 너무도 많은 보건 체계가 생겨나서 그들의 진정한 수 요에 부응하지 못하는 이 서비스를 주민들은 재빨리 외면하고 만다. 이 러한 보건 체계들은 주민들의 요구를 알아차릴 수 있는 도구가 없는 까 닭에, 또한 그 체제 자체의 지나치게 융통성 없으며 중앙 집권적인, 그 러니까 새로운 상황에 적응하기 힘든 계획으로부터 벗어날 수 없는 까 닭에 이렇게 재빨리 주민들로부터 외면당하는 것이다. 위기 상황과 그 뒤를 이은 개발 사이의 계속성에 대한 성찰의 대부분은 조심성을 요구 하지만, 결국은 그러한 계속성은 당연한 것이라는 결론으로 귀결된다.

우리는 국경 없는 의사회가 차드에서 겪은 경험들을 통해 얼마나 많은 모순과 암초가 우리를 기다리고 있었던가 하는 예를 하나 더 추가하였다. 만일 위급 상황 속에서 정말로 이같은 정부의 책임 회피가 필연적인 선택이었다면——완전히 충격 상태 속에 있는 희생자들에게 대체 당신들의 우선권이 무엇이냐고 묻는 것은 언어 도단이다——이같은 자발성의 상실을 더욱 가속화시킬 위험성이 항존한다는 것은 이 경험으로부터 얻어진 교훈이다. 가장 가난한 국가의 사회적인 서비스를 맡고 있는 국제 재정이 점차 늘어나는 가운데 그들의 외부 세력에 대한 경제적인 의존은 더욱 심화되고, 그로 인해 가난한 국민들은 존재하는 서비스에 대한 모든 권리와 통제 능력을 어쩔 수 없이 상실하고 마는 것이다.

2

미국·영국·프랑스, 세 국가의 의료보험 체계

카림 라우압디아, 노엘 라손

제2차 세계대전 직후 거의 대부분의 산업 국가들은 국민 건강 증진이라는 그들의 목표를 공공연히 선언하였다. 차별 없이 모두에게 의료보험 서비스를 균등하게 제공할 수 있도록 하는 의료보험 체계의 정착에의 의지가 당시 그들의 당면 과제였다. 예를 들어 영국에서 어떤 학자들은 훌륭한 보건 체계의 정착은 보건에 대한 수요 자체를 줄일 것이라고까지 생각하였다.

이같은 정책은 각 국가마다 리듬은 다르지만 서서히 정착하였다. 초기에는 전례 없는 경제 개발로 지지되고, 빠른 속도로 발전하는 의학 수준으로 순풍에 돛단 듯 나아가던 이 정책은 1970년부터 여러 차례의 재조정을 겪는다.

그 다음 시기에 이르러 경제 침체와 공공 예산의 적자 사태는, 국가들로 하여금 보건 서비스 비용과 효율성면에서 다시 한 번 재고할 것을 요구하였다. 이와 함께 '양질'의 치료 서비스에 대한 요구는 높아만 갔다. 그 결과로 국가들은 보건에 대한 지출의 공공 부문을 제어하고, 적자를 줄이기 위해 보다 적은 예산과 보다 큰 요구를 화해시키기 위한 개혁에 들어갔다.

동일한 경제 환경 속에 봉착하여 공통의 경제 논리로 뒷받침된 이같은 개혁이 초기에 내놓은 그들의 목표에 여전히 부합하는가, 또 이 개혁이 서로 다른 속도의 보건 체계들을 정착시키면서 혹여 서비스에의 접근에 있어서 불평등을 낳고 있는 것은 아닌가? 끝을 모르고 계속 진보해 나가는 프랑스 · 영국, 그리고 미국의 사회보장제도를 다시 한 번 살펴보는 것이 이러한 성찰에 도움이 되지 않을까 생각해 본다.

유사한 목적을 가진 서로 다른 모델들

이 세 국가의 사회보장제도는 OECD, 즉 경제협력개발기구 회원국들에 존재하는 유형들을 대표한다. 이 국가들은 서로 비교 가능한 선진국들 중에서 국민 총생산에 있어서 거의 비슷한 경제 발전 위상을 가지고 있다. 그들의 건강 부문은——치료 부문과 예방 부문을 포함하는——그들의 국가 경제의 핵심 부문이며, 많은 국내 활동 인구를 고용하고 있다. 그들의 사회보장제도와 보건 사회 서비스는 서로 비슷한 수준의 능력을 가진 전문가들로 운영된다.

그들 정부의 건강 정책이 표방하는 목표도 비슷하다. 국민 건강 상태의 증진과 질 좋은 치료 가능성, 지출의 관리와 제도의 효율성 증진 등이 그것이다. 게다가 이 세 국가에서는 지난 30년간의 개혁들을 통해 특히 치료 체계에 중심을 두고 건강 부문에 할당된 예산의 대부분을 사용하고 있다. 이같은 보건 정책의 진보는 비록 환경, 일자리, 사회-경제적인 위상과 삶의 방법 등 보건 이외의 다른 판별 기준이 존재함에도 불구하고 국민 건강에 많은 영향을 끼쳤다.

사회보장: 그 존재 이유는?

"사회보장제도는 사회가 사회적인 위험들, 즉 질병, 노화, 수입의 감소나 상실에 대비하여 이용하는 모든 형식을 포함한다."[157]

질병에 대한 위험 보장은 사회보장제도의 핵심적인 분야를 차지한다. 이것은 일반 대중에게 지불 능력을 부여함으로써 필수적인 서비스를 보장하는 데 그 초점을 맞추고 있다. 이와 같은 일은 질병의 위험을 광범위한 총체에 널리 분포시키는 보험으로서만 가능하다. 이러한 보험은 영리를 목적으로 하는 것이건 그렇지 않는 것이건 간에 피보험자들 집단에 골고루 위험을 분포시키는 민간보험과 인구의 한 부분이나 전체에 위험을 분포시키는 사회보험이 있을 수 있다. 이렇게 해서 우리는 위험의 사회화라는 용어를 사용하는 것이다.

　유럽에서 사회보장제도는 사회적인 관계의 구성 인자인 단결에 그 바탕을 두고 있다. 사회보장제도는 '복지 국가'의 특징이자 구성 요소로서 나타난다. 국가는 모든 단계, 제도 창안으로부터 제도의 유지에 이르기까지에 개입하고, 사회 지출은 공적 지출과 동일시된다. 영국에서는 소위 '베버리지의'(전후 복지 국가의 기본을 구성한 1942년의 베버리지안) 체계가 수입에 따른 제약이나 조건 없이 자국에 거주하는 모든 사람들에게 적용되는 범국민 의료보험을 보장하였다. 소득세로 운영되는 이 체계는 피보험자에게 재정적인 책임을 물리지 않고 의료 서비스를 보장한다. 프랑스는 19세기 독일에서 시작된 비스마르크 체계에서 영감을 받은 사회보장제도 모델을 정착시켰다. 프랑스는 노동 인구에 대한 의무 보험제를 실시한다. 매월 일정액의 분담금이 수입의 고저에 따라 정해지고, 의료 서비스는 그 일정 분담금의 액수에 따라 차별화될 수 있다. 또한 소위 보장망이라 불리는 사회 보조 체계가 이같은 강제보험제에서 제외된 인구들을 위해 존재한다. 그 이후로 자유보험이 비노동 인구를 위해 실시되었다. 또한 2000년부터 월 분담금과 의료보장 권리와의 연계 관계가 폐지되었다. 바야흐로 직업 활동을 하건 그렇지 않건 모든 거주자는 의무보험의 혜택을 받게 된 것이다.

　미국에서는 혼합형의 체계가 특수한 역사적인 배경을 가지고 태어났다. 각 주들이 할 수 없는 기능을 맡고 있는 연방 정부의 개념, 행정부와 사법부 권력의 분리, 마지막으로 개인과 그의 선택 능력에 특권을 부여하는 고전자유주의 철학들이 미국 사회보장제도의 밑거름이 되었다. 미국에서 지금껏 개발된 체계는 공권력을 의료 서비스가 계약과 월정 납입액에 따라 결정되는 자유민간보험과 동맹시킨다. '사회보험들'은 노동인구에게만 효력을 발휘하는 것으로 특정 집단의 의료보험, 실업보험과 퇴직보험을 아우른다. 복지(보장, 보조)의 개념은 '공동의 권리'로의 회귀를 기다리는 동안 일시적인 것으로 간주되는 의료-사회 프로그램을 통해서 나타난다.

이렇듯 특히 민간보험 회사의 틀에 속한 미국 건강보험의 계약과 보험설계는 미국 전인구의 5분의 3을 책임진다. 영국에서 민간보험은 의무의료보험의 보충 형태이거나, 아주 드물게는 질병의 위험 전체를 보상한다. 프랑스에서 민간보험은 철저히 의무건강보험의 보충보험식으로 운영된다.

이 글에서 사용되는 '공동의 권리'라는 말은 한 국가에서 질병의 위험에 대한 보장의 공동 체계를 가리킨다. 그 공동의 권리가 미국에서는 계약에 의한 자발적인 체계이다. 영국에서는 초기부터 국민의 단결력에 기초한다. 프랑스에서는 의무적으로 먼저 직업인들의 단결력에, 이후 국민의 단결력에 기초한다.

미 국
민간보험의 천국

미연방 정부는 20세기를 통해 사회보험 체계를 정착시키는 데 커다란 역할을 하였다. 그럼에도 불구하고 질병의 위험을 책임지는 국립보험을 정착시키려는 연방 정부의 모든 시도들은 국회의원, 민간보험 회사, 전미의사협회의 반대에 부딪히고 만다. 이들은 공공 이해 관계의 미명하에 의사의 자유로운 선택을 변호하고, 그들로서는 재정의 낭비와 치료의 질 저하를 의미하는 '사회화된' 의료 행위를 거부한다.

그러니까 미국에는 국립의료보험 체계라는 것이 존재하지 않는다. 치료 체계는 다수의 지출 주체들로 이루어진다. 건강 분야의 지출 재정과 의료 서비스 종사자들의 임금은 민간보험, 연방 정부, 주, 지방 자치 정부나 개인들이 나누어 맡는다. 공공 부분(연방 정부, 주 정부와 지방 자치 정부)은 1995년 전체 건강 분야 예산의 46.2퍼센트를 맡았고, 그 중에서 33.2퍼센트는 연방 정부의 프로그램인 메디케어(18.9퍼센트)와 메디케이드(14.3퍼센트)에 할당되었다.

전후 치료 체계는 그 부피와 질에 있어서 발전을 거듭했다. 건강은 일종의 권리로 인식되었고, 정부는 건강 부문에 '국민 모두가 적당히 도달할 수 있는 수준'을 추진하였다. 그같은 정책은 건강보험 플랜의 구매를 촉진시키는 세제 혜택으로 분석된다. 이러한 보험들은 개인이나 집단의 이름으로 계약될 수 있다. 집단적이라는 것은 법인을 통한 계약을 말하는 것으로 이들 또한 세제 혜택 대상이 된다. 보험료는 개인의 위험도와 의료 서비스, 그리고 최소 납입 한도액[158]에 따라 차등이 있다. 법인의 경우 보험료는 종업원 전부에 분포된 위험을 기준으로 산출된다. 그리고 그것은 바람직한 비율을 협상할 수 있는 법인의 재정적인 비중에 의해 결정된다. 1996년에는 법인의 52퍼센트가 그 종업원들에게 건강보험 플랜을 공급하는 것이다. 이렇게 해서 65세 미만의 미국인 중 64퍼센트가 보험 혜택을 받는다.

이러한 '공동의 권리'에 들어가지 않는 사람들은 만일 그들이 조건을 충족시킬 경우 연방 정부의 보조를 받을 수 있다. 이같은 보조는 시간이 지남에 따라 진보할 것이고, 그에 따라 연방 정부가 의료 서비스의 가장 커다란 구매자가 될 것이다. 1950년대의 의료 보조는 이미 정부 보조를 받던 가난한 사람들에게만 돌아갔다. 1960년대에는 의료 지출을 감당할 수 없는 노인들에 대한 의료 보조 정책이 채택되었다. 1965년 극빈과의 투쟁, 그리고 권리 평등 프로그램의 만족감 속에서 2개의 법안이 채택되었고 연방 정부의 프로그램이 빛을 보게 되었다. 메디케어(65세 이상의 노인들을 위한 의료보험)와 메디케이드(극빈자들을 위한 의료 보조). 1997년 가난한 가정(SCHIP; State Children's Health Insurance Program, 주립 어린이 건강보험)의 보험 혜택을 받지 못하는 어린이들을 겨냥한 의료보험 구매 원조 프로그램이 예산 연장의 형태로 위의 두 시스템에 덧붙여 입안되었다.

보험 회사들은 의료 서비스의 주체들과 치료 기관들 사이에서 매개자 혹은 '제3지불자'의 역할을 한다. 이러한 치료 기관에 지불하는 주체는——한편으로는 연방 정부의 프로그램을 통해——국가와——다른 한편으로는 종업원들을 위해 보험 플랜을 구매하는——법인이 될 것이다. 건강보험 플랜은 일반적으로 그 계약의 기능에 따라 앰뷸런스 비용, 치과 치료비, 그리고 입원비를 보상한다.

의료 서비스의 주체들에게는 의료 행위 각각에 따라(FFS, Fee For Services; 서비스 요금) 각 환자, 또는 계약 기간 내의 보험 회사가 지불한다. 환자는 보험 혜택을 받지 못하는 부분의 서비스 요금을 직접 지출한다. 보건 체계는 먼저 환자의 서비스에 대해 환불받고, 그후 80년대에 이르러 연방 메디케어 프로그램의 틀 안에서 각 질병에 따른 수가 유형이 자리잡게 된다. 이후 사유보험단체도 이 유형을 잣대로 이용하게 된다.

치료망 조직, 또는 의료 소비자의 통제

자유 건강 체계의 고전적인 모델과 병행하여 '치료망 조직'(MCO; Managed Care Organizations)으로 불리는 종합 체계가 1970년부터 연방 정부의 격려에 힘입어 발전되었다. 처음부터 그 목표는 환자들에게 질 좋은 의료 서비스를 제공하면서 전적으로 동시에 일관적으로 책임을 지는 것이었다. 예방 부문은 보건 분야의 다른 인자들에 영향을 미치고, 적절하게 보건 분야의 지출을 줄이기 위한 우선적인 목표로 간주되었다. 치료망 조직은 환자가 서비스의 이용을 제어함으로써 건강 분야의 지출을 보다 잘 통제할 수 있는 이상적인 방법으로 빠르게 부상하기 시작했다. 이러한 목적 안에서 다른 국가들과 마찬가지로 미연방 정부는 이 프로그램의 수혜층을 치료망 조직에 적극적으로 가입시켰다.

치료망 조직은 이윤을 추구하거나 그렇지 않은 민간 기업들로서, 이 보험 회사들은 소비자들로 하여금 특정한 의료 서비스망을 이용할 것을 권장한다. 의료 단위들은 그 기본적인 조건을 갖추고 통제의 대상이 되면서 보험 회사로부터 인가를 받아 선택된다.

여러 유형의 치료망 조직이 존재한다. 그 중에서 가장 주목받고 수적으로도 우세한 것이 건강관리기구(HMO; Health Maintenance Organizations)이다. 이 시스템 내에서 의료 단위들은 보충 의료 서비스에서 피보험자들의 요구를 감안하고, 환자들 또한 지나치게 서비스를 남용하지 않을 것이 권장된다. 건강관리기구의 성공을 목격한 전통 보험 회사들도 지난 20년 동안 이 시장에 뛰어들게 되었다. 현재의 건강관리기구는 초기의 이윤 추구와는 상관 없이 의료의 질적 향상과 치료의 광역화를 지향하던 건강관리기구와는 상당히 그 양상을 달리한다. 오늘날 건강관리기구는 증권에 관심을 갖고 이윤 추구를 목표로 한다.

메디케어와 메디케이드: 치료망에 다가서는 공적 프로그램

1965년 메디케어와 메디케이드 프로그램이 정착되었고, 이 프로그램의 목표는 의료보험 플랜의 혜택을 받지 못하는 모든 사람들에게 치료망에 접근할 수 있는 기회를 주는 것이었다.

보험 계약의 주요 부분을 회사들이 맡고 있는 체계 속에서 가장 불리한 집단은 회사를 떠나는 사람들, 즉 일선 노동계의 퇴직자들 총체이다. 이러한 현상을 위해 각 개인의 보험료는 매우 비싸지게 되었다. 메디케어는 활동 기간 동안 기업주가 제공하던 보험을 퇴직 후에 즉시 대신하는 프로그램이다. 법은 65세 이상의 노인들을 위해 현재 활동 인구(기업주, 고용인과 자영업자)가 일정액을 나누어서 지급하는 의료보험을 제정하고 있다. 시간이 흐르면서 이 프로그램은 사회 보조를 받는 장애인들과 혈액 투석을 받거나 신장을 이식한 만성신부전증 환자들에게까지 확대되었다.

메디케어는 두 영역을 포함한다, A(입원을 위한 보험)와 B(보충 옵션을 위한 보험). B영역은 모든 메디케어의 혜택을 받는 사람들이 등록한 자유보충보험의 재정으로 운영된다. 보험료는 1998년 현재 45.5달러이고, 최소 납입 한도액은 1백 달러이다. 여기에 연방 정부의 기여금이 더해진다.

1997년 이래로 메디케어 프로그램(A와 B영역)에 가입한 사람들은, 그 재정이 계약에 따라 A영역과 B영역을 비율에 맞추어 보상하는 형식의 의료보험 플랜을 선택할 수 있다. 또한 메디케어 환자들은 치료당 지불 또는 치료망 조직을 옵션으로 선택할 수 있다.

1997년 메디케어는 조건에 해당하는 인구의 95퍼센트인 3천8백60만 명을 책임졌고, 1인당 6천3백 달러를 지출하였다. 그러나 메디케어는 위험 보장이 1백 퍼센트가 아닌 까닭에 정작 이 인구의 수요의 55퍼센트밖에 보상하지 못하고 있다. 메디케어에서 보장되지 않는 비용은 사용자, 즉 환자에 의해 직접적으로 지불되거나 또는 민간보충보험으로 보장되거나, 혹은 조건이 충족되는 사람의 경우 메디케이드 프로그램으로 지원된다. 보충민간보험——또는 '메디갭 폴리시스'——은 정부가 정한 특정 기준을 준수한다.

이 프로그램의 미래를 어둡게 하는 요소는 인구의 노령화이다. 이 체계는 베이비붐 세대가 퇴직기에 접어들 무렵 비용이 폭증할 위험에 노출되어 있다. 인구학적 전망은 지금으로부터 2025년에 이르러 65세 인구가 약 75퍼센트 이상 증가할 것으로 내다보고 있다.

메디케이드는 연방 정부와 주 정부가 함께 재정을 맡고 있는 프로그램이다. 이 프로그램 창립 초기부터 연방 정부의 의료 보조 체계로 소개가 되었다. 특히 모자 보건, 노인과 장애자에게 주안점을 둔 극빈자를 위한 재정 보조 체계로서 말이다.

연방 정부는 지휘 방향을 제시하고, 각 주 정부로 하여금 이 프로그램의 재정에 참여토록 고무시키고 있다. 각 주정부에 지원되는 예산은 매년 국가 전체 수입과 비교한 각 주의 수입을 감안하여 결정된다. 연방 정부의 할당액은 최저 50퍼센트, 최고 83퍼센트를 넘지 않아야 한다.

각 주 정부는 자체 프로그램을 관리하고, 수혜자 각각의 판별 조건을 정하고——극빈자의 수입 기준 같은——, 의료 서비스 비용과 같은 서비스의 유형·가격·기간·영역 등을 결정한다.

이같은 상황에서 주 정부들은 모든 메디케이드 수혜자들에게 같은 등급의 서비스를 제공할 수밖에 없다. 어떤 종류의 의료 서비스는 의무적이고(입원, 일반 진찰 의료, 간호사의 치료, 어린이에게 행해지는 예방 치료 서비스, 가족 계획), 어떤 종류의 의료 서비스는 옵션(약품, 보철술, 치과 치료 등)에 의해 선택된다. 주정부는 저마다 자기 고유의 보조 프로그램을 발전시킬 수 있고, 이에 연방 정부는 여기에 개입하지 않는다.

80년대에 메디케이드 프로그램은 가난한 임산부나 어린이, 그리고 메디케어 프로그램에 드는 사람들 중의 일정수에까지 확대되었다. 1965년 이래 점차적으로 증가된 프로그램의 수혜자들, 새로운 첨단 기술의 개발과 메디케어 프로그램의 환자 중 만성 질환자의 재정에의 참여 등은 이 프로그램의 비용을 폭증시켰다. 이로 인해 프로그램 자체의 목표를 달성하지 못하게 되었을 뿐 아니라 각 주마다 차등된 보장으로 인해 수많은 극빈자 집단들은 아직까지도 이 프로그램의 혜택을 받지 못하고 있다.

어린이 7명당 1명은 사회보장 혜택에서 제외되고 있다

1996년 메디케이드는 3천6백만 명을 보조하였고, 1인당 3천4백 달러를 지출하였다. 메디케이드 수혜자들의 50퍼센트는 위에서 언급한 치료망 조직에 따른 유형을 따르고 있다. 전체 수혜자의 약 45퍼센트는 어린이들이지만, 조건에 부합하는 어린이들 중 3분의 1은 부모가 권리 자체에 무지하거나, 특히 허드렛일을 하는 가정이거나 정부 보조 프로그램의 도움을 받을 경우에는 이 프로그램의 혜택을 받지 못한다.

주립어린이건강보험 프로그램은 매우 최근에 생긴 것이다. 이 프로그램은 1997년 정부 예산에 등록되었다. 이에 5년 동안 2천4백만 달러가, 6년 동안 4천만 달러가 할당되었다. 이 프로그램의 대상은 메디케이드 혜택을 받기에는 수입이 너무 많지만 민간의료보험 플랜에 가입하기에는 수입이 충분치 않은 가정의 어린이들이다. 그 목표는 현재 7명당 1명 꼴인 보험 혜택을 받지 못하는 어린이들의 숫자를 줄이려는 데 있다.

연방 정부 기금은 각 주마다 치료에의 접근 기회를 부여하고 있다. 보험 플랜 가입 프로그램이 메디케이드의 틀을 통해서, 아니면 두 전략을 합한 틀에 의해서 말이다. 주 정부들은 메디케이드와 주립어린이건강보험에의 가입 과정이 용이(행정적으로, 지리학적으로)하도록 노력을 기울이고 있다. 1998년 10월 1일에서 1999년 9월 30일 사이에 2백만 명의 어린이들이 이 프로그램의 혜택을 받았고, 그 중 70만 명의 어린이들이 이미 메디케이드에 가입되어 있었다.

80년대 이래로 점차로 줄어드는 연방 정부의 보조는 주 정부로 하여금 홀로 이 프로그램의 비용 폭증을 감당케 하고 있다. 이에 주 정부들은 연방 정부의 예외 인정을 받아 프로그램의 자격 조건을 강화한다거나, 보장 서비스의 폭을 줄이는 등의 새로운 전략을 시도하고 있다. 따라서 이들은 '꼭 필요한' 서비스만을 우선적으로 지원하는 정책을 실시한다. 이러한 정책은 같은 봉투의 예산을 가지고 더 많은 인구를 책임지기 위해 '기본적인 치료의 우선권들'을 규정케 하고, 이는 어쩔 수 없는 서비스의 제한을 부른다.

결 과

미국 보건 정책의 모든 척도들은, 특히 그 사회-경제적인 위상과의 관계에 있어 핵심적인 내부의 차이점과 더불어 유럽 국가들의 그것과 비교해 볼 만한 가치가 있다. 의료인과 의료 서비스 기관이 보장하는 국민의 비율은 프랑스에 비해 낮고, 영국과는 동일하다.

1996년 건강 부문의 지출은 1인당 3천8백8달러에 이른다. 건강 부문에 대한 국민 총생산의 비율은 90년대에 고정되었다. 1996년의 13.8퍼센트, 그 중 6.3퍼센트는 공공 분야의 지출이다. 의료인들과 병원은 전체 지출의 50퍼센트를 차지하고, 그것은 다른 나라들과 동일 수준이다.

초기 비용 제한 정책에 이상적인 도구로서 인식되었던 치료망 조직은 오늘날에 와서는 심한 비판을 받고 있다. 특히 치료망 조직이 입원이나 치료의 거부와 동일시되는 전문적인 검사에 대한 지표들의 엄격한 통제를 통해서 비용을 줄이려고 치료의 질을 무시한다는 측면에서 호된 나무람을 면치 못하고 있는 것이다.

치료 혜택을 받지 못하는 사람들의 문제

대략 4천3백만 명의 인구가 어떠한 보험 플랜의 혜택도 받지 못하고 있다. 1997년 보험 혜택을 받지 못하는 사람들의 75퍼센트는 종일제나 시간제 근무를 하는 피보험자 부모를 가진 가족의 일원이었다. 사실상

보험사들은 모든 권리자들을 자동적으로 책임지지 않고 있는 것이다.

또 다른 형태의 비수혜자들은 실직자들이나 잡일에 종사하는 사람들이다. 그들에게 민간의료보험 비용은 접근할 수 없는 수준인 것이다. 오늘날 노동조합이 존재하고 활동하고 있는 대기업에서 의료보험은 언제나 기본적으로 고용인들에게 제안되는 조항이다. 소규모의 서비스 종사 업체나 새로이 고용을 창출하는 작은 단위에서는 그 조항이 언제나 당연한 것만은 아닌 게 현실이다. 또한 어떤 샐러리맨들은 의료보험 플랜을 잃기가 두려워 직장을 옮길 것을 주저하는 경우도 있다.

어떠한 의료보험에도 가입되어 있지 않은 사람들은 비용 때문에 보험 플랜이 부실한 부분적인 보험에 든 사람들이 약 4천만 명이다. 보험 회사들은 시간이 지날수록 규정을 바꾸어 나가고 있다. 바야흐로 보험료의 산정은 더 이상 한 그룹에 위험을 골고루 분포시킴으로써가 아니라 개인의 위험률에 따라 정해진다. 그러니까 보험료에 차등을 두어 피보험자 측의 참여를 증가시키고 있는 것이다. 최소 납입 한도액이나 잔여 지불액[159] 등의 형태로 환자에게 부담시키는 병원비로 인해 적은 수입의 사람들은 필요한 경우에도 진찰을 미루거나 때로는 시기를 놓치기도 한다.

제도화된 불평등

1996년 메디케어는 그 목표의 95퍼센트를 달성하였지만, 가입자 수요의 55퍼센트밖에 채울 수가 없었다. 반면 메디케이드는 조건에 부합하는 인구의 50퍼센트만을 보장하였다. 보험 혜택을 받지 못하는 인구 문제를 해결하기 위해 연방 정부는 메디케이드의 수입을 이용할 것을 시도하였다. 그렇지만 같은 액수의 재정 수입을 가지고 더 많은 사람들을 책임지려면 제공되던 의료 서비스를 줄일 수밖에 없을 것이다.

현재의 건강한 경제 상태는 빈곤층의 의료 혜택에 있어서 불평등을 줄이기 위해, 특히 주립어린이건강보험 프로그램을 통한 어린이의 의료 보장과 또한 메디케어 프로그램의 '폭발'을 예방하기 위한 추가 예산을 낳게 하였다. 그럼에도 불구하고 이같은 시대 부합적이고 일시적인 새로운 정책이 기존 시스템에 존재하는 구조적인 경향을 부인하게 할 수는 없을 것이다.

치료망 조직에 관한 어떤 연구는 환자의 등록시에 이미 차별(복잡한 등록 과정)이 존재하고 있음을 입증한 바 있다. 이러한 차별은 의료 서비스에 대한 인가 과정이나 보험 회사가 환자를 맡은 전문의에의 접근을 통제하는 과정에서, 또 메디케이드 환자에 대한 저질의 의료 서비스에서도 나타날 수 있다.

지리학적인 장애도 점점 치료에의 길을 제한하고 있다. 사실 도시 빈민 구역이나 일정 농촌 지역에 의료 시설이 부족하다는 것은 익히 알려진 사실이다. 의료 서비스에 대한 낮은 환급률은 사실 의료인들로 하여금 메디케이드 환자를 치료할 마음이 들지 않게 하거나, 이 프로그램의 가입자가 많은 지역에 정착할 것을 꺼리도록 만든다.

이런 치료의 길에 접근하는 문제들은 특히 사회-경제적으로 낮은 지위에 있는 사람들에게 떨어진다. 이 집단 한가운데에 흑인과 남미 출신 대다수가 위치하고 있는 것은, 우리로 하여금 흔히 미국의 사회보장제도를 일종의 아파르트헤이트 체계(남아프리카공화국의 소수 백인과 다수 유색 인종의 관계를 지배했던 정책)로 간주하게끔 한다. 사회-경제적인 기반에 대한 차별을 행하는 것은 간접적인 인종 차별이 되기도 하기 때문이다.

연방 정부 프로그램의 수혜자 증가, 인구의 노령화, 의료 기술의 진보, 높은 의료 밀도를 이유로 한(특히 전문의) 의료 서비스에 대한 요구의 증가들은 다른 이유들보다 비용의 증가를 유지시키는 주요 원인들이다. 2008년에 대한 예측으로는 국민 총생산의 16.7퍼센트를 보건 행정에 할당할 계획이다.

지난 30년간 정착된 정책들은 건강 분야의 지출 증가를 감소시켰지만 그와 함께 치료의 길에 있어서 불평등을 심화시켰다. 국가 보조 프로그램에서 나와 잡일에 종사하는 사람들이 새로운 비수혜자층을 이루었다. 그들은 가난한 노동자들이라 불린다. 이들은 지난 몇 년 동안, 노동 복지(국가 보조 프로그램의 수혜자들을 일자리로 복귀시키는 프로그램)라는 이름으로 알려진 1996년의 사회 보조 개혁의 정착 이후로 나타나기 시작했다. 가난한 노동자들은 메디케이드에 가입하기에는 많고 보험 플랜을 사기에는 부족한 수입을 갖는다. 사회보장에서 제외된 채 이들은 치료 서비스와의 접촉을 미루는 경향을 가지고 아주 늦게서야 응급실에 실려 오는 경우가 빈번하다.

이 모든 것들 중에서도 특히 돌출되는 경향은 건강 체계에 여러 색깔이 있다는 것과, 환자는 자기 수입의 고저에 따라 지출한다는 점이다. 그런데 오늘날 아직까지 국립의료보험제도에 반대하는 사람들은 자신들의 입장을 정당화시키기 위해 의학의 '사회화 과정'의 위험——재정의 낭비와 양질의 의료 서비스에 대한 접근 기회의 불평등——을 앞세우고 있다.

영국
국가 보건 체계

영국의 사회보장제도는 역사적으로 미국의 제도와 정반대의 위치를 점한다. 17세기부터 법은 가난한 사람들의 보장 의무를 공공의 책임으로 규정하고 있다. 19세기에 이르러 산업화와 더불어 노동자들 사이에서 상호 공조 단체가 결성되기 시작하였다. 1834년부터 국립 보장 체계가 확립되기 시작하였다. 20세기초에 이르러 낮은 임금 노동자의 생계를 보장하기 위해 질병과 해직을 위한 국립의무보험이 생겼다. 1942년 베버리지안은 네 가지의 원칙에 근거한 사회보장제도를 확립하였다. 일반성의 원칙은 필수 위험 인자——질병, 사고, 노화, 실직이나 수입의 상실——에 대한 보장을 의무 조항으로 한다. 보편성의 원칙은 그 활동 조건을 막론하고 모든 거주자의 보장을 의미한다. 단일성의 원칙은 국가나 국가의 공공 서비스에 의해 보장제도의 관리를 강제한다. 마지막으로 단일한 현금 지불 형식의 원칙이다.

영국 국립 보건 정책(NHS; National health System)은 1946년에 채택된 법안에 의해 1948년 빛을 보게 되었다. 소득세를 재원으로 하는 이 체계는 소득의 고저를 막론하고 모든 거주민에게 무료 진료를 제공한다.

이 체계가 정착한 이후로 거듭된 개혁들은 환자들의 보호 책임과 체계의 기능에 있어서 반복되는 문제들에 대한 해결책을 찾으려 한 노력들이었다. 1974년의 개혁은 행정 체계에 대한 재조직을 겨냥한 것이었고, 1976년의 개혁은 각 구역간의 바람직한 예산 배분에 있었다. 대처 수상 당시, 1983년과 1989년의 두 차례에 걸친 개혁은 체계 자체의 골격은 살리면서 크게 수정하였다.

이같은 진보에도 불구하고 영국 국립 보건 정책의 주요 원칙은 언제나 같은 것으로 남아 있다. 1단계의 서비스에 동반하는 치료 모델 원칙(일반 진찰 서비스), 2단계 서비스(전문의와 병원), 그리고 공동체적인 서비스(건강 상담이나 가정 방문 치료). 이 체계는 언제나 수입의 고저 여하를 막론하고 모든 거주민들에 대한 무료 서비스를 원칙으로 한다. 그 재정은 주요 부분을 세금(81퍼센트)이 충당하고, 고용주·샐러리맨과 자영업자들(15퍼센트) 그리고 사용자들(4퍼센트)이 맡는다. 그것은 또한 무료 서비스 행위들을 배당한다. 가난한 주민들은 사회보장보험의 피보험자로서 이 체계의 보장을 받는 것이다.

그럼에도 불구하고 이 체계에는 민간의료보험이 존재한다. 만일 85퍼센트의 건강상 지출이 국립 보건 정책으로부터 재원을 받는다면, 나머지 15퍼센트는 민간보험이 채운다. 세제상의 혜택은 기업이나 간부 또는 자유 직업인들의 보험 구매를 적극 권장한다. 그렇지만 서비스의 보장은 국립 체계가 제공하는 보장에 비하여 훨씬 그 규모가 적다. 보험료의 계산은 최소 납입 한도액과 환자의 재정적인 참여 부분과 함께 각 개인의 위험도에 따라 결정된다. 보험사는 피보험자를 거절할 수 있다. 민간 의료보험 플랜의 구매는 국립 보건 정책의 권리에는 아무런 영향도 미치지 않는다. 이같은 의료보험 플랜들은 특히 국립 보건 정책과 병행하여 보충적인 서비스들을 보장하는 데 이용된다.

임금을 받는 고용 의사들

일반 의사들은 제1단계의 치료를 담당하고, 환자들이 병원이나 전문의 단계로 넘어가는 데 중요한 역할을 한다. 그들은 진료와 방향 결정에 있어서는 독립적이고 독자적이다. 국립 체계와 계약 관계를 맺고 있으며, 이러한 틀 안에서 약 1천8백 명에서 2천2백 명의 의사들이 '적절한 개별 지불 방식'(등록한 환자의 도급에 따라 수당을 받는 것으로, 환자들의 나이나 질환 같은 판별 기준에 따라 적절히 조절된다)으로 임금을 받는다. 민간보험에 가입한 환자들은 매 진찰시마다 진찰비가 지불된다. 전문의들은 그들이 고용 의사로 일하는 병원 내에서 일한다. 응급 상황이 일어날 경우, 환자는 전문의의 진찰이나 입원을 위해 대기 명단에 등록해야 한다.

거의 대부분의 의료 서비스는 무료이다. 국립 보건 정책이 보상하지 않고 환자가 지불해야 하는 '최소 지불 한도'가 의약품이나 치과 치료에 존재하지만 가격이 아주 저렴한데다가 상당수의 예외적인 면제가 가능하다. 민간보험에 가입되어 있는 개인들은 치료 단위(공공 치료 단위에도 사적인 서비스가 존재한다)나 전문의·일반의를 임의로 선택할 수 있다.

이들은 대기 명단을 피할 수 있고, 훌륭한 부수적인 서비스(예를 들면 숙박 서비스[160])를 누릴 수 있다. 이러한 경우 모든 서비스에 대한 가격은 각 서비스마다 지불된다.

1989년: 건강 분야 종사자들의 자유 경쟁에의 돌입

1989년의 개혁에서 영국 사회보장 체계에 자유 시장의 개입이 인가되었다. 이 개혁은 서비스 제공의 경쟁을 조장하고, 의료 서비스의 판매자와 수요자를 구분하고, 예산을 보유하는 일반의의 개념을 도입하였다. 치료 기구는 기업 합동에 의해 관리되고, 재정적인 균형과 자율성을 지향한다. 의료 서비스(특히 입원) 구매를 위한 자금은 보건부가 '구매자들'에게 할당한다. 이 구매자들이란 예산을 소지하고 있는 일반의들(다음에서 언급하게 될)과 지역 보건 공권력을 아우르는 지역 건강국들이다.

건강국들은 공공 보건의 책임을 맡고 있으며, 대중의 요구를 평가하여 필요한 서비스와 그 영역을 결정한다. 이 건강국들은 또한 1단계를 맡고 있는 의료인들(예산을 소지하지 않은 일반의들, 치과 서비스, 안과 서비스, 제약 서비스)과 계약을 맺는다. 이것들은 또한 1단계 의료 서비스의 명목 하에, 특히 입원 서비스도 구매한다.

한 그룹의 의사들로 이루어진 의원에서 일하는 일반의들은 대기자 명단에 일정수의 환자가 있을 경우(약 9천 명 정도) 구매자가 될 수 있다. 그들은 그 환자들을 위한 서비스를 구매하기 위한 예산을 부여받는다. 이러한 구매자들은 그들의 선택에 따라 행정적인 한계를 넘는 경우에도 공적이건 민간이건 상관 없이 여러 의원과 계약을 맺을 수 있다. 이들은 다른 의료 서비스 종사자들과 경쟁하기 위해, 또 그들의 환자들에게 '양질'의 의료 서비스를 제공하기 위해 협상을 벌일 수 있다.

어떤 형식을 막론하고 모든 의료 서비스 기관들 또한 그들이 제공할 서

비스를 결정할 수 있고, 그들의 선택 여하에 따라 공적이거나 사적인 구
매자들과 계약을 맺을 수 있다.

결 과

건강상의 지표가 보여 주는 체계의 효율은 다른 국가들과 비슷한 수준
이다. 1997년 국립통계사무소의 보고서는 사회-경제적인 위상과 신분
의 불안정과의 관계에 있어서 다른 국가들과의 차이점들을 보여 주고
있다.

미국과 프랑스에 비교해 볼 때 국민 총생산에서 건강 분야에 할당하는
예산은 그 비율(6.9퍼센트)이나 부피에서 낮은 수준이다. 체계는 최소의
비용으로 비교적 좋은 효율을 나타낸다. 그렇지만 이 체계가 정말로 더
욱 효과적일까? 사실상 전문의에의 접근이 프랑스와 미국에서 훨씬 용
이하고 매우 전문적인 처치에의 접근과 마찬가지로 의료 서비스 기관에
의 접근도 일반의에 의해 사전에 철저히 통제되는 실정이다. 다른 한편
병원의 병상수와 의료인의 숫자도 가장 적었다. 결국 의료 서비스 제공
의 밀도가 연구 대상이 된 다른 국가들에 비해 가장 낮고 불공평하게 분
포되어 있다. 우리는 도시의 빈민가와 농촌 지역에서 의료 서비스에의
접근이 힘들어지는 것을 또한 확인할 수 있다.

체계는 확연한 예산 부족을 보여 주고 있다. 낡은 건물들, 전문의와
외과 수술을 기다리는 긴 대기 리스트(응급 상황을 제외하고), 부수적인
서비스의 빈곤(특히 숙박 서비스), 단기간 입원에 있어서의 만성적인 병
상의 부족(특히 소아과에서)과 의료인들의 부족(의사와 간호사).

치료에의 접근에서 제기되는 문제

법적으로 치료에의 접근은 보편적인 것이며, 그 활동 여하의 조건을 막론하고 모든 거주인에게 그 문이 열려 있는 것이라면 그럼에도 불구하고 이 체계에는 장벽이 존재한다. 이 장벽은 심하게 관료화된 공적인 영역과 80년대의 개혁으로 강화된 사적인 영역 사이에 분포되어 있다.

빈민층 치료의 어려움은 대개 체계의 관료주의적인 융통성 부족, 행정이나 사회적인 부문의 책임자들이 잠재적인 수혜자에 대해 정확하지 못한 정보를 가지고 있을 때, 또는 수혜자들이 그들의 권리를 제대로 이해하지 못하는 경우에 발생한다. 환자수에 따라 수당을 지급받는 1차 진료 책임자들 또한 그들의 예산을 갉아먹을 위험이 있는 힘든 집단의 치료를 거부할 수 있다. 왜냐하면 이들이야말로 의료 서비스의 가장 커다란 소비자들이기 때문이다.

대기자 명단 또한 불평등의 한 요소를 이룬다. 왜냐하면 가능하면 국립 건강 체계와 병행하여 민간보험에 얼마든지 들 수도 있으며, 그렇게 하여 보다 빠르게 전문의와 입원 가능성에 접근할 수 있기 때문이다. 이같은 불평등은 어떤 경우 중병에 대한 때늦은 치료와 같은 예외의 경우에도 마찬가지이다.

당시 정부의 자유주의적인 관점에서 영감을 받은 바 1989년의 개혁은 보편적인 서비스에의 접근과 양질의 치료 원칙을 보존하면서 지출의 효율적인 관리, 체계의 효율성 고양이라는 목표를 지향하였다. 그럼에도 불구하고 체제 자체의 비효율성은 해결되지 않았고, 건강 부문의 지출도 감소하지 않았다. 시장 개념을 도입하면서 이 개혁들은 통합 모델의 건강 체계를 경쟁 관계 속에 놓인 수많은 작은 파편들의 계약적인 모델로 바꾸어 놓았다.

시장 개념의 도입은 환자에게 보다 많은 선택의 기회를 부여하려는 목적을 가지고 있다. 현실적으로 그것은 의료 서비스에의 접근뿐 아니라 치료에 있어서의 불평등을 강조하는 격이 되고 말았다. 계약에서 경쟁 상태에 놓인 병원들은 재원을 소지하고 있는 일반의들의 환자들에게 우선적으로 서비스를 제공하고, 그들의 요구에 따라 서비스를 운영하였다. 병원들은 계약을 따내기 위해 질을 희생시켜야 하는 처지에 놓이게 되었다. 재원을 소지하고 있는 일반의의 환자는 양질의 전문적인 의료 서비스에의 접근에 있어 보다 나은 가능성을 가지게 되었다. 이 체계를 차별적인 것으로 만드는 것은 환자들의 경제 수준뿐만 아니라 지역적인 의료 기관의 위치에서도 기인된다.

많은 일반의들은 이같은 정책을 시간 낭비에 불과한 것이라고 판단하여 재원을 소지하는 일반의가 되기를 거부하였다. 살아남지 못한 병원들은 적절한 시기에 문을 닫아야 했지만, 단기간의 입원 환자들을 위한 병상 부족 위기로 인하여 그럴 수가 없었다.

정보의 부족도 80년대의 개혁에 관한 모든 결과를 평가할 수 없도록 만든 요인이 되었다. 1998년 노동당 정권은 많은 사람들이 국립 보건 체계의 사유화로 평가하였던 당시의 진행 방향을 바꾸었다.

'새로운 국립 보건 체계' 또는 영국식 체계의 제3의 선택?

1997년에 출간된 정부 간행물을 보면, 노동당은 국립 보건 체계가 두 단계의 체계로 파행적인 운행을 하고 있다고 폭로한다. 노동당은 치료 구매자와 판매자의 분리는 유지시키면서 건강 분야의 재원을 늘리고, 예산 보유 일반의 제도를 폐지하겠다고 약속한다. '새로운 국립 보건 체계'는 양질의 서비스를 제공하면서 차별 없이 모두에게 가능한 공적인 서비스로 남아야만 한다. 그것은 경쟁의 형식이 아닌 동반자의 성격을 가진 의료진에 의해 이끌려야만 한다. 또한 사용자들에게 모든 내역을 낱낱이 공개해야 할 것이다.

정권을 잡자마자 새 정부는 새로운 국립 보건 체계의 정착을 위해 3년을 잡았다. 경제 성장에 힘입은 새 정부는 국민 총생산에서 건강 부문에 할당하는 지출의 비율을 유럽 국가들의 평균 수준으로 올리기로 결정하였다. 1999년 4월 예산 보유 일반의 제도는 폐지되었고, 제1단계 의료 집단으로 교체되었다. 예산은 의료 서비스의 구매 결정을 통제하는 집단들간에 분담되었다. 구매자와 의료 서비스 간의 계약은 더 이상 1년을 기준으로 결정되는 것이 아니라 몇 년으로 정의되는 것으로 바뀌었다. 기업 합동식으로 관리되던 치료 기관들은 그 예산의 책임을 의료진에게 맡기도록 하였다.

건강 증진을 위한, 바람직한 의료 행위와 처방을 위한 기준과 더불어 질 좋은 치료 행위를 위한, 또 금전이 어떻게 지출되었는지를 알 수 있도록 하는 신뢰할 만한 정보 체계를 위한 서로 다른 위원회들이 생겨났다.

같은 시기에 정부는 당초의 세제 혜택을 없애면서 민간보험 회사의 가입에 제동을 걸었다. 또한 국립 체계와 민간 체계 사이의 서로 다른 통제 기관을 통해 공공 기관의 환자가 사기관으로 전이되는 것을 막고 있다. 그러나 이와 같은 정책이 공적 체계와 사적 체계가 협력하는 것을 막지는 않는다.

프랑스

가난한 대중에 베풀어진 자비와 자선으로 19세기부터 상호 공조 협회들이 생겨났다. 20년대말에 일정액 이하의 임금 노동자들을 위한 의무 보험제도가 법안으로 체택되었다. 전후 국립레지스탕스위원회가 준비하였던 1945년의 주문 사항들은 일종의 집합적이고 연대적인 사회보장 제도의 기반을 이루었다. 이 제도는 워낙 모든 국민들을 보장하는 목적을 가지지만, 그 기본은 직업 활동에 기반을 둔다.

사회보장청은 사회보호 정책의 핵심을 이루지만, 사회보호 부문 전체를 책임지지 않는다. 사회보장청은 여러 부문(가족, 건강, 노후 보장⋯⋯)

으로 나누어져 있다. 또한 체계상 직업적인 연대 의식에 기본을 두며, 의무적인 출자식의 보험 체계를 확립하였다.

질병 부문은 질병, 장애, 휴직, 직장 내의 사고와 직업병에 관련된 사항들을 보장한다. 질병 위험의 보장은 초기에는 활동 인구를 위한 의무보험을 기본으로 하는 보장을 확립하였고, 이후에 비활동 인구를 위한 개별적 자유보험인 사회보장보험으로 실현되었다. 의료보험은 사용자들에게 지불 능력을 부여하고, 대체 수입을 가져다 주는 것을 그 서비스의 골자로 한다. 월납입액은 수입에 따라 차등이 있고, 고용주·임금 노동자들과 자영업자들이 지불한다. 그에 따른 사회보장청의 수당은 현금으로 직접 지불되거나(수당) 현물(치료)의 형태로 구체화된다.

의무의료보험의 정착은 모든 활동 부문에서 점진적인 방법으로 실현되었다. 그것이 현 체계의 다중성을 설명해 준다. 오늘날 그것은 임금 노동자, 농민, 자유 직업인, 특수 체계 종사자(공무원, 철도청 직원)와 종교 종사자들을 책임진다.

의료보험은 국립의료보험공단(CNAM; Caisse national d'assurance maladie, 공권력의)과 기초보험 기관(사적인 권력)이 의료 서비스 주체에 의료 수가를 직접 지불하고/하거나 환자에게 환급한다. 이러한 의료보험 기관들은 이론상으로는 그들의 예산 균형에 있어 자발적인 책임을 가지고 있다. 고용주와 고용인 대표(노사 공동 체계)가 정부의 통제하에 관리를 맡는다. 의료 서비스와 의료인들의 수가는 사회부 장관의 감독하에 국립의료보험공단과 의료인 노조가 함께 협상한다. 1996년의 개혁으로 수립된 의료보험지역연합은 건강 부문의 지출을 쉽게 조절하기 위해 보장청들간의——공조와 제도들 간의——공조 구조를 정착시켰다.

특수 서비스(숙박업……)와 같이 의무의료보험이 부분적으로 환불하거나 환불을 하지 않는 서비스들은 환자의 몫으로 남는다. 이같은 의료보험의 보충 부분을 최소 지불 한도라고 부르며, 그 비중은 시간이 흐름에 따라, 또한 의료 서비스의 다양화와 더불어 상당히 증가하였다. 오늘날

이 환자의 최소 지불 한도는 진찰 서비스(의사의 경우 25퍼센트, 약의 경우 30에서 60퍼센트)와 안과 혹은 치과에서 상당히 커다란 비중을 차지한다. 그러나 예를 들어 장기적인 질병과 같은 경우는 이 대상에서 제외된다. 이 환자의 최소 부담액은 이윤을 목적으로 하거나, 그렇지 않은(상호보험) 민간보험이 보장할 수 있다. 가입은 자유이다. 보험액은 의료 서비스에 따라 결정되며, 개인의 위험도와 선택한 보장 수준에 기초하여 계약에 의해 정의된다. 보험료는 개인이나 보다 일반적으로는 고용주(공동보험)가 지불한다.

국가는 직접적으로 그 공무원들의 의료보험과 보건 체계의 재정에 영향을 미치는 소득세와 세금(담배, 알코올……)을 담당한다. 1991년에 도입되어 1996년에 확대된 일반사회세금(CSG; Contribution social géné-ralisée[161])은 국민 전체의 수입에 기반을 둔 것으로 현행의 월분담액체계를 적시에 대체하려는 목표를 가진다. 국립의료보험공단의 현 재정은 기업과 임금 노동자들로부터 오는 월분담액에서 55퍼센트, 일반 사회세금으로부터 35퍼센트, 그리고 10퍼센트는 국가가 맡고 있다. 1995년 건강 부문의 지출은 의료보험이 71.6퍼센트, 상호부금이 6.3퍼센트, 국가가 3.6퍼센트, 그리고 사용자가 18.5퍼센트를 분담한다.

거의 대부분의 인구가 의무의료보험의 보장을 받는다. 피보험자와 권리자들. 의무의료보험의 권리가 없는 사람들을 위한 일종의 의료 원조 제도가 정착되어 있고, 그 월분담 재원(의무보장과 보충보장)은 지역 자치 단체 그리고/또는 국가가 맡는다. 1974년부터 직업 활동의 조건 없이 의료보험조합에 개인적인 방법으로 가입[162]할 수도 있게 되었다. 이 개인보험의 월납입액은 의료 보조 정책의 틀에서 사회 보조 체계의 지원을 받을 수 있었다. 이러한 의료 보조 정책을 뿌리로부터 바꾸어 놓은 개혁이 있다면, 1992년의 개혁, 특히 1999년에 채택된 보편의료보험(CMU)은 모든 거주인들을 위한 의무보장제도를 정착시켰다.

민간 의료 행위가 주류를 이룬다. 70퍼센트의 의료인들이 개인적인 방식으로 활동한다. 그것은 진료 서비스(일반의나 전문의, 왕진, 약사), 입원(공공이나 민간), 진료실의 위치나 진단서 등에 있어서 자유로운 선택에 기반을 둔다.

진료 서비스에 있어서 환자는 의사들을 자유로이 선택할 수 있고, 진찰비와 의약품 값을 직접 지불한다. 이후 의료보험조합이 이것을 환불한다. 그렇지만 피보험자는 최소 부담액의 형식으로 자기 몫을 지불한다. 병원만이 피보험자에게 사전에 요금을 면제할 수 있다. 그와 마찬가지로 드문 몇몇의 시립 의료센터가 환자에게 사전에 최소 부담액만을 부담시키는 경우도 있다.

자유 의료인들은 국립의료보험조합과 계약을 맺기로 결정할 수 있다. 이에 국립의료보험조합은 의료인이 거부하지 않는 한은 이 '협정'을 거부할 권리가 없다. 이렇게 해서 전체 의사의 97퍼센트가 의료보험조합과의 협정하에 의료 행위를 한다. 그들은 제1영역(의사의 퇴직시에 유리한 대신 협정 가격을 진찰비로 하는)이나 제2영역(자유 진료비)——이 경우 환자들은 협정 가격만을 보험조합으로부터 환불받으므로 나머지는 환자의 부담액이 된다——에서 활동할 것을 선택할 수 있다. 국립의료보험조합은 의사들의 활동을 감독할 수는 있지만 그들에게 진료 시간이나 장소를 강요할 수는 없다.

환자는 공공 의료 기관이나 사립병원을 선택하여 입원할 수 있다. 사립병원(전체 병상의 29퍼센트)은 이윤을 목적으로 하는 경우와 그렇지 않은 기관들을 포함한다. 의사들은 각 진찰시마다 진찰비를 받고, 의료 기관은 입원 환자들에게 하루당 모든 서비스를 합하여 정해진 가격을 받는다. 공공 의료 기관(71퍼센트)은 국립병원과 이윤을 목적으로 하지 않고, 공공 의료 서비스에 참여하는 사립병원을 포함한다. 병원 의사들은 일반적으로 임금 의사들이다. 병원들은 매년 전년 대비 예산으로부터 계산된 예산인 전체 기부금을 받는다. 병원 내에는 의사들이 각 의료 행위마다 진료비를 받는 제한된 사적인 영역이 존재한다. 정부에 의한 국립 또는 사립 의료 기관의 진료 서비스 예산은 바야흐로 국립의료공단이 관리한다.

결 과

국민 건강 상태의 반영이라고 할 수 있는 건강 지표들은 비교가 된 다른 산업 국가들의 그것과 비슷하다. 이 국가들에서처럼 평균 수명의 불평등은 사회-경제적인 위상과 관련되어 있다.

병상수와 의료인이 책임지는 인구 대비로 볼 때 다른 두 국가에 비해 좋은 결과를 나타내고 있지만, 그럼에도 불구하고 의료 기관의 지리적인 위치상 여전히 불평등한 양상을 보이고 있다. 빈민 구역이나 농촌 지역에서 의료 기관의 밀도는 줄어들고, 의료인의 수도 대도시 외곽 지역에서 제1영역의 의사 밀도 역시 줄어든다.

1996년 국민 총생산의 약 10퍼센트는 건강 부문에 할애되었다. 프랑스는 미국과 독일의 뒤를 이어 3위를 기록한다. 그렇지만 관리 비용을 합한다면 2위이다. 60년대 이래 국부와의 연관성에서 볼 때 건강 부문의 소비는 정규적으로 늘어가는 추세이다.

일반 체계의 의무의료보험 분야의 적자는 되풀이되고 있다. 전체 수입 총액의 중심을 이루는 임금 노동자, 고용주, 자영업자들의 월납입액은 서구 선진국 중에서 가장 높은 실업률의 증가를 이유로 경제 위기와 더불어 줄어들고 있다. 이같은 전체 수입의 감소는 지출의 증가를 동반한다. 국가의 통제가 미칠 수 없는 인구의 노령화, 사망 요인의 변화(만성적인 질병들), 질병과 노인을 향한 행동 양식의 변화 같은 지출의 고전적인 급증 이외에도 체제 자체와 관련 있는 보다 구조적인 원인들이 존재한다. 경제협력개발기구의 보고서에 따르면 "모델은 다음의 두 체계, 즉 사회주의적 원칙인 국립의료보험 체계와 자유주의 원칙인 소위 자유 직업으로의 의사 개념을 합친다. 이 결합은 비용이 많이 들 뿐 아니라 구조적으로 통화 팽창적이다. 왜냐하면 이 두 원칙은 그 자체 내에 서비스의 증가, 그러니까 비용 증가의 싹을 지니고 있기 때문이다."[163]

지난 30년간 이루어졌던 수많은 개혁들은 모두 수입과 지출의 균형을 위한 것이었다. 그러니까 월납입액의 증가를 통해 새로운 재원을 찾거나, 이용자가 내는 최소 부담액을 늘리고 의료 서비스를 축소시킴으로써 비용을 줄이는 방법들이 그것이다.

1996년의 개혁(당시 수상이던 알랭 쥐페의 이름을 딴 쥐페 법)은 더 먼 곳을 겨냥하여 근본적인 구조 자체의 개혁을 제안하였다. 의회는 연(年) 성장률과 마찬가지로 건강 분야의 지출에 책정되는 예산과 목표를 사전에 고정시킨다. 재정면에서는 당초 월납입액을 그 일부가 소득세에 속하는 일반 사회 세금으로 이전시켰다. 그러나 이 개혁은 잠정적으로는 통화 팽창적인 현 체계를 유지하는 것이다. 각 의료 행위에 따른 대금 지불, 중요한 치료의 제공, 비록 지출의 증가가 의회에 의해 정해진다고 할지라도 의료 행위의 양은 통제되지 않는 것. 할당된 제정 한도의 과잉에 대한 제재 조치(넘쳐나는 부분의 집합적인 환불)들이 사전에 예고된 바 있지만, 의료 종사 인구의 반대 앞에서 포기되고 말았다.

치료에의 접근에 있어서의 문제들

의료보험 체계의 다중성은 두 체계간의 단절을 촉진시킨다. 프랑스인들은 개인적인 위상이나 직업·수입이 변동될 때마다 그에 따른 권리도 변화한다. 이같은 권리 행사에 있어서 끊임없는 변화는 특히 사회경제적으로 불안정한 처지에 있는 사람들에 있어서 비-권리라든가 권리 부족기의 연장과 같은 상황을 초래할 수 있다.

치료에의 접근에 있어서 나타나는 문제들은 우선 비활동 인구나 의무 의료보험에서 제외된 사람들, 또 민간의료보험만으로 치료에 접근할 수 있는 사람들에게 영향을 미친다. 민간보험 체계는 복잡하고, 그 의료보조 체계에 있어서 의료 보조를 받기 위해서는 이미 환자가 되어야 하는 등 특히 구태의연하다. 그 체계 자체는 복잡한데다가 연관성이 없고, 보험 주체와 피보험자 자체도 잘 이해하지 못하고 있다. 피보험자들이 그들의 권리를 제대로 알지 못하여 행정이나 의료 서비스와 충돌하는 경우가 빈번하여 그것이 잠재적인 제외의 요인이 되고 있다.

80년대 프랑스의 치료 체계가 세계에서 제일이라고 자축하는 동안 의료 체계로부터 제외된 사람들의 숫자는 경제 위기와 더불어 증가하고 있었다. 또한 그같은 상황이 명백히 드러나기 시작하면서 1992년 개혁의 원인이 되었다. 이 개혁으로 인해 제외된 상황들이 거의 보편 권리 체계 안으로 영입되었다. 1992년의 법안은 사실상 쓸모없게 된 의료 보조 체계를 예방에 대한 권리로 전환시켰으며, 이것에 따르면 아플 때만 '요구하여' 혜택받는 것이 아니라 어떠한 상황에서도 이 권리를 행사할 수 있다. 이 법은 의료보험의 고유한 요소인 '권리자'의 개념을 사회 보조의 모델 안에 영입함으로써 예방에 대한 권리를 가족권으로서 정의한다. 마지막으로 이 법은 특정 집단의 인구를 위한 수입 감사를 가속화시킴으로써 빠른 시기에 의료 보조를 받을 수 있도록 하였다.

반대로 1992년의 법안은 의료 보조의 재정적인 책임을 지방 자치에 부여하였다. 이 지방 분권적인 선택은 90년대 몇 가지 어려움의 지속에 대한 원인이 되었다. 각 지역에 법안을 적용시키는 데 나타나는 불평등, 각 지역에 따라 차등적으로 행해지는 권리 판별 기준. 사회 보조 부문에서 특히 가난할 때, 각자의 권리를 바꾸기 위해서는 이사 가는 것도 하나의 해결책이었다……

보편의료보험(CMU) 법안: 보충보장에 대한 권리

보편평등보험법은 기본보장보험을 지배하던 규칙들을 깨면서 보다 멀리까지 나아간다. 사회보장을 받기 위해서는 프랑스에 거주하면 된다. 활동 인구이건 그렇지 않건 여행객이 아닌 거주자는 사회보장센터에 단순한 신고로써 즉각적으로 가입된다. 프랑스에 거주하는 모든 사람들은 사회보장을 받는 것으로 인정되며, 그 권리는 지속된다. 어떤 사람이 월정액을 얼마간 연체했다고 해도 아무도 그의 보험 권리를 해지시킬 수는 없다. 보편의료보험법은 아직까지 남아 있던 직업 활동과 의료보험 사이의 탯줄을 잘랐다.

보충보장에 대해서 살펴보면, 보편의료보험법은 정부의 판별 기준에 따라 가장 가난한 사람들의 보충보장은 국가가 책임지고 전국에서 그 효력을 발휘한다고 발표함으로써 새로운 중앙 집중의 사회보장 체계를 실현하였다. 이 법안은 전국민의 10퍼센트를 위한 진정한 보충보장의 권리를 확립시켰다. 그것은 2백50만에서 6백만에 이르는 인구들이 무료 의료 혜택을 받을 수 있도록 하였다. 추방되어야 하는 불법 외국인 거주자들을 위한 의료 보조 체계가 실시되어, 이 모든 사람들은 일단 경시청에 약속 날짜를 잡은 증명서를 갖다 내기만 하면 보험조합에서 보편보험 가입에 필요한 합법적인 신분을 인정받게 되었다. 여기에서도 역시 이 법안은 과거의 체계와는 확연히 결별하고 있다.

보충보장에 대한 권리를 확립시키고, 이 권리에 대한 교육을 국립의료보험조합을 통하여 공공 서비스 부분에 맡기고, 극빈자들을 위한 무료보험 계약의 존재를 법안으로 채택하고, 국가 연대 의식에 의해 자금이 조달되는 이 보편의료보험법은 체계들을 뒤섞고 민간보험이 맡아야 할 역할을 국가가 가로채고 있다는 비난을 받고 있다. 법안은 그럼에도 불구하고 모든 정부들이 극빈자들의 사회보장을 지원하면서 발견하는 것들을 실천하고 있다. 극빈자들에게 있어 보충보장보험이란 이미 보충적인 것이 아니라 그들의 기본 보장의 권리 자체를 행사하기 위한 조건이다. 만일 그것이 초래하는 배제를 받아들인다고 해도 극빈자들의 치료에의 접근을 시장 원리에 맡길 수는 없지 않은가. 여하간 보편의료보험의 약점은 체계 모서리에 위치하는 층을 감안하지 않는 점이다. 그 유명한 판별 기준을 넘어서 그보다 더 가난하고 더 부유한 층에 대한 어떠한 보조도 제안되지 않고 있다. 그 문턱의 결과는 우스꽝스러울 정도이다. 보편의료보험이 보다 완벽한 것이 되기 위해서는 그 법안이 재현하는 혁명이 보충보장에 있어서도 평등한 것이 되어야 한다.

낮은 사회-경제적인 위상의 사회보험 수혜자들은 개인의 자격으로는 보충의료보험을 구매할 수 없다. 특히 수입이 낮은 층에게 영향을 미치는 의료보험 월정액이 지속적으로 오르고, 기초보장에 대한 환불이 감소하며 민간보충보험의 보험료가 오른 까닭에 이러한 인구는 점차로 늘고 있다. 환불받기 전에 미리 지불하는 진찰비나 검사료, 또는 약값을 감당하지 못하는 이같은 사람들은 때로 중요한 진찰 시기를 놓치면서 스스로 건강 서비스로부터 소외시키고 있다. 의사와 의료 기관의 지리학적인 위치상의 불공평함 또한 배제의 상태를 낳는다. 수입이 낮은 사람들은 여행에 필요한 액수 때문에 불안정한 상태에 처하게 된다. 마찬가지로 대도시 변두리 지역에서 전문의의 부족은 치료에 대한 접근에 있어서 일종의 재정적인 장애물을 이루면서 대도시 중심부에까지 영향을 미친다.

의료보험 체계의 진보에 대한 비교 고찰

전후로부터 현재에 이르기까지 사회보장 체계의 진보는 어느 나라를 막론하고 70년대에 들이닥친 진정한 전(前)시대와의 단절──혹자는 재인식이라고 단정하는――로 특징지어진다.

초기의 경제 성장과 고용의 충만 상태는 그 양(부피의 증가)과 그 질(제공된 의료 서비스)에 있어 건강 서비스의 발전과 공적이거나 사적인 의료 보험에의 접근을 촉구하였다. 미국에서는 세제 혜택을 통해 개인이나 기업의 틀에서의 민간보험 계약을 권장하였다. 프랑스에서는 의무의료 보험이 우선적으로는 임금 노동자를 보장하였고, 천천히 모든 직업 영역으로 확대되었다. 이 두 나라에서 '보통법' 활동 인구를 책임졌다. 그리고 여기에서 제외되는 인구들은 점진적인 방법으로 정착된 의료 보조나 원조 프로그램이 보장하였다. 그런데 영국은 단숨에 보편성을 선택하였고, 그것이 국민 전체에 대한 보편의료보험으로 확대되었다.

70년대초 제1차 석유 파동은 전후의 경제 붐과 경제 성장의 지체를 가져왔다. 이에 우리는 건강 서비스와 사회보장제도의 효율성과 그 비용에 대해 재고하기 시작했다. 효율성의 모색과 비용의 제어가 그 우선권, 다시 말해서 모든 것들에 선재한 조건이 되었다. 이 개혁들은 현존하는 모델의 기능에 따라 다양한 결과를 낳는다.

미국과 프랑스에서도 이와 비슷한 진보 형태를 관찰할 수 있지만, 그 범위에서 차이를 보인다. '건강의 보편 권리' 범주 속에 들어가는 사람들의 숫자가 경제 침체와 더불어 감소하였다. 그에 따라 보험 혜택을 받지 못하는 사람들의 숫자가 늘어나고, 그것이 각 보조 프로그램들의 증가와 활성화를 불렀다.

미국에서 건강 분야의 지출 증가 앞에서 민간보험 회사들은 피보험자의 위험에 따라 훨씬 선택적으로 반응하면서 위험에 대한 보험에 있어서 인구의 약 3분의 2만을 보장한다. 1995년 그들은 건강 분야 지출의 23.5퍼센트를 차지하는 보험료와 개인의 재정 참여 비율을 올렸다. 보험 플랜의 비용은 너무 비싸고, 의료 서비스는 너무도 부족하였다. 메디케어와 같은 사회보험은 그 목적이 되는 인구의 95퍼센트를 달성하였지만, 가입자 수요의 55퍼센트밖에 채울 수가 없었다. 따라서 부족한 부분을 메우기 위한 그 보험료가 선택하는 의료보험 서비스의 기능에 따라 달라지는 보충보험의 구매를 필요로 한다. 메디케이드 프로그램은 1965년 창립 이후로 그 영역을 끊임없이 확대하고 있다. 그러나 이러한 확대는 많은 주에서 제공되는 서비스의 감소를 동반한다. 하지만 이같은 영역의 확대에도 불구하고 메디케이드 프로그램 곁에는 아무런 치료에의 기회도 갖지 못하는 수많은 사람들이 존재한다. 이렇듯 경제 성장과 함께 나타난 새로운 범주의 제외된 인구들인 **가난한 노동자** 계층은 어떤 종류의 연방 정부 프로그램의 조건에도 맞아떨어지지 않는다. 그들은 보험 플랜에 지불할 능력이 없거나 부족한 부분을 보충하는 보험을 살 수가 없는 것이다. 어떠한 질병을 막론하고 하나의 보험에 부분적으로만 가입되어 있거나, 전혀 보험에 들지 않은 이러한 인구는 약 총 8천만 명 정도 되는 것으로 집계되고 있다.

프랑스에서 의무의료보험은 지난 30년간 진전을 거듭하였다. 그런데 이것이 불평등을 낳게 되었다. 월납입액은 올랐고, 이미 지불된 의료 서비스에 대한 환불액은 줄어들었으며, 1996년 건강 부문 지출의 18.5퍼센트를 보장한 개인의 재정 참여가 전체적으로 늘어나게 되었다. 바야흐로 이윤을 목적으로 한 것이건 아니건 민간보험 회사에서의 보험 계약이 의료보험에서 참여하지 않는 부분을 보장하기 위한 필연적인 선택이 되었다. 보험액은 개인의 위험도와 선택한 보장 수준에 기초하여 계약에 의해 정의된다. 보험료는 일반적으로는 고용주가 지불한다. 동시에 의료 보조 체계가 확대되었다. 경제 위기의 타격을 받은 증가하는 인구들과 의료보험에서 배제된 인구들의 압력으로 이끌린 1992년의 의료 원조 법안의 현대화는 배제 상황의 대부분을 개선시켰다. 보편의료보험은 전국민을 수입의 조건 없이 기초의료보험에 가입시키고, 극빈자들을 위해서는 보충보험을 무료로 제공하면서 이 논리를 극대화시킨다. 오늘날 근본적인 치료에의 배제 현상은 사라지고 있는 중이다. 반대로 의료 서비스 앞에서의 불평등은 무료보장의 혜택을 받기에는 너무 수입이 많고 민간 보충보험을 구매하기에는 너무 빈곤한, 미국의 **가난한 노동자**의 다른 모습인 인구는 증가하고 있다.

영국에서 국립의료보험조합의 보편성은 그 근본부터 부정된 바는 없지만, 그 독과점은 80년대의 개혁에 의해 큰 타격을 입었다. 80년대와 90년대 보수 정부의 자유주의적인 관점은 국립의료보험조합에 대한 최소한의 투자를 지향하였다. 그 결과로서 전문의의 서비스를 받기 위한 끊임없는 대기자 명단, 전문 의료 서비스에 대한 접근의 어려움, 오랫동안 개보수되지 않은 낡은 의료 기관들, 그뿐 아니라 병상의 부족과 의료 또는 진료 보조 인력의 부족 문제가 심화되었다. 적어도 치료의 배제 상황이 거의 존재하지 않는 이유는 모든 거주민들이 사회보험에 가입되어 있기 때문이다. 반대로 민간의료보험의 구매로 인해 대기자 명단을 피할 수 있는 한 치료 앞에서의 불평등은 존재한다.

연구된 어떤 국가를 막론하고 의사의 밀도는 농촌 지역이나 도시의 빈민 지역에서는 낮다. 이같은 건강 서비스의 지역적인 안배는 서비스에 접근하기 위한 시간과 교통비를 추가로 지불케 함으로써 일종의 배제 상황을 창출할 수 있다. 프랑스에서는 대도시 중심 지역의 제2영역의 자유 진료비를 청구하는 의사들의 집중 현상은 환자의 선택, 즉 서비스에의 접근을 제한할 수 있다.

모든 나라에서 체계의 복잡성은 또한 그 사용자들의 권리 주장을 위한 노력을 포기시키는 결과를 낳는다. 동시에 의료 행정 주체로 하여금 사회 원조의 혜택을 받는 사람들에 대한 차별적인 태도를 조장하였다. 그것이 치료 체계와 민중 간 거리감의 원인이 되었다. 그 장애물이 재정적인 것이건, 지리적인 것이건, 행정적인 것이건, 그러한 장애들은 어느 국가를 막론하고 수입이 적은 사람들에 타격을 가한다. 여러 연구는 주거환경이나 일상 생활의 위생과 같은 다른 결정 인자를 넘어서 한 개체의 사회-경제적인 낮은 위상이 나쁜 건강 상태와 직접적인 관계를 가지고 있다는 사실을 보여 주고 있다. 그것이 야기시키는 인간의 비극은 차치하고라도 가난한 자들의 의료 서비스에서의 제외는 현실적으로 중요한 치료 시기를 놓치고 진전되는 증상에 대한 진찰을 미룸으로써 보다 무거운 비용 지출의 원인이 된다.

* * *

　연구 대상이 된 이 세 나라 중 어느 나라도 노동자와 중견 간부에게 같은 수준의 평균 수명을 제시할 수는 없었다. 이같은 근본적인 불평등, 즉 사회-경제적인 위상이라든가 생활 양식에서의 불평등은 단지 치료 체계의 효율성에서만 그 원인을 찾아볼 수는 없다. 그럼에도 불구하고 사회보장제도는 예를 들어 예방의학 분야에 투자함으로써 이같은 불평등을 줄이려는 목표를 세울 수 있다. 적어도 여기에서 분석한 사회보장 제도는 이러한 현실을 순전히 또는 단순히 무시하고, 배타적으로 치료 차원 서비스의 접근에 나타나는 불평등만을 다루고 있다.

　서구 산업 국가에서 정착된 개혁들은 자국민들의 건강 증진을 가능케 하였다. 만일 우리가 가장 일상적으로 행해지는 건강 지표들——급사율, 유아 사망률, 영아기와 60세 때의 평균 수명——을 감안할 때 단순히 얻어진 결과는 세계에서 가장 높은 수준이고, 여기서는 그 중 세 나라를 비교하였다.

　그렇다면 건강 분야의 지출 제어면에서는 어떤가? 이 분야에서 결과는 긍정적인 면과 부정적인 면이 혼합되어 나타난다. 우리가 영국(GB)을 지표로 한다면, 국민 총생산의 건강 분야에 대한 지출 비율은 미국은 2GB이고 프랑스는 1.4GB이다. 그러니까 영국이 건강 분야에 지출하는 공공 부문은 미국의 2배에 달하는 것이다. 그렇다고 해서 영국의 건강 체계가 가장 효율적이라고는 말할 수 없다. 물론 건강 부문의 지출에 대한 공공 서비스 부문의 주도적인 참여가 영국 정부로 하여금 비용을 보다 쉽게 관리할 수 있도록 해주었지만, 만일 세금이 오르지 않았더라면 국립의료보험조합에의 투자는 수요에 적합한 수준에는 도저히 도달할 수 없었을 것이다.

위에서 주어진 모든 지표들은 그럼에도 불구하고 신중하게 해석되어야 한다. 건강 분야에 할당된 국민 총생산의 부분과 건강 지표와의 사이에는 직접적인 균형 관계가 없기 때문이다.(비교, p.267) 그렇지만 이같은 지표들의 전체적인 성격은 이러한 확신에 대한 설명 요소를 지녀야만 한다. 그것들은 사회-경제적인 불평등은 보여 주고 있지 않다. 그런데 "건강의 가장 커다란 적은 가난이다"[164]라고 1997년 영국의 한 빈곤에 대한 보고서는 설명하고 있다.

우리는 그곳에서 건강 체계에 행해진 개혁들을 뒷받침하는 경제 논리의 한계를 건드리는 것이다. 건강 체계를 고전적인 생산 체계로 가져오는 일은 불합리하다. 고전적인 생산 체계 속에서 방법과 활동의 총체는 그 기능으로서 '늘어난 평균 수명의 햇수'로 '건강의 생산성'을 척도화한다. 이끌어야 할 개혁에 대한 논쟁점은 언제나 이렇게 순전히 경제적인, 다시 말해서 회계학적인 앵글에만 초점이 맞추어져 왔다. 그러한 현상이 치료 앞에서의 불평등을 야기시켰던 것이다. '질병의 위험'에 대비한 보험의 개념은 단순한 위험의 개념과 그 비용의 가늠에만 자리를 내어준다. 이러한 체계 속에서는 사용자이며 치료에 대한 요구를 표현하는 피보험자의 이해 관계와 치료의 제공을 관리하는 전문가들의 이해 관계, 그리고 비용을 지불하는 주체들(공적 또는 사적인 보험 기관)의 이해 관계가 서로 상충한다. 질병, 노화는 화재의 위험이나 수해와 똑같은 잣대로 평가되고 분석되는 범속한 위험들의 하나가 되고 만다. 국가들로서는 지금보다 더욱 그 어떤 최소한의 제어 시스템도 없이 제공과 요구가 시장 원리에 의해 자유로이 만나고자 하는 유혹에 빠진 시기는 없었다.

그렇지만 그 어떤 정부도 그 자국민의 건강면에 있어서 이와 같은 입장을 1백 퍼센트 받아들일 엄두는 내지 못한다. 도처에서 그 선택은 한편으로 건강 분야의 지출에서 공공 부문을 유지시키는 쪽으로 흐른다. 이같은 지출의 공공 부문은 국가로 하여금 관리자가 되도록 한다. 그가 가진 능력 안에서 국가들은 폭주하는 치료에의 요구와 감소하는 자원, 그리고 제한된 예산 사이에서의 균형점을 모색한다. 국가들은 또한 월 분담액과 보험료 또는 기업들의 발전과 세계화된 경제 성장에 걸림돌로 작용할 세금을 지나치게 올림으로써 생산 비용을 무겁게 하는 것을 피하면서 동시에 수입을 늘릴 방법을 찾는다.

이러한 개혁들은 기존의 모델 기능에 따라 치료 체계에 대한 불충분한 투자, 의료보험료 인상, 혹은 끊임없이 증가하는 사용자들의 재정적인 참여를 낳았다. 그 결과로 나타난 것이 특별히 건강 부문의 지출 감소 없는 치료 앞에서의 불평등과 배제 상황이었다. 모든 경우에 있어서 국가는 건강 체계의 사유화를 피한다기보다는 보유하는 쪽에서 조종을 주도하는 역할을 맡았다.

미국은 그 치료 체계의 조직이나 재정을 원인으로 그같은 상황의 영향을 가장 많이 받았다. 민간보험 회사는 수입의 고저나 건강한 사람과 환자들 사이의 연대 의식을 감안하지 않는 단순한 시장 원리를 적용한다. 이같은 보험 시장에서 사람들은 그들이 선택한 보장 플랜, 그러니까 그들의 수입이 허락하는 바에 따라 보험료를 지불한다. 위험의 선택은 건강 분야 지출의 제어에는 도움을 주지 못하면서 의료 서비스로부터의 배제를 낳는다. 보험이 보장하지 못하는 위험들은 아예 방치되거나 공권력(메디케어와 메디케이드)으로 넘겨진다. 이렇게 무거운 위험은 사회화되거나 제도의 자비심 차지가 된다. 마찬가지로 건강 분야의 지출을 보다 효과적으로 관리하기 위해 보험 회사들이 치료의 제공과 요구에 동시에 압력을 가하는 새로운 치료망은 이차적인 차별의 결과를 가져온다. 미국의 치료망 조직에서 제3의 지불 주체는 건강 체계의 관리자로서, 또 그들의 피보험자를 위한 서비스망의 책임자로서의 역할을 한다. 그들은 정부나 기업들에 다름 아닌 '최후의 지불자들'로부터 일정한 계약 금액을 받는다. 이같은 체계의 잠재적인 차별 효과는 오늘날 이미 알려진 것이다.

때늦은 의료 원조 체계의 현대화 이후에, 또 보편의료보험 덕분에 프랑스에서는 바야흐로 보통법으로부터 제외되었던 모든 사람들에 대한 완벽한 의료보장이 이루어지게 되었다. 치료 앞에서의 불평등은 오늘날 의무의료보험의 혜택에 들어가지 않는 부분을 보장받기 위해 민간의료보험에 도움을 구하는 인구에 가해진다. 이윤을 추구하거나 그렇지 않거나 이러한 사립의료보험기관들은 위험도를 선별하고, 수입에 따른 보장을 실시한다. 그 비용은 수입이 많지 않은 사람들에게는 너무 부담스러운 것이다.

마지막으로 영국에서 국립의료보험조합에 대한 불충분한 투자는 서비스의 질 저하를 불렀고, 치료 앞에서의 불평등을 야기시켰다. 시장 개념의 도입은 건강 체계에 있어서의 두 단계 양상의 씨앗을 품고 있다.

가장 최근의 개혁들은 경제 성장의 재개와 실업률 저하라는 상황 속에서 가능할 수 있었다. 그렇다면 이같은 개혁들이 과연 변화를 가져왔는가?

프랑스는 수입의 조건 없이 본토에 거주하는 모든 사람들을 보장하는 영국의 현존 시스템에 다가서고 있다. 초기에 직업적인 출자식 연대 의식을 바탕으로 시작되었던 의료보험은 일반 사회 세금과 더불어 세금과 국민적인 연대 의식으로 향하여 진전하였고, 이후에 보편의료보험과 더불어 기초의료보장에 있어서의 보편성에 기반을 두고 발전하였다. 이렇게 주어진 서비스의 기반에 모든 사람들이 평등하게 접근할 수 있는 길을 열게 된 것이다. 그 결과 체계는 공정한 것처럼 보인다. 그럼에도 불구하고 보충보장에 대한 길은 아직도 계약에 종속되어 있고, 수입에 의해 차등적으로 정의된다. 극빈자들만이 보편의료보험법을 통해 이 논리로부터 보호받을 수 있다.

그렇다면 도대체 누가 어떤 판별 기준에 의해 기초보장(특히 기초 치료의 영역이라고 불리는 범위)을 필요로 하는 서비스와 국민적인 연대 의식의 적용 범위를 결정하는가? 다른 한편 보충보험 계약의 구매시 보험기관이 행하는 차별 행위를 피하기 위한 보장은 무엇인가?

영국에서는 새로운 국립의료보험조합이 서비스의 질을 향상시키기 위해 체제의 현대화에 필수적인 투자를 함으로써 지금까지의 지체를 따라잡으려 하고 있다. 그것을 위해 사용자의 재정적인 참여를 증가시키거나 세금을 올리거나 출자금을 내게 하거나 하는 등의 방법으로 보충 재원을 찾아내어야만 한다. 문제는 과연 이러한 정책이 얼마간이나 계속될 수 있는가 하는 점이다. 미국에서는 메디케이드의 확장과 메디케어와 주립 어린이 건강 보호 프로그램의 서비스 개선이 불평등과 새롭게 나타나는 제외된 집단을 줄이기는 하였으나 근절하지는 못하였다. 그러니까 이러한 상황을 위해서는 구조적인 문제에 대한 증상 자체의 처치가 필요한 것이다.

시도된 개혁들의 결과에 대한 분석은 만일 건강을 다른 것보다도 먼저 수입의 고저에 따라 치료받을 수 있는 시장으로서 간주하고자 하는 유혹이 강하게 지속된다면, 어떤 정부도 유일한 시장 원리만으로 치료의 제공과 요구에 대한 제어가 충분할 거라고 장담할 수 없을 것이다. 또 어떤 정부도 그것이 야기하는 배제와 불평등의 결과를 감당할 준비가 되어 있지 않을 것이다.

그러나 만일 국가만이 단독적으로 사회보장제도를 통제한다면 빠른 속도로 필요한 재원을 채우는 데 있어 어려움에 봉착할 것이다. 그로 인한 융통성의 상실과 진보 능력 상실은 차치하고라도 말이다. 유일한 살길은 사회보장 정책의 다각적인 동반자들과의 공동 예산과 공동 관리인 것이다. 프랑스에서 소위 '노사협의' 라 불리는 관리 모델은 그럼에도 불구하고 그 체계가 비싸고 잘못 관리되고 있다고 믿는 민간보험 회사들의 압력에 강하게 위협당하고 있다.

미국에서는 그 어느것도 한 환자가 다른 환자와 같은 질의 의료 서비스를 받을 것을 보증하지 않는다. 영국에서는 만일 노동당이 그의 개혁을 잘 이끌어 나가는 데 실패한다면 그같은 환자는 단순한 허벅지 수술을 위한 대기자 명단을 더욱 살찌우는 데 참가할 것이다. 만일 그가 민간 의료 체계에 도움을 구할 만한 수입을 가지고 있다면 사정은 달라지겠지만 말이다. 같은 환자가 양질의 치료에 접근할 수 있을 가능성이 가장 높은 곳은 프랑스이다. 그렇지만 그가 먹고 살기에 급급한 박봉의 임금 노동자라면 그는 아마도 어떤 치료는 연기를 하거나 포기해야 할지도 모른다. 왜냐하면 그는 연대 의식의 대열에 끼일 만큼은 가난하지 못하고, 보험 시장에 적응하기에는 너무도 가난하기 때문이다.

우리 사회는 과연 가난한 사람들이나 값비싼 의료 소비의 위험성이 있는 노인들, 만성적인 질병에 걸린 사람들, 또는 비싼 치료가 필요한 사람들을 위해 돈을 지불할 준비가 되어 있는가? 이 세 나라에서 아주 높은 수준의 건강 지표 검사도, 건강 분야의 지출 관리 문제도 이 질문에 차마 답변하지 못할 것이다. 사회보장제도에 대해서라면 그 어떤 정부도 자기의 선택을 피할 수 없고, 그 어떤 선택도 단순히 경제적인 법칙에 의해서만 행해진다고 장담할 수 없을 것이다. 서로 다른 체계와 그 진보에 대한 비교 분석은 어떤 경제 원칙도 이러한 문제에 대해서 완벽한 해결책을 제시할 수 없다는 사실을 보여 주었다. 의료보험 체계를 수정하고 재수정하기 위한 각 국가들의 장기간에 걸쳐 계속된 일련의 개혁들은, 이러한 개혁이라는 선택을 해야 할 뿐 아니라 이같은 개혁은 계속될 것이라는 사실을 확신시켜 준다. 왜냐하면 보험과 보조, 연대 의식과 시장 원리, 비용의 통제와 치료의 질 사이의 변증법은 끝이 없기 때문이다. 각 정부는 그 자체의 선택이 가지는 한계를 극복해 나가려 애를 쓴다. 다시 말해 이같은 변증법의 부패한 효과를 중화시킬 수 있는 상반되는 요소들을 체계에 도입하는 것이다. 의료보험에 대해서 살펴보자. 만일 연대 의식의 선택이 가장 가난한 인구의 배제를 피할 수 있도록 해준다면 그것은 또한 더욱 부유한 사람들에게는 더욱 많이 지불케 하는 셈이 된다. 이와 같은 선택은 치료 체계 앞에서 어느 정도 평등성을 수립하지만 문제 자체를 해결하지는 못한다. 불평등은 언제나 가시적인 채로 남아 있다. 게다가 보건 부문을 제외한 경제적인 틀의 나머지 부분은 연대 의식의 틀과는 상관이 없다. 연대 의식의 선택은 그러니까 정치적인 면에서는 불만족스럽고, 경제적인 면에서도 나약한 채로 남아 있다. 그렇지만 그것이야말로 현재로서는 또 미래에도 가장 나약한 사람들이 치료에 접근하는 데 있어 유일한 보장인 것이다.

몇 개의 수치들

일반 인구학적인 지표들

	미국	프랑스	영국
인구			
(1백만 명)	263,057	58,141	58,613
인구당 퍼센트			
65세 이상 인구	12.7	15.1	15.7

(출처: **WHO, OECD**, 1995–1996)

건강에 대한 지표들

	미국 여	미국 남	프랑스 여	프랑스 남	영국 여	영국 남
출생시의						
평균 수명	79.2	72.4	81.9	74.3	79.7	74.2
60세의						
평균 수명	22.9	18.9	24.9	19.7	22.4	18.3
유아 사망률	7.8		4.9		6.1	
급사율	8.7		9.1		11.1	

(출처: **OECD**, 1994–1995)

*연수에 따른 평균 수명.
*유아 사망률: 출생시 생존한 1천 명의 유아의 돌까지의 사망수(1996년의 수치).
*급사율: 1천 명의 주민당 사망자수.

건강 분야 종사자와 병원수

인구 1천 명당 의사수

	1986	1997
미국	2.3	2.6
프랑스	2.3	3
영국	1.4	1.7

인구 1천 명당 병상수

	1986	1996
미국	5.4	4
프랑스	10.3	8.7
영국	7.2	4.5

(출처: OECD)

경제적인 지표

	미국	프랑스	영국
1. 실업률	5.3	12.4	6.7
2. 건강 분야의 지출			
(국민 총생산의 퍼센트)	13.6	9.8	6.9
3. 건강 분야의 지출			
(인구/년)	3898	2002	1317
4. 환자의 할당액			
퍼센트	23.3	18.8	5

(출처 OECD)

1. 총활동 인구 중 실업률의 퍼센티지(1996-1997).
2. 국민 총생산에 있어서 건강에 대한 총지출의 퍼센티지(1996).
3. 달러로 환산한 구매력으로 볼 때 주민 1인당과 1년 동안의 건강에 대한 지출액(1996).
4. 건강 분야의 총지출의 퍼센티지로 된 사용자의 재정적인 참여(1996).

건강 분야 총지출의 진화 (국민 총생산 퍼센트)

	1960	1980	1986	1996
미국	5.3	9.2	10.8	13.8
프랑스	4.2	7.6	8.5	9.8
영국	3.9	5.8	5.9	6.9

(출처: OECD, 건강 부문의 통계)

건강 분야의 총지출에서의 공공 부분

	미국	프랑스	영국
국민 총생산 퍼센트(1986)	4.4	6.5	5
국민 총생산 퍼센트(1996)	6.3	7.3	5.8
건강 분야 총지출 퍼센트 (1996)	44.4	74.5	84

(출처: OECD)

원주 / 역주

1) 레비 스트로스, C., 〈마르셀 모스의 작품 개요〉, 《사회학과 인류학》, 파리, PUF, 1973.

2) 르쿠르, D., 〈의학 분야에 대해(현대의 공포에 관해)〉, 《아고라》, 1990-1991 겨울, 16호.

3) 캉귀엠, G., 《정상성과 병리》, 파리, PUF, 1966.

4) 로잔발롱, P., 《오늘에 보는 1789년의 프랑스 정부》, 파리, 쇠이유, 1990.

5) 파생, D., 《건강의 정치적인 공간》, 파리, PUF, 1996.

6) 캉귀엠, G., 위의 책.

7) 르쿠르, D., 위의 책.

8) 로잔발롱, P., 위의 책.

9) 파생, D., 위의 책.

10) 젠틀리니, M., 《열대의학》, 파리, 플라마리옹, 1986, p.13.

11) 고낙, C. 외 인용, 《아프리카의 급수 정책에서》, 파리, 에코노미카, 1985, p.165.

12) 현지 일지, 프놈펜(1997년 10월).

13) 캄보디아. 동남아시아의 국가. 남동으로는 베트남, 북동으로는 라오스, 북서로는 태국과 국경을 마주하고 있다. 인도차이나와 베트남 전쟁으로 심각한 영향을 받은 후 유혈낭자한 크메르 공산당의 독재하에 들어간다.(1975-1979) 또한 1989년까지 베트남의 지배를 받은 후로도 게릴라의 영향으로 국토는 산산조각난다. 1991년에 들어서야 평화 조약의 수립으로 평온을 기대할 수 있게 되었다.〔역주〕

14) 더글러스, M. 《오염에 대하여, 오염과 터부의 개념에 대한 에세이》, 파리, 마스페로, 1971 (1992 재판), p.24-26.

15) 마틴, E., 〈면역학의 인류학을 향해: 국가로서의 육체〉, 《계간 의학인류학》, 4권 4호, 1990, p.410-426.

16) 크리스테바, J., 《공포의 권력》, 파리, 쇠이유, 1983, p.84.

17) 비가렐로, G., 《깨끗함과 더러움, 중세 이래 육체의 위생》, 파리, 쇠이유, 1985, p.91-93.

18) 헬러, G., 《질서 속의 깨끗함, 1850-1979 사이의 주거와 가정의 삶: 보의 주민들의 예》, 로잔, 당바 출판사, 1979.

19) 다비드, F., 암시 목적의 한 작품에서. 《보이지 않는 괴물들》, 미하일로프가 인용, p.156.

20) 루, F., 《어린이와 전통 사회 속에서의 그의 육체》, 파리, 플라마리옹, 1978, p.119.

21) 구베르, J.-P., 《물의 승리》, 파리, 로베르 라퐁, 1986, p.58.

22) 브로이도(1897), 비가렐로가 인용, 위의 책, p.223.

23) 구베르, J.-P., 위의 책.

24) 스미스, V., 《성스러움과 깨끗함의 밀접한 관계, 위생과 영국 청교도 운동, 1650-

1850》, 런던, 레디슨의 역사 시리즈 간행 협회.

25) 세르고, J., 《자유, 평등, 청결, 19세기 위생의 풍조》, 알뱅 미셸, 1988, p.33.

26) 세르고, J.가 인용, 같은 책, p.229.

27) 비가렐로, G., 위의 책, p.207.

28) 세르고, J., 위의 책, p.101.

29) 헬러, G., 위의 책, p.28.

30) 현장 일지, 프놈펜(1997년 10월).

31) 《열대 지방의 아이들》, 128호, 1980, p.11.

32) 레빈, N., 《개인과 가정 위생의 결정 인자》《문학 리뷰》, 다중 그래픽판, 32 p., 1989, p.3.

33) 현장 일지, 프놈펜(1997년 10월).

34) 호바트, M., 〈무지가 자라는 것?〉, 호바트, M., 《경제 발전에 대한 인류학적인 비판: 무지의 생장》, 런던, 루트레지, 1993, p.21.

35) 존스, H., 〈문화적인 우선권과 계획. 북동캄보디아의 건강과 사회적인 역동성〉, 카스킬 외 치앙 메이, 1997, p.552.

36) 들라폭트, D. 《오물의 역사》, 파리, 부르주아, 1978, p.51.

37) 같은 책, p.52.

38) 같은 책, p.54.

39) 들로브, P., 《캄보니아 민주주의, 새로운 삶의 여명》, 파리, APN 출판사, 1978, p.38-39.

40) 야타이, P., 《살인마적인 유토피아》, 파리, 로베르 라퐁, 1980, p.93.

41) 스지무지악, M., 《돌들이 외친다》, 파리, 라 데쿠베르트, 1984, p.21.

42) 시몬 바루 외., 크메르공산당 시기의 캄보디아, 파리, 라르마탄, p.34.

43) 피크, L., 《하늘 저 너머에는》, 파리, 바로, 1984, p.22.

44) 같은 책.

45) 고르, H., 《캄보디아의 오디세이아》, 파리, 피호, 1988, p.238.

46) 더글러스, M., 위의 책, p.139.

47) 같은 책.

48) 쥬네스트, S., 〈하나, 둘, 셋…… 메스. 수술실에서의 기술, 상징성과 사회적인 관계〉, 〈인류학과 사회〉, 14권, 1번, 1990, p.9-25.

49) 리, D., 〈크메르공산당 간부들의 의술〉, 《캄보디아 1》, ASEME XIII, (1-4), 파리, EHESS, 1982, 랭,VE., 〈크메르 공산 통치하에서 부재한 일반 군중에 대한 치료〉, 《캄보디아 1》, ASEMI XIII(1-4), 파리, EHESS, 1982.

50) 히겔, J. -P., 〈아시아의 전통 의학과 협력한다는 것. 지식의 혼합〉, 《새 인류 정신지》, 17호, p.23-52, 1991, p.28.

51) 호이트, T., 〈병원 위생 원칙의 속절없음. 깨끗하고 더러운 회로를 구별한 경우〉, 《감염학에 대한 글》, t. IX, 5호, 1994년 3월.

52) 프레엔스, P., 〈건강의 종사자들은 공동체에의 참여를 어떻게 보고 있는가?〉, 《세계건강포럼지 World Health Forum》, 14, 253, 1993; 실리, J. A. 외 〈후천성면역결핍증 연구 단체——공동체 참여 작업의 열기가 식고 있는가? 우간다 농촌의 연구 프로그램에서 풀리지 않는 문제〉, 《사회과학의학지》, 34, 1089, 1992; 스톤, L., 〈건강 분야의 공동체 참여에서 문화적인 영향〉, 《사회과학의학지》, 35, 409, 1992; 웰크, G. B., 〈공동체의 건강 프로그램에의 창설과 참여에 있어서 문화적이고 구조적인 영향〉, 《사회과학의학지》, 35, 419, 1992. 쥬크스, R.와 머콧, A.이 인용, 〈공동체의 의미〉, 《사회과학의학지》, 43(4), p.555-563, 1996.

53) 에이즈를 주제로 한 프로그램, CNRS국립과학연구소, SHS 인문사회과학 UMR 116 국립과학연구소/대학. 파리5대학 낭테르, 임무번호 C0116M00117, 상호신용협회 96N70.

54) 비치먼, W.을 보라. 〈국민 기초 건강. 새로운 전략인가? 국제협력기구에의 참여로부터 얻은 교훈〉, 세계 개발에서 기초 건강 치료 작업장에 기여, 《제10회 사회 예방의학협의회》, 하이델베르그, 1983; 플랜트, R., 《위원회와 이념: 응용 사회철학에서의 한 에세이》 런던, 루트레지 & 케간 폴 1974; 리프킨, S. B., 《건강 계획과 공동체에의 참여, 남동부의 연구예》 유겔드, A., 〈남미 프로그램에서 공동체의 참여의 이념적인 차원〉, 《사회과학의학지, 21, 41, 1985.

55) 퇴니에스, F., 《공동체와 사회》, (1887), 뉴욕, 하퍼 토르취북스, 1963.

56) 주크스, R., 위의 책, p.557.

57) 《국립 에이즈 잡지》, 1997, p.21.

58) 문츠, M., 후천성면역결핍증/에이즈, 국제어린이원조기금에 대한 지역 기구적인 기본 연구, 캄보디아, 1996년 12월, p.17.

59) 유라카, 《아프리카 공동체에서의 보건 또는 사회적인 예방 조치 활동의 총체에 대한 보고서》, 레옹 1가, 75018 파리, 1996.

60) 코헨, A. P., 《국제 공동체의 상징적 구조》, 런던, 루트레지 & 케간 폴 1985, 쥬크스가 인용, 위의 책; 키타하라, A., 《재고찰된 타이의 농촌 공동체》, 출라롱콘대학 출판사, 1996.

61) 마이어스, C. N. 외, 《캄보디아의 에이즈에 대한 경제적 비용. 몇몇의 추정 예산》, 프놈펜, 1997년 10월.

62) 《국제 원조국 잡지》, 1997, p. V.

63) 로빈슨, K., 〈격차를 채우는 것, 캄보디아의 수도승과 비구니가 후천성면역결핍증에 감염된 환자를 돌보고 있다.〉 로이터 통신, 프놈펜, 1997년 11월 17일.

64) 마이어스, C. N. 외 위의 책.

65) CCC, 《NGO의 캄보디아어 사전》, 캄보디아 왕국, 프놈펜, 1996.

66) 무어티 E.가 인용, 세계은행의 중개자적 관계, 〈외국의 원조——궁금해하는 이들을 위한 안내서〉, 프놈펜 포스트, vol. VI, 16호, 1997년 8월 15-28.

67) 미슬리비치, E. 《캄보디아. 전이중의 NGO》, 《후천성면역결핍증/에이즈지, 캄보디아의 대답》, 1997 4-6월, 멀티그라피에, 프놈펜.

68) 현장 일지.

69) 《국립 원조지》, 1997, p.6.

70) 메디캄, 《건강 개혁, NGO의 입장》, 포지션 도큐먼트, 프놈펜, 1997년 11월 9일. 이탤릭체로 된 것은 텍스트에서 발췌한 것이다.

71) 유니세프, 《보다 나은 미래를 향해, 캄보디아의 어린이들과 여성들의 삶의 조건 분석, 유니세프》, 방콕, 1997, p.38.

72) 유니세프, 《활동 계획, 1996-2000, 캄보디아의 어린이와 여성에 대한 프로그램》, 프놈펜, 1996, p.8.

73) 소개의 글. 〈국제 후천성면역결핍증/에이즈협회란 무엇인가?〉

74) 에드스트롬, J. 외, 《캄보디아와 방콕을 방문기》, 1996년 3월 12일-4월 1일, 국제 후천성면역결핍증/에이즈협회, 런던.

75) 그레이그 A., 《캄보디아 방문기, 1996년 6월 14일-7월 4일》, 국제 후천성면역결핍증: 에이즈협회.

76) 뮨츠, M. 위의 책, 유니세프를 위해 한 자유 공사관이 작성한 이 보고서는 사실상 사회 개발을 위한 활동위원회의 이념을 표방하고 있는 것으로 보인다. 그래서 같은 용어를 사용하고 있다.

77) 현장 일지.

78) 퇴니에스, F., 위의 책.

79) 델베르, J., 《캄보디아의 농민》, 파리, 뮤통, 1961; 에비하라, M. M. 《스바이, 캄보디아의 크메르 농촌(1968)》, 앤 아보르, UMI 국제고용에 관한 학위 논문, 1991; 마르텔 G., 로베아, 앙코르 근처의 한 마을, 파리, EFEO, 1975; 네포트, J., 《현재의 현대적인 캄보디아 사회의 연혁과 조직》, 주네브, 오리잔, 1992; 프링스, V., 《사회주의와 캄보디아의 농민》, 파리, 라르마탕, 1997. 바로 앞의 프링스의 책은 70년대의 재판이다. 비커리, M., 《캄보디아, 정치, 경제와 사회》, 런던, 프란츠 핀터, 1986, 그리고 옵센, J., 외, 《모든 가족이 한 섬에 있다면》, 《캄보디아 농촌의 사회 조직과 권력의 구조》, 보고서 초본, 프놈펜, 1995.(자료 집성)

80) 현장 일지.

81) BWAP, 《에이즈 교육 프로그램 제안 계획》, 바탐방, 1997.

82) 유니세프, 《위원회의 움직임과 후천성면역결핍증/에이즈》, 《문학 리뷰》, Draft.h-larson@unicef:ngo.fj., UNAIDS, 《위원회의 움직임과 에이즈, 기술적인 업데이트》, 베스트 실용 전집, 주네브, UNAIDS 정보센터, 1997년 4월.

83) 오리어리, M. 외, 《성찰들. 크롬아크피와트품의 진보로부터 끌어낸 연습 기록》, 프놈펜, 해외 사무국, 1995.

84) 유니세프, 《활동위원회와 후천성면역결핍증/에이즈》, 위의 책.

85) 오리어리 M., 위의 책.

86) 후, J., 트로스틀, S., 스타쉬, J., 사이먼, J., 외 국제 개발을 위한 하버드 위원회, 케임브리지, MA, 미국, 포커스 그룹 편람, 멀티그라피에.

87) UNAIDES, 위의 책.

88) 현장 일지.

89) 오리어리 M., 위의 책.

90) 코헨, A. P. 위의 책, 쥬크스, R.가 인용. 키타하라, A. 위의 책.

91) 해머, 반 드 풋, W. 이 인용, 《캄보디아와 충격, 각 개인과 사회를 돕는 길, 그리고 과거와 현재에 대처하는 길을 찾아서》. (초고), 프놈펜, TOP 캄보디아, 1997.

92) 1975년부터 1979년까지 크메르 공산당 체제에서 '조직'(앙카르)이라는 용어는 일상 생활의 가장 사소한 것에 이르기까지 7백만 인구를 지배한 말이었다. 캄보디아 공산당에서 그 힌트를 얻은 이 개념은 그 핵심으로써 개인의 동일성을 억압하고 모두들 삶과 죽음의 권리를 가진 권력에 완전히 종속되어야 한다는 것이다. 이같은 신비주의적이고 만능이자 익명의 전체성은 하루 종일 온 국민에게 세뇌 교육되었다.

93) 네, M., 《새로운 삶의 시작을 향해, 캄보디아의 농촌 마을》, 프놈펜, JSRC., 1995.

94) 휴 님(1965), 마르탱, M. A.이 인용, 《캄보디아의 악, 그 정치적 지도자들에 맞선 전통 사회의 역사》, 1946-1987, 파리, 아셰트, 1989.

95) 오지, M., 〈마을에 대한 환상〉, 《사회 개발과 협력을 위한 국제 보고》, 34, 1973.

96) 더글러스, M., 《제도는 이렇게 생각했다》(시라쿠스대학 출판사, 1986), USHER, 1989.

97) 현장 일지.

98) 유니세프, 활동 계획, 1996-2000, 위의 책.

99) 현장 일지.

100) 같은 책.

101) 영, S. B.《동북부의 마을. 비-참여적 민주주의》, 멀티그라피에, 방콕, 타이 사회 총서, 1966.

102) 마틴, M. A., 위의 책.

103) 현장 일지.

104) 같은 책.

105) 뮨츠, M., 위의 책, p.29.

106) 사르, T., 《1953년부터 1975년까지의 캄보디아의 건강 체계와 크메르 공산당의 정신과의 관계》, D.U를 위한 논문, 건강 행정부와 체계, 파리7대학, 1987-1988. 쥬스티스, J.를 보라., 〈국제 건강의 관료적 상황: 사회과학 리뷰〉, 《사회과학의학지》, 1987(네팔에 대하여), 와 리프킨, S.B., 〈건강 프로그램의 공동체적인 참여로부터의 교훈〉, 《건강 정책과 계획》, 1(3). 240-249, 옥스퍼드대학 출판부, 1986(그 경우에 대한 2백 개의 연구 리뷰).

107) 메디캄, 위의 책.

108) 현장 일지.

109) 후, J., 트로스틀, S., 사이먼, J. 외, 위의 책.

110) 쥬크스, R., 위의 책.

111) 현장 일지.

112) 후, J., 트로스틀, S., 스타시, J. 사이먼, J., 외 위의 책.

113) 누난, J., 《메리크놀 후천성면역결핍증/에이즈 계획, 지면상의 개념》, 프놈펜, 1996년 4월 26일.

114) 현장 일지.

115) 현장 일지.

116) 브라운, J. C.,《성적인 인식, 캄보디아의 행동 양식, 프놈펜과 캄보디아 농촌, 몇몇 해안 지방에서 실행된 후천성 면역 결핍증/에이즈/연구 결과 초안 보고서》, 프놈펜, 캄보디아와 오스트레일리아의 적십자, 1997.

117) 후, J., 트로스틀, S., 스타시, J., 사이먼 외, 위의 책.

118) 에머슨, B.,《분쟁의 유산, 캄보디아 농촌의 가난 개선에 장애가 되는 충격, 여성에의 초점, 열성과 NGO의 지휘》, 프놈펜, IDRC, 1997.

119) 에드스트롬, J., 외, 위의 책.

120) 로빈슨, K., 가 인용, 위의 책.

121) 브라운, J. C., 위의 책.

122) 리프킨, S. B., 〈건강 프로그램에서 공동체적인 참여가 주는 교훈〉, 위의 책.

123) 베르누, P.,《국제기구의 사회학》, 파리, 쇠이유, 1985.

124) 세쿠 투레, 기니의 정치가(기니의 파란치, 1992 – 오하이오주의 클리블랜드, 1984) 1952년 기니 민주당을 창립하여 스스로 지도자가 됨. 1958년 프랑스와의 관계 청산을 발표한 후 반대 세력을 숙청하는 등 독재 정치를 표방하고 기니를 경제적인 무능력 상태로 만들었다. 〔역주〕

125) 2000년부터 프랑스에서는 CMU(보편 의료 보험 Couverture maladie universelle)이라고 하는 일종의 극빈자 보험이 실행되어 사실상 프랑스 땅에 거주하는 누구나가 국적이나 신분을 막론하고 1백 퍼센트의 의료보장 혜택을 받을 수 있게 되었다. 따라서 프랑스 내의 모든 인도주의적 진료소들은 그 이후로 거의 자취를 감추었다. (참조. 본문의 미국, 영국, 프랑스의 의료보험제도)〔역주〕

126) 극심한 결핍 상황에서 어떠한 개입 전략이 효과적인가? 월쉬, J. A 와 워렌, K.S., 〈선택적 일차 건강 진료. 개발도상국의 질병 통제를 위한 한시적 전략〉,《뉴잉글랜드 의학잡지》, 1979, 301호, p.967-974.

127) 제미슨, D. T. 모슬리, W. H., 메샴, A. R., 보바딜라, J. L.,《개발 도상국에서의 질병 통제의 우선권》, 옥스퍼드 의학 출판, 세계은행, 1993.

128) 특히 위스너, B., 〈GOBI 대 PHC? 선택적 일차 진료의 몇 가지 위험〉,《사회과학의학지》, 1988, 26호, p.963-969; 웅거, J. P.와 킬링스워드, J. R.,〈선택적 일차 진료. 그 방법에 대한 비판적 시각과 결과〉,《사회과학의학지》, 1986, 22호, p.1001-13; 기슈, O., 〈선택적 1차 진료. 새 병에 오래된 포도주 담기〉,《사회과학의학지》, 1982, 16호, p.1049-54.

129) 뉴웰, K. W., 〈선택적 건강 정책. 거꾸로 하는 혁명〉,《사회과학의학지》, 1988, 26, p.903-906.

130) 바이오포스, 〈고마의 콜레라, 1994년 7월〉,《전염성 유행병과 공중 건강 일지》, 1996, 44호, 358-363.

131) 소머, A., 모슬리, W. H., 〈전염성 유행병 제어 정책으로서의 콜레라 예방 접종의 비효율성〉《랑세》, 1973, 1, p.1232-1235.

132) 〈설탕, 소금과 물〉, 《랑세》, 1978, 2호, p.300-301.

133) 엘-하피, M., 하수나, W. A., 히르쉬혼, N., 로자, S., 밀러, P., 나가티, A., 나세르, S., 리야드, S., 〈이집트 아동과 유아의 설사로 인한 질병의 제어 효과. 설사로 인한 질병 제어 계획 리포트〉, 《랑세》, 1990, 335, p.334-338.

134) 포보, V., 유누스, M., 샤피쿨 이슬람, M., 브리앵, A., 베니쉬, M., 〈경구 수분 재공급 처치 ORT가 설사병으로 인한 사망률을 감소시켰는가?〉 《건강 정책》, 1992, 7, p.243-250.

135) 브리앵, A., 바리, A., 〈방글라데시 농촌의 12-35개월 된 아기에게서, 모유 수유가 영양실조인 아기에게서는 생존률을 증가시켰으나 영양이 좋은 아기에게서는 아무 변화도 보이지 않았다〉 《유럽 병리 영양학지》, 1989, 43, p.603-608.

136) 아타나야케, N., 포보, V., 샤크라보티, J., 〈마트랍에서 실시된 MCH-FP서비스에서 비용/효과의 비교〉, 포보, V., 《마트랍: 여성, 어린이와 건강》, 국제 설사병 연구 센터, 방글라데시, 1994, p.395-412.

137) 손탁, S., 《은유로서의 질병》, 뉴욕, 퍼라르, 스트라우스와 지루, 1978.

138) 테일러, C., 《자아의 원천. 현대적인 정체성을 만들기》, 케임브리지대학교, 1989.

139) 테일러, C., 《요지부동의 사회적인 선》, 《철학적인 논지》에서, 케임브리지, 매스, 하버드대학교 출판사, 1995, 7장.

140) 테일러, C., 《자아의 원천》, 위의 책.

141) 코레아, C., 《우루과이 라운드와 의약품》, 제네바, 국제보건기구, 1997.

142) 〈세계화와 빈곤. 범국가적인 현상, 개인적인 현상〉, 《1997년 세계 인류의 발전에 대한 보고서》, 개발을 위한 유엔의 프로그램(PNUD)

143) 카츠, J. 〈통상 자유화와 시장 조정 해제 이후 아르헨티나, 브라질 그리고 멕시코의 제약 산업〉, 《제약 분야의 대중-개인 간의 역할 변화》, 국제보건기구, 1996.

144) 블랙허스트, R., 국제상업기구의 연구와 분석 부문의 대표, 〈제3세계를 위한 다양한 장점들〉에서 인용, 《건강의 수평선》, 1997, 제약 산업 국제연맹기관지.

145) 레디 P., 〈기술 협력의 세계화에 있어서의 새로운 경향과 개발 당국의 혁신 능력에 대한 가능성:인도로부터 온 보고서〉, 《세계 개발》, 1997, 25(11), p.1821-1837.

146) 〈지적 재산권 협정과 개발 도상국〉, 《유엔상업개발회의(CNUCED)》, 1996.

147) 카츠, J., 위의 책.

148) 벨라스케스, G.와 불레, P., 《세계화와 의약품에의 접근》, 국제보건기구, 1998.

149) 《지적 재산권(TRIPs)에 대한 가트(GATT)의 입장과 제약 산업》, 국제제약산업체연방, 1995.

150) 1997년 7월 29일, 《남아공화국 제약 정책을 향한 미국의 정책에 대한 랠프 네이더, 제임스 러브, 로버트 와이즈만이 부통령 고어에게 보내는 편지》, http:www.cptech.org/pharm/goreonsa.html.

151) 본드, P., 〈세계화, 의약품 가격과 남아공화국 건강 정책: 미국의 산업체와 정치가들에 대항한 경영책〉, 국제보건서비스정간지, 1999, 4, (29).

152) 브로만, R., 《위기에·당면하여》, 파리, 1994.

153) 《보건 통계 연감》, 보건부, 1977.

154) 《통계 연감》, 보건부, 1977.

155) 《개발 방향: 밀레니엄을 향한 차드》, 개발과 협력계획, 1991.

156) 페로, J., 《차드 의료 분야에서의 외부 원조의 위치》, 국제보건기구, 1992.

157) OECD, 〈건강 정책의 개혁, 변화에의 의지〉, 《건강정책연구지》, N 8, 1996.

158) 최소 납입 한도액(la franchise): 보험 계약기간동안의 사고나 질병에 대한 지출에서 피보험자가 담당해야 할 최소액.〔역주〕

159) 잔여 지불액 (Ticket mod rateur). 특히 의료 서비스나 약품 구입에 있어서 피보험자가 지불해야 하는 최소 지불 한도.〔역주〕

160) 질병의 치료를 위해 다른 지방으로 갈 경우의 숙박 서비스를 말한다.〔역주〕

161) 모든 월급자들의 급여의 일정 부분을 사회보장제의 재원으로 마련하기 위해 국가가 세금으로 거두어들이는 것.〔역주〕

162) 의무의료보장제도의 혜택을 받지 못하는 외국인이나 외국인 유학생들의 경우, 그러나 그 보험료는 상당히 높은 수준이었다. 그러나 현재 CMU의 정착으로 이러한 제도는 사실상 필요가 없게 되었다.〔역주〕

163) OECD., 〈건강체계의 개혁. OECD 7개국들의 비교 분석〉, 《건강정책연구지》, n 2, 파리, 1992.

164) 〈수치로 본 OECD, 회원국에 대한 통계〉, 《OECD의 보고서》에 대한 보충 사항, n 206, 1997년 6월-7월.

역자 후기

한꺼번에 5백 명을 수용할 수 있는 커다란 계단식 강의실 제일 앞자리에 앉아 있는 내 머리 위로 온갖 종류의 종이 쓰레기가 쏟아져 내린다. 그 속에는 가끔 모래도 섞여 있다. 쏟아져 내리는 쓰레기와 함께 어우러지는 수간(獸姦)을 후렴구로 한 난잡한 노랫말이 합창으로 울려 퍼진다. 프랑스 한 지방 의과대학 1학년 첫 수업 시간 모습이다. 이미 오래전부터 이런 상황에 익숙한 생리학 교수는 이같은 소동에도 아랑곳하지 않고 온갖 야유 속에서 혼자 수업을 진행한다. 으레 그래왔듯이 강의실 앞부분에 앉은 1학년 신입생들은 1년 전 똑같은 일을 당했던 1학년 재수생*들의 온갖 소란을 꼬박 한 달 동안 견뎌 낸다. 수업이 불가능할 정도의 이 소동을 말이다. 이것이 국경 없는 의사회를 창립한 프랑스 의사들이 한결같이 신입생 시절에 고집스럽게 고수해 온 그 유명한 신입생 환영(비쥬타쥬) 행사이다. 이같은 소란이 잦아들고 나면 얼마 후에 있을 중간 고사를 위한 치열한 학습 열기가 강의실을 지배한다. 그런데 의과대학 1학년 수업에서 가장 큰 비중을 차지하는 과목은 해부학도 생리학도 생물학도 아닌 SHS(Science humaine et sociale, 인문사회과학)이다. 이 과목은 그 비중상 해부학의 3배, 물리학의 무려 6배를 차지한다. 그것은 무엇을 의미하는가? 이는 바로 의학이 암기식의 단순 과학만이 아니라는 것을 신입생들에게 주입시키려는 교육 정책인 것이다. 이 과목은 철학·의학윤리·의학역사·심리학 등 다양한 인문사회과학을 아우르고 있다. 2학년부터 점차로 그 비중을 덜어가는 이 과목의 무거운 비중은 내게는 꽤 의미심장한 것으로 비쳐졌다. 의사가 된다는 것이 미래의 안정된 생활만을 의미하지 않는다는 것을, 인간의 육체를 다루는 신성한 직업에 우선해야 할 도덕성을 아무것도 모르는 풋내기들에게 먼저 주입시킨 후에야 본격적인 실천 교육을 시키겠다는 그들의 고집이 여기에서 엿보이는 것이다. 그같은 풍토에서 국경 없는 의사회의 기본 철학이 뿌리를 내린 것은 그리 생소한 일이 아닐 것이다.

현재 프랑스에서 진행되고 있는 일반의들의 파업은 프랑스 사회의 다양성을 한 번에 보여 주는 단면이다. 이들은 현재 월평균 5백만 원 이상의 수입을 올리면서도 그것이 부족하여 파업을 하고 있고, 그 반대편의 국경 없는 의사들은 거의 아무런 보수 없이 일하면서도 아무도 가지 않으려는 전쟁터와 오지에서 인류를 위해 봉사하고 있다. 국경 없는 의사회는 1971년 베르나르 쿠시네(전 프랑스 보건부 장관)와 자비에 엠마뉴엘리 박사가 창립한 국제적인 사명을 띤 비정부국제기구이다. 그들의 임무는 전쟁이나 자연 재해로 고통받는 시민들을 인종이나 정치·종교·철학적인 이유로 인한 차별 없이 원조하는 것이다.

초기에는 국제적십자와의 연합 관계에 있던 프랑스의료구호단으로 불리었으나, 그들이 국제적십자를 위해 일하던 시기에 목격한 인류의 비참에 더욱 효율적이고 독자적인 방식으로 개입하기 위해 국제적십자사로부터 분리된다. 쿠시네와 엠마뉴엘리를 이어 클로드 말뮈레·로니 브로만·장 크리스토프가 단체를 지휘하였고, 1994년부터 필리프 비버슨이 이끄는 국경 없는 의사회는 현재 18개의 독립적인 지부로 나뉘어 활동하고 있으며, 그 중 프랑스와 벨기에·스페인·네덜란드·스위스 지부의 활동력과 조직력이 특히 두드러진다. 그외 다른 국가들(독일·오스트레일리아·오스트리아·캐나다·덴마크·미국·이탈리아·일본·룩셈부르크·노르웨이·영국·스웨덴·홍콩)은 특히 의료 인력과 재원을 충당한다. 국경 없는 의사회 재원의 60퍼센트(1998년 총 3억 4백만 유로, 프랑스 국경 없는 의사회 6천6백만 유로)는 개인 기부금으로 채워진다. 또한 국경 없는 의사회는 1999년 그 '인류의 비참에 개입할 권리'와 '증언의 의무'를 인정받아 노벨 평화상을 수상하였다.

IMF 이후 1997년 국경 없는 의사회에 서울평화상이 돌아간 후, 그것을 지나친 낭비라고 많은 사람들이 비난하던 기억을 가지고 있던 나는 어느 날 우연히 이 책을 손에 넣게 되었다. 경제적인 어려움에 갈가리 찢긴 우리 나라. 막연한 의학에 대한 동경심과 의사라는 지위가 주는 특권 사이에서 진실을 구분하지 못하던 당시의 나에게 안정된 미래를 약속하는 의사자격증을 들고서 돈과 명예를 모두 버리고 아무도 가고 싶어하지 않는 아프리카, 동구권의 전쟁터로 떠나는 그들은 신기한 존재들이었다. 나는 그 신기한 존재들의 실체를 알고 싶었다. 실제로 번역을 하면서 나는 이 책을 통해 내가 상상한 것 이상의 현실을 보게 되었다.

각종 자연 재해, 인재, 국지전으로 인해 발생된 수많은 희생자들을 향해 손을 벌리는 그만큼이나 많은 수의 국제원조기구의 실상에 대해 알게 된 것이다. 그것은 식민지 정책에 발벗고 나서던 서구인들의 흑심이 이제는 인류원조기구라는 이름으로 탈바꿈한 것은 아닐까 하는 기존의 의심을 굳게 해주는 것이었다. 이들의 목적은 과연 순수한 인류애에서 비롯된 것일까? 아니면 인류애의 탈을 쓴 새로운 시장 개척, 문화 식민지 정책인가? 양심을 가진 몇몇 의사들이 여기에서 그 사실을 용기 있게, 또 숨김 없이 토로하고 있다.

이 책 전체를 지배하는 주된 흐름은 세계 곳곳에서 자행되는 불평등에 대한 자각이다. 단숨에 몇만 명씩 유행병으로 사라져 가는 아프리카인들의 목숨은 서구 선진국의 한 돈 많은 사업가의 목숨만큼 중요하지 않은 것으로 인식되는 것이 지금의 현실이다. 그것은 한 국가에서도 마찬가지이다. 빈자들의 의료 서비스에의 접근과 그 질이 부자들의 그것과 같아지는 때가 바로 보건의 유토피아일 것이며, 우리 모두는 불가능해 보이는 그 목표에 가까워지기 위해 노력을 기울여야 할 것이다.

2003년 9월 서민원

저자 소개

로니 브로만 1982년부터 1994년까지 국경 없는 의사회(국경 없는 의사회는 1999년 노벨 평화상을 수상했다)의 회장직 역임. 열대의학과 전염병학 전문의이고, 국경 없는 의사회 회원들과 함께 임무를 계속 수행하는 동시에 파리 7대학에서 학생들을 가르치고 있다.

필리프 비버슨 전염병학 의사, 1994년부터 2000년까지 국경 없는 의사회의 회장직 역임.

리샤르 베델 일반의 · 전염병 학자, 1994년부터 2000년까지 국경 없는 의사회의 회장직 역임.

앙드레 브리엥 영양학 전문의, 개발연구위원회의 연구원.

피에르 시라크 약사, 파리 6대학에서 학생들을 가르친다. 국경 없는 의사회의 고문.

소이직 크로쉐 민속학자(파리 10대학), 공중보건학과 캄보디아어학위 소지.

에릭 궤마이르 경제학자 · 의사, 1994년부터 1998년까지 벨기에의 국경 없는 의사회 대표.

카림 라우압디아 마취-재활전문의, 1998년 이래 국경 없는 의사회의 감독.

노엘 라슨 일반의, 프랑스 국경 없는 의사회의 감독.

장 리갈 전임 국경 없는 의사회의 의학 부분 감독, 국제보건기구(WHO)의 열대의학 담당.

파트리스 트루이에 전 병원 담당 약사, 국제보건기구의 유럽 담당.

서민원

성신여대 불문과 졸업
한국외국어대 불어과 석사
한국외국어대 불어과 박사과정 수료
프랑스 프랑슈콩테대학 DEA과정 수료
역서:《여성의 상태》《공포의 권력》《욕망에 대하여》《미친 진실》
《의학적 추론》《이젠 다시 유혹하지 않으려다》

문예신서
192

보건 유토피아

초판발행 : 2003년 9월 30일

지은이 : 로니 브로만 外
옮긴이 : 서민원
총편집 : 韓仁淑
펴낸곳 : 東文選
제10-64호, 78. 12. 16 등록
110-300 서울 종로구 관훈동 74
전화 : 737-2795

편집설계 : 劉泫兒 李惠允

ISBN 89-8038-229-4 94510
ISBN 89-8038-000-3(문예신서)

북메세나란 책을 통한 문예옹호운동으로 양서의 보급과 국민독서운동에 이바지하는 것을 목적으로 한다. 기업·단체는 물론 작은 모임이나 개인이 관심 분야에 꼭 필요한 학술 및 교양 서적의 출판비 일부를 지원하거나 일정 부수를 구매·기증함으로써 그 책의 후원자가 되는 것을 말한다.

 약업신문

국민보건 증진과 제약산업 및 약업계 발전을 목적으로 주2회 발행하고 있는 약업신문은, 의약품의 허가·생산·유통·판매·학술·교육 등 의약계와 관련된 전반적이고 광범위한 정보를 다루고 있다. 즉 약무행정 및 보험행정, 제조업체의 기업활동을 비롯 도매업소·약국·병의원 등의 경영정보와 약학대학 및 연구기관의 연구활동 등이 주요 내용을 이루고 있다. 특히 복지부를 비롯 식품의약품안전청 및 전국 7개 지방청, 국민건강보험관리공단 및 건강보험심사평가원, 국립보건원, 보건사회연구원, 의료관리연구원, 산하기관 등의 정책 및 연구실적도 상세히 다루고 있다.

약업신문은 급속한 약업환경에 부응하고, 21세기 정보화시대에 능동적으로 대처하기 위해 약업계 전문지 최초로 인터넷전자신문《약업닷컴》을 2000년 12월 개통했다.

또 약업계의 신속 정확한 뉴스를 세계 제약산업 종사자들에게 전달하기 위해 영자일간신문《English Yakup Daily》를 개통했다. 약업신문은 독자에게 다가가기 위한 신문을 만들기 위해 전지면의 컬러화와 다양한 정보제공을 위해 마케팅·약국정보 등 섹션화하여 발행되고 있다.

자매지로는 월간《의학정보》와 주간《화장품신문》이 있다.

1954 3 창간
1974 7 월간《의약정보》창간
1982 4 제10회 보건의 날 '국민훈장모란장' 수상
1984 7 제17회 산업안전보건대회 산업안전보건유공자 '노동부장관표창' 수상
1992 9 주간《화장품신문》창간
1996 10 제33회 전문신문의 날 '대통령표창' 수상
2000 10 전문신문의 날 본지 발행인 고 동암 함승기 선생 '보관문화훈장' 추서
2002 10 고 함용윤 본지 전 발행인 '보관문화훈장' 추서

140-734 서울시 용산구 청파동 2가 100-1 대표전화: 약업신문(02)3270-0114 FAX: (02)3270-0159
www.yakup.com / 화장품신문(02)3270-0111 FAX: (02)3270-0179 www.hjp.co.kr

【東文選 現代新書】

46 아프리카미술	P. 윌레뜨 / 崔炳植	절판
47 美의 歷程	李澤厚 / 尹壽榮	28,000원
48 曼茶羅의 神들	立川武藏 / 金龜山	19,000원
49 朝鮮歲時記	洪錫謨 外/李錫浩	30,000원
50 하 상	蘇曉康 外 / 洪 熹	절판
51 武藝圖譜通志 實技解題	正 祖 / 沈雨晟・金光錫	15,000원
52 古文字學첫걸음	李學勤 / 河永三	14,000원
53 體育美學	胡小明 / 閔永淑	10,000원
54 아시아 美術의 再發見	崔炳植	9,000원
55 曆과 占의 科學	永田久 / 沈雨晟	8,000원
56 中國小學史	胡奇光 / 李宰碩	20,000원
57 中國甲骨學史	吳浩坤 外 / 梁東淑	35,000원
58 꿈의 철학	劉文英 / 河永三	22,000원
59 女神들의 인도	立川武藏 / 金龜山	19,000원
60 性의 역사	J. L. 플랑드렝 / 편집부	18,000원
61 쉬르섹슈얼리티	W. 챠드윅 / 편집부	10,000원
62 여성속담사전	宋在璇	18,000원
63 박재서희곡선	朴栽緒	10,000원
64 東北民族源流	孫進己 / 林東錫	13,000원
65 朝鮮巫俗의 研究(상・하)	赤松智城・秋葉隆 / 沈雨晟	28,000원
66 中國文學 속의 孤獨感	斯波六郎 / 尹壽榮	8,000원
67 한국사회주의 연극운동사	李康列	8,000원
68 스포츠인류학	K. 블랑챠드 外 / 박기동 外	12,000원
69 리조복식도감	리팔찬	20,000원
70 娼 婦	A. 꼬르뱅 / 李宗旼	22,000원
71 조선민요연구	高晶玉	30,000원
72 楚文化史	張正明 / 南宗鎭	26,000원
73 시간, 욕망, 그리고 공포	A. 코르뱅 / 변기찬	18,000원
74 本國劍	金光錫	40,000원
75 노트와 반노트	E. 이오네스코 / 박형섭	20,000원
76 朝鮮美術史研究	尹喜淳	7,000원
77 拳法要訣	金光錫	30,000원
78 艸衣選集	艸衣意恂 / 林鍾旭	20,000원
79 漢語音韻學講義	董少文 / 林東錫	10,000원
80 이오네스코 연극미학	C. 위베르 / 박형섭	9,000원
81 중국문자훈고학사전	全廣鎭 편역	23,000원
82 상말속담사전	宋在璇	10,000원
83 書法論叢	沈尹默 / 郭魯鳳	8,000원
84 침실의 문화사	P. 디비 / 편집부	9,000원
85 禮의 精神	柳 肅 / 洪 熹	20,000원
86 조선공예개관	沈雨晟 편역	30,000원
87 性愛의 社會史	J. 솔레 / 李宗旼	18,000원

88 러시아미술사	A. I. 조토프 / 이건수	22,000원
89 中國書藝論文選	郭魯鳳 選譯	25,000원
90 朝鮮美術史	關野貞 / 沈雨晟	근간
91 美術版 탄트라	P. 로슨 / 편집부	8,000원
92 군달리니	A. 무케르지 / 편집부	9,000원
93 카마수트라	바짜야나 / 鄭泰爀	18,000원
94 중국언어학총론	J. 노먼 / 全廣鎭	28,000원
95 運氣學說	任應秋 / 李宰碩	15,000원
96 동물속담사전	宋在璇	20,000원
97 자본주의의 아비투스	P. 부르디외 / 최종철	10,000원
98 宗敎學入門	F. 막스 뮐러 / 金龜山	10,000원
99 변 화	P. 바츨라빅크 外 / 박인철	10,000원
100 우리나라 민속놀이	沈雨晟	15,000원
101 歌訣(중국역대명언경구집)	李宰碩 편역	20,000원
102 아니마와 아니무스	A. 융 / 박해순	8,000원
103 나, 너, 우리	L. 이리가라이 / 박정오	12,000원
104 베케트연극론	M. 푸크레 / 박형섭	8,000원
105 포르노그래피	A. 드워킨 / 유혜련	12,000원
106 셸 링	M. 하이데거 / 최상욱	12,000원
107 프랑수아 비용	宋 勉	18,000원
108 중국서예 80제	郭魯鳳 편역	16,000원
109 性과 미디어	W. B. 키 / 박해순	12,000원
110 中國正史朝鮮列國傳(전2권)	金聲九 편역	120,000원
111 질병의 기원	T. 매큐언 / 서 일·박종연	12,000원
112 과학과 젠더	E. F. 켈러 / 민경숙·이현주	10,000원
113 물질문명·경제·자본주의	F. 브로델 / 이문숙 外	절판
114 이탈리아인 태고의 지혜	G. 비코 / 李源斗	8,000원
115 中國武俠史	陳 山 / 姜鳳求	18,000원
116 공포의 권력	J. 크리스테바 / 서민원	23,000원
117 주색잡기속담사전	宋在璇	15,000원
118 죽음 앞에 선 인간(상·하)	P. 아리에스 / 劉仙子	각권 8,000원
119 철학에 대하여	L. 알튀세르 / 서관모·백승욱	12,000원
120 다른 곳	J. 데리다 / 김다은·이혜지	10,000원
121 문학비평방법론	D. 베르제 外 / 민혜숙	12,000원
122 자기의 테크놀로지	M. 푸코 / 이희원	16,000원
123 새로운 학문	G. 비코 / 李源斗	22,000원
124 천재와 광기	P. 브르노 / 김웅권	13,000원
125 중국은사문화	馬 華·陳正宏 / 강경범·천현경	12,000원
126 푸코와 페미니즘	C. 라마자노글루 外 / 최 영 外	16,000원
127 역사주의	P. 해밀턴 / 임옥희	12,000원
128 中國書藝美學	宋 民 / 郭魯鳳	16,000원
129 죽음의 역사	P. 아리에스 / 이종민	18,000원

130 돈속담사전	宋在璇 편	15,000원
131 동양극장과 연극인들	김영무	15,000원
132 生育神과 性巫術	宋兆麟 / 洪熹	20,000원
133 미학의 핵심	M. M. 이턴 / 유호전	20,000원
134 전사와 농민	J. 뒤비 / 최생열	18,000원
135 여성의 상태	N. 에니크 / 서민원	22,000원
136 중세의 지식인들	J. 르 고프 / 최애리	18,000원
137 구조주의의 역사(전4권)	F. 도스 / 김웅권 外 Ⅰ·Ⅱ·Ⅳ 15,000원 / Ⅲ 18,000원
138 글쓰기의 문제해결전략	L. 플라워 / 원진숙·황정현	20,000원
139 음식속담사전	宋在璇 편	16,000원
140 고전수필개론	權 瑚	16,000원
141 예술의 규칙	P. 부르디외 / 하태환	23,000원
142 "사회를 보호해야 한다"	M. 푸코 / 박정자	20,000원
143 페미니즘사전	L. 터틀 / 호승희·유혜련	26,000원
144 여성심벌사전	B. G. 워커 / 정소영	근간
145 모데르니테 모데르니테	H. 메쇼닉 / 김다은	20,000원
146 눈물의 역사	A. 뱅상뷔포 / 이자경	18,000원
147 모더니티입문	H. 르페브르 / 이종민	24,000원
148 재생산	P. 부르디외 / 이상호	18,000원
149 종교철학의 핵심	W. J. 웨인라이트 / 김희수	18,000원
150 기호와 몽상	A. 시몽 / 박형섭	22,000원
151 융분석비평사전	A. 새뮤얼 外 / 민혜숙	16,000원
152 운보 김기창 예술론연구	최병식	14,000원
153 시적 언어의 혁명	J. 크리스테바 / 김인환	20,000원
154 예술의 위기	Y. 미쇼 / 하태환	15,000원
155 프랑스사회사	G. 뒤프 / 박 단	16,000원
156 중국문예심리학사	劉偉林 / 沈揆昊	30,000원
157 무지카 프라티카	M. 캐넌 / 김혜중	25,000원
158 불교산책	鄭泰爀	20,000원
159 인간과 죽음	E. 모랭 / 김명숙	23,000원
160 地中海(전5권)	F. 브로델 / 李宗旼	근간
161 漢語文字學史	黃德實·陳秉新 / 河永三	24,000원
162 글쓰기와 차이	J. 데리다 / 남수인	28,000원
163 朝鮮神事誌	李能和 / 李在崑	근간
164 영국제국주의	S. C. 스미스 / 이태숙·김종원	16,000원
165 영화서술학	A. 고드로·F. 조스트 / 송지연	17,000원
166 美學辭典	사사키 겡이치 / 민주식	22,000원
167 하나이지 않은 성	L. 이리가라이 / 이은민	18,000원
168 中國歷代書論	郭魯鳳 譯註	25,000원
169 요가수트라	鄭泰爀	15,000원
170 비정상인들	M. 푸코 / 박정자	25,000원
171 미친 진실	J. 크리스테바 外 / 서민원	25,000원

【기 타】

▨ 라신에 관하여	R. 바르트 / 남수인	10,000원
▨ 說 苑 (上·下)	林東錫 譯註	각권 30,000원
▨ 晏子春秋	林東錫 譯註	30,000원
▨ 西京雜記	林東錫 譯註	20,000원
▨ 搜神記 (上·下)	林東錫 譯註	각권 30,000원
■ 경제적 공포〔메디치賞 수상작〕	V. 포레스테 / 김주경	7,000원
■ 古陶文字徵	高 明·葛英會	20,000원
■ 金文編	容 庚	36,000원
■ 고독하지 않은 홀로되기	P. 들레름·M. 들레름 / 박정오	8,000원
■ 그리하여 어느날 사랑이여	이외수 편	4,000원
■ 딸에게 들려 주는 작은 지혜	N. 레흐레이트너 / 양영란	6,500원
■ 노력을 대신하는 것은 없다	R. 쉬이 / 유혜련	5,000원
■ 노블레스 오블리주	현택수 사회비평집	7,500원
■ 미래를 원한다	J. D. 로스네 / 문 선·김덕희	8,500원
■ 사랑의 존재	한용운	3,000원
■ 산이 높으면 마땅히 우러러볼 일이다	유 향 / 임동석	5,000원
■ 서기 1000년과 서기 2000년 그 두려움의 흔적들	J. 뒤비 / 양영란	8,000원
■ 서비스는 유행을 타지 않는다	B. 바게트 / 정소영	5,000원
■ 선종이야기	홍 회 편저	8,000원
■ 섬으로 흐르는 역사	김영회	10,000원
■ 세계사상	창간호~3호: 각권 10,000원 / 4호: 14,000원	
■ 십이속상도안집	편집부	8,000원
■ 어린이 수묵화의 첫걸음(전6권)	趙 陽 / 편집부	각권 5,000원
■ 오늘 다 못다한 말은	이외수 편	7,000원
■ 오블라디 오블라다, 인생은 브래지어 위를 흐른다	무라카미 하루키 / 김난주	7,000원
■ 인생은 앞유리를 통해서 보라	B. 바게트 / 박해순	5,000원
■ 잠수복과 나비	J. D. 보비 / 양영란	6,000원
■ 천연기념물이 된 바보	최병식	7,800원
■ 原本 武藝圖譜通志	正祖 命撰	60,000원
■ 隷字編	洪鈞陶	40,000원
■ 테오의 여행 (전5권)	C. 클레망 / 양영란	각권 6,000원
■ 한글 설원 (상·중·하)	임동석 옮김	각권 7,000원
■ 한글 안자춘추	임동석 옮김	8,000원
■ 한글 수신기 (상·하)	임동석 옮김	각권 8,000원

【이외수 작품집】

■ 겨울나기	창작소설	7,000원
■ 그대에게 던지는 사랑의 그물	에세이	7,000원
■ 그리움도 화석이 된다	시화집	6,000원
■ 꿈꾸는 식물	장편소설	7,000원
■ 내 잠 속에 비 내리는데	에세이	7,000원
■ 들 개	장편소설	7,000원

東文選 現代新書 40

윤리학

알랭 바디우

이종영 옮김

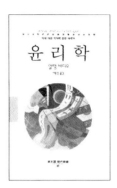

이 세계가 나에게 부과하는, 그리고 준수할 것을 요구하는 그러한 윤리가 아니라, 내가 이 세계에 맞서 싸우고자 할 때 지녀야 할 '나 자신의' 윤리란 어떠한 것일까? 그러나 이 세계가 나에게 부과하는 '윤리'가 과연 엄격한 의미에서의 윤리일 수 있을까?

이데올로기로서의 윤리에 대한 부정만으로는 충분치 않다. 이데올로기로서의 윤리에 맞서 싸우는 해방적 실천, 그 자체가 새로운 윤리학에 의해 지탱되어야만 하는 것이다. 여기서 새롭게 제시하고 있는 윤리는, 해방적 정치·학문·예술·애정에 있어서의 혁명적 투사들을 위한 윤리이다. '인권의 윤리'와 '차이의 윤리'를 비판하고 있는 이 책의 1장과 2장은 프랑스적 맥락에 위치하고 있다. 바디우는 이른바 '인권의 윤리'와 '차이의 윤리'를 제국주의 국가로서 프랑스의 위선과 결부짓고 있는 것이다.

존중받아야 하는 것은 각자의 개별성이지 문화적 또는 사회적 차이가 아니다. 그리고 각자의 개별성은 오로지 인간적 동일성이라는 보편성에 토대해서만 존중받을 수 있는 것이다. 보편성에 토대한 개별성에 대한 존중은 사회적·문화적으로 매개된 특수성과는 결단코 대립되는 것이다. 특수성은 항상 배제와 차별을 내포하고 있다. 그리고 프랑스에서의 '차이의 윤리'는 그러한 특수성에 일정하게 입각하고 있는 것이다.

東文選 現代新書 14

사랑의 지혜

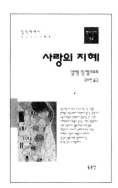

알랭 핑켈크로트

권유현 옮김

수많은 말들 중에서 주는 행위와 받는 행위, 자비와 탐욕, 자선과 소유욕을 동시에 의미하는 낱말이 하나 있다. 사랑이라는 말이다. 그러나 누가 아직도 무사무욕을 믿고 있는가? 누가 무상의 행위를 진짜로 존재한다고 생각하는가? '근대'의 동이 터오면서부터 도덕을 논하는 모든 계파들은 어느것을 막론하고 무상은 탐욕에서, 또 숭고한 행위는 획득하고 싶은 욕망에서 유래한다는 설명을 하고 있다.

이 책에서 묘사하는 사랑의 이야기는 타자와 나 사이의 불공평에서 출발한다. 즉 사랑이란 타자가 언제나 나보다 우위에 놓이는 것이며, 끊임없이 나에게서 도망가는 타자로부터 나는 도망가지 못하는 것이다. 그리고 사랑의 지혜란 이 알 수 없고 환원되지 않는 타자의 얼굴에 다가가기 위해 애쓰는 것이다. 저자는 이 책에서 남녀간의 사랑의 감정에서 출발하여 타자의 존재론적인 문제로, 이어서 근대사의 비극으로 그의 철학적 성찰을 이끌어 가기 때문이다. 그러나 우리가 이웃에 대한 사랑을 이상적인 영역으로 내쫓는다고 해서, 현실을 더 잘 생각한다는 법은 없다. 오히려 우리는 타인과의 원초적 관계를 이해하기 위해서, 또 그것에서 출발하여 사랑의 감정뿐 아니라 다른 사람에 대한 미움의 감정까지도 이해하기 위해서, 유행에 뒤진 이 개념, 소유의 이야기와는 또 다른 이야기를 필요로 할 수 있다.

알랭 핑켈크로트는 엠마뉴엘 레비나스의 작품에 영향을 받아서 근대가 겪은 엄청난 집단 체험과 각 개인이 살아가면서 맺는 '타자'와의 관계에 대해서 계속해서 질문을 던진다. 이것은 철학임에 틀림없다. 그렇기는 하지만 구체적인 인물에 의해 이야기로 꾸민 철학이다. 이 책은 인간에 대한 인식의 수단으로 플로베르 · 제임스, 특히 프루스트를 다루며, 이들의 현존하는 문학작품에 의해 철학을 이야기로 꾸며 나간다.

東文選 現代新書 44,45

쾌락의 횡포

장 클로드 기유보

김웅권 옮김

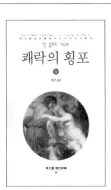

섹스는 생과 사의 중심에 놓인 최대의 화두 가운데 하나라고 할 수 있다. 성에 관한 엄청난 소란이 오늘날 민주적인 근대성이 침투한 곳이라면 아주 작은 구석까지 식민지처럼 지배하고 있는 것이다. 이제 성은 일상 생활을 '따라다니는 소음'이 되어 버렸다. 우리 시대는 문자 그대로 '그것' 밖에 이야기하지 않는다.

문화가 발전하고 교육의 학습 과정이 길어지면 길어질수록 결혼 연령은 늦추어지고 자연 발생적 생식 능력과 성욕은 억제하도록 요구받게 되었지 않은가! 역사의 전진은 발정기로부터 해방된 인간을 금기와 상징 체계로부터의 해방으로, 다시 말해 '성의 해방'으로 이동시키며 오히려 반문화적 현상을 드러내고 있다. 저자는 이것이 서양에서 오늘날 일어나고 있는 현상이라고 말한다. 서양에서 60년대말에 폭발한 학생 혁명과 더불어 본격적으로 시작된 '성의 혁명'은 30년의 세월을 지나 이제 한계점에 도달해 위기를 맞고 있다. 성의 해방을 추구해 온 30년 여정이 결국은 자체 모순에 의해 인간을 섹스의 노예로 전락시키며 새로운 모색을 강요하고 있는 것이다. 인간은 '섹스의 횡포'에 굴복하고 말 것인가?

과거도 미래도 거부하는 현재 중심주의적 섹스의 향연이 낳은 딜레마, 무자비한 거대 자본주의 시장이 성의 상품화를 통해 가속화시키는 그 딜레마를 어떻게 극복할 것인가? 저자는 역사 속에 나타난 다양한 큰 문화들을 고찰하고, 관련된 모든 학문들을 끌어들이면서 폭넓게 성 문제를 조명하고 있다.

東文選 現代新書 81

영원한 황홀

파스칼 브뤼크네르

김웅권 옮김

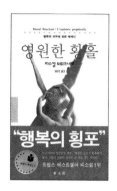

"당신은 행복해지기 위해 사는가?"

당신은 왜 사는가? 전통적으로 많이 들어온 유명한 답변 중 하나는 "행복해지기 위해서 산다"이다. 이때 '행복'은 우리에게 목표가 되고, 스트레스가 되며, 역설적으로 불행의 원천이 된다. 브뤼크네르는 그러한 '행복의 강박증'으로부터 당신을 치유하기 위해 이 책을 썼다. 프랑스의 전 언론이 기립박수에 가까운 찬사를 보낸 이 책은 사실상 석 달 가까이 베스트셀러 1위를 지켜내면서 프랑스를 '들었다 놓은' 철학 에세이이다.

"어떻게 지내십니까? 잘 지내시죠?"라고 묻는 인사말에도 상대에게 행복을 강제하는 이데올로기가 숨쉬고 있다. 당신은 행복을 숭배하고 있다. 그것은 서구 사회를 침윤하고 있는 집단적 마취제다. 당신은 인정해야 한다. 불행도 분명 삶의 뿌리다. 그 뿌리는 결코 뽑히지 않는다. 이것을 받아들일 때 당신은 '행복의 의무'로부터 해방될 것이고, 행복하지 않아도 부끄럽지 않게 될 것이다.

대신 저자는 자유롭고 개인적인 안락을 제안한다. '행복은 어림치고 접근해서 조용히 잡아야 하는 것'이다. 현대인들의 '저속한 허식'인 행복의 웅덩이로부터 당신 자신을 건져내라. 그때 '빛나지도 계속되지도 않는 것이 지닌 부드러움과 덧없음'이 당신을 따뜻이 안아 줄 것이다. 그곳에 영원한 만족감이 있다.

중세에서 현대까지 동서의 명현석학과 문호들을 풍부하게 인용하는 저자의 깊은 지식샘, 그리고 혀끝에 맛을 느끼게 해줄 듯 명징하게 떠오르는 탁월한 비유 문장들은 이 책을 오래오래 되읽고 싶은 욕심을 갖게 한다. 독자들께 권해 드린다. ― 조선일보, 2001. 11. 3.

東文選 現代新書 87

산다는 것의 의미 · 1
— 여분의 행복

피에르 쌍소 / 김주경 옮김

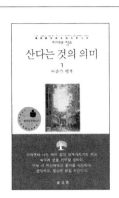

"삶을 어떻게 살아야 하는가?"라는 물음에 대한 해답찾기!!!

인생을 살 만큼 살아본 사람만이 이에 대한 대답을 할 수 있을 것이다. 영원한 것은 아무것도 없고, 변화 또한 피할 수 없다. 한 해의 시작을 앞둔 우리들에게 피에르 쌍소는 "인생이라는 다양한 길들에서 만나게 되는 예기치 않은 상황들을 대비할 수 있도록 도덕적 혹은 철학적인 성찰, 삶의 단편들, 끔찍한 가상의 이야기와 콩트, 이 세상에서 벌어지고 있는 참을 수 없는 일들에 대한 분노의 외침, 견디기 힘든 세상을 조금이라도 견딜 만하게 만들기 위한 사랑에의 호소 등등 여러 가지를 이 책 속에 집어넣어 보았다"는 소회를 전하고 있다. 노철학자의 삶에 대한 깊은 성찰이 고목의 나이테처럼 더없이 선명하게 다가온다.

변화를 사랑하고, 기다릴 줄 알고, 바라보는 법을 배우고, 자기 자신에게 인내를 가질 수 있게 하는 이 책 《산다는 것의 의미》는, 앞서의 두 권보다 문학적이며 읽는 재미 또한 뛰어나다. 죽어 있는 것 같은 시간들이 빈번히 인생에 가장 충만한 삶을 부여하듯 자신의 내부의 작은 목소리에 귀기울이게 하고, 그 소리를 신뢰케 만드는 것이 책의 장점이다.

진정한 삶, 음미할 줄 아는 삶을 살고, 내심이 공허한 사람이 되지 않도록 우리의 약한 삶을 보호할 줄 알며, 그 삶을 사랑하게 만드는 것이 피에르 쌍소의 힘이다.

이 책을 읽어 나가는 동안 우리는 의미 없이 번쩍거리기만 하는 싸구려 삶을 단호히 거부하고, 자기 자신에게로 돌아와 찬찬히 들여다볼 수 있는 시간을 갖게 될 것이다. 그리고 자신만의 희망적인 삶의 방법을 건져올릴 수 있을 것이다.

진정한 모럴은 모럴을 비웃는다

― 책임진다는 것의 의미

알랭 에슈고엔 / 김웅권 옮김

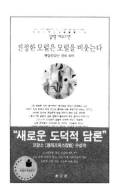

오늘날 우리는 가치들이 혼재하고 중심을 잃은 이른바 '포스트모던'한 시대에 살고 있다. 다양한 가치들은 하나의 '조정적인' 절대 가치에 의해 정리되고 체계화되지 못하고, 무질서하게 병렬적으로 공존한다. 이런 다원적 현상은 풍요로 인식될 수 있으나, 역설적으로 현대인이 당면한 정신적 방황과 해체의 상황을 드러내 주는 하나의 징표라고도 할 수 있다. 자본주의의 승리와 이러한 가치의 혼란은 인간을 비도덕적으로 만들면서 약육강식적 투쟁의 강도만 심화시킬 우려가 있다. 그리하여 사회는 긴장과 갈등으로 치닫는 메마르고 냉혹한 세계가 될 수 있다.

개인의 자유와 권리가 확대되고, 사회적인 구속이나 억압이 줄어들면 줄어들수록 개인이 져야 할 책임의 무게는 그만큼 가중된다. 이 책임이 그의 자유와 권리를 보장해 주는 것이다. 개인의 신장과 비례하여 증가하는 이 책임이 등한시될 때 사회는 퇴보할 수밖에 없다. 기성의 모든 가치나 권위가 무너져도 더불어 사는 사회가 유지되려면, 개인이 자신의 결정과 행위 그리고 결과에 대해 자신과 타자 앞에, 또는 사회 앞에 책임을 지는 풍토가 정착되어야 한다. 그렇기 때문에 안개가 자욱이 낀 이 불투명한 시대에 책임 원리가 새로운 도덕의 원리로 부상되고 있는 것이다. 또한 어떤 다른 도덕적 질서와도 다르게 책임은 모든 이데올로기적 · 사상적 차이를 넘어서 지배적인 담론의 위치를 차지할 수 있다. 그것은 사회적 · 경제적 변화와 구속에 직면하여 문제들을 해결하기 위해 나타난 '자유의 발현'이기 때문이다.

東文選 現代新書 109

도덕에 관한 에세이

크리스티앙 로슈 外

고수현 옮김

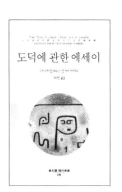

　전쟁, 학살, 시체더미들, 멈출 줄 모르는 인간 사냥, 이보다 더 끔찍한 것은 살인자들이 살인을 자행하면서 느끼는 불온한 쾌감, 희생자가 겪는 고통 앞에서 느끼는 황홀감이다. 인간은 처벌의 공포만 사라지면 악행에서 쾌락을 얻는다.

　공민 교육이라는 구실하에 학교에서 도덕을 가르치는 것에 대해 찬성해야 할까, 반대해야 할까?

　도덕은 가르칠 수 있는 것일까? 도덕은 무엇을 근거로 세워진 것인가? 도덕의 가치를 어떻게 정의내릴 수 있을까?

　세계화라는 강요된 대세에 눌린 우리 시대, 냉혹한 자유 경제 논리에 가정이 짓밟히는 듯한 느낌이 점점 고조되는 이때에 다시금 도덕적 데카당스를 비난하는 목소리가 높아지고 있다. 물론 여기에는 파시스트적인 질서를 바라는 의심스러운 분노도 뒤섞여 있다. 또한 다른 사람들에 대한 온화한 존경심에서 우러나온 예의 범절이라는 규범적인 이상을 꿈꾸면서 금기와 도덕 규범으로 되돌아갈 것을 요구하는 사람도 있고, 교훈적인 도덕의 이름을 내세우며 강경한 억압책에 호소하는 사람들도 있다.

　하지만 어떻게 억지로, 혹은 도덕 강의로 도덕적 위기에 의해 붕괴되어 가는 가정 속에서 잘못된 삶을 사는 청소년들을 '일으켜 세울' 수 있다고 생각할 수 있는가? 도덕이라는 현대적 변명은 그 되풀이되는 시도 및 협정과 더불어, 단순히 담론적인 덕을 통해 사회 문제를 해결하지 못하는 모종의 무능력함을 몰아내고자 하는 것은 아닐까?

東文選 文藝新書 73

시간, 욕망 그리고 공포

알랭 코르뱅 / 변기찬 옮김

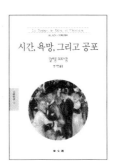

　최근 역사학계에서는 '새로운 문화사,' 즉 문화를 통해 역사를 보는 일이 중요한 과제로 제기되고 있다. 문화는 특정한 사회나 시대의 제반 현상들과 상호 분리되어 독립적으로 존재할 수 없다. 더욱이 특정한 계급이나 집단에게만 온전히 귀속된 문화란 있을 수 없다. 문화란 하나의 계급에서 다른 계급으로, 하나의 집단에서 다른 집단으로 파급되는 것이 아니라 상호 공유하는 것이기 때문이다. 그러므로 문화를 통하여 역사를 본다는 의미는 "문화를 단순히 서술해야 할 대상으로 하나의 고립된 객체로 보는 것이 아니라, 그것을 통하여 사회의 거의 모든 단면을 여과시켜 부분을 잃지 않으면서도 전체를 바라볼 수 있는 총괄적인 상을 얻으려는" 것이다.

　알랭 코르뱅의 이 책 역시 이러한 '새로운 문화사'적인 연구 결과의 한 부분을 차지하고 있다. 그의 다른 저서들에서와 마찬가지로 이 책에서 나타나는 주요한 특징은, 19세기 프랑스 사회에 많은 충격을 주었던 사건들이었으나 이후 신속하고 쉽게 잊혀진 사건들, 그렇기 때문에 역사가들의 관심을 끌지 못했던 사건들에 대한 기록을 찾아내어 그것들을 해석하고 새롭게 의미를 부여하는 데 있다. 그는 또한 욕망·폭력 혹은 공포 등을 통해 나타나는 집단심리를 서술하고자 시도한다. 이 집단심리는 특정 계급의 문화를 통해 표출되는 동시에 다른 계급의 문화와도 관계를 맺고 있다.

　이 책에서 알랭 코르뱅은 역사가의 관점으로 생물학적인 문제와 함께 성교(性交)로부터 비롯되는 위험을 어떻게 예방할 것인가를 다루고 있다. 그는 부수적으로 이주 노동자들에 대해 보여 주었던 후각적인 혐오감을 강조한다. 그는 생태학적인 관심이 역사 속에서 어떻게 반영되었는지를 개괄적으로 드러내 보여 주는 동시에, 산업의 발전으로 인한 공해 문제를 사람들이 어떻게 인식하고 있었는가를 분석한다.

東文選 文藝新書 170

비정상인들

1974-1975, 콜레주 드 프랑스에서의 강의

미셸 푸코

박정자 옮김

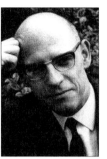

　비정상이란 도대체 무엇일까? 하나의 사회는 자신의 구성원 중에서 밀쳐내고, 무시하고, 잊어버리고 싶은 부분이 있다. 그것이 어느 때는 나환자나 페스트 환자였고, 또 어느 때는 광인이나 부랑자였다.

　《비정상인들》은 역사 속에서 모습을 보인 모든 비정상인들에 대한 고고학적 작업이며, 또 이들을 이용해 의학 권력이 된 정신의학의 계보학이다.

　콜레주 드 프랑스에서 1975년 1월부터 3월까지 행해진 강의 《비정상인들》은 미셸 푸코가 1970년 이래, 특히 《사회를 보호해야 한다》에서 앎과 권력의 문제에 바쳤던 분석들을 집중적으로 추구하고 있다. 앎과 권력의 문제란 규율 권력, 규격화 권력, 그리고 생체-권력이다. 푸코가 소위 19세기에 '비정상인들'로 불렸던 '위험한' 개인들의 문제에 접근한 것은 수많은 신학적 · 법률적 · 의학적 자료들에서부터였다. 이 자료들에서 그는 중요한 세 인물을 끌어냈는데, 그것은 괴물, 교정(矯正) 불가능자, 자위 행위자였다. 괴물은 사회적 규범과 자연의 법칙에 대한 참조에서 나왔고, 교정 불가능자는 새로운 육체 훈련 장치가 떠맡았으며, 자위 행위자는 18세기 이래 근대 가정의 규율화를 겨냥한 대대적인 캠페인의 근거가 되었다. 푸코의 분석들은 1950년대까지 시행되던 법-의학감정서를 출발점으로 삼고 있다. 이어서 그는 고백 성사와 양심 지도 기술(技術)에서부터 욕망과 충동의 고고학을 시작했다. 이렇게 해서 그는 그후의 콜레주 드 프랑스 강의 또는 저서에서 다시 선택되고, 수정되고, 다듬어질 작업의 이론적 · 역사적 전제들을 마련했다. 이 강의는 그러니까 푸코의 연구가 형성되고, 확장되고, 전개되는 과정을 추적하는 데 있어서 결코 빼놓을 수 없는 필수 불가결의 자료이다.

東文選 文藝新書 129

죽음의 역사

P. 아리에스

이종민 옮김

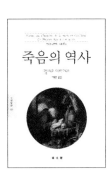

지구상에 존재하는 모든 피조물은 시작과 끝이라는 존재의 본원적인 한계성을 지니고 있다. 인간 역시 이러한 자연의 법칙에서 결코 벗어날 수 없는 한계성을 인식하고 있다. 그러나 인간 존재의 시작을 의미하는 탄생에 관해서는 그 실체가 이미 과학적으로 규명되고 있지만, 종착점으로서의 죽음은 인간들의 끊임없는 연구와 노력에도 불구하고 오늘날까지 이렇다 할 구체적인 모습을 드러내지 못하고 있는 것이 현실이다. 이유는 간단하다. 과학적으로 죽음이라는 현상 자체는 규명되었다 할지라도, 그 이후의 세계는 어느 누구도 경험하지 못한 때문일 것이다. 물론 죽음이나 저세상을 경험했다는 류의 흥미로운 기사거리나 서적 들이 우리의 주변에 널려 있는 것은 사실이지만, 이는 어디까지나 임사상태에 이른 사람들의 이야기일 뿐 실지로 의학적으로 완전한 사망을 토대로 한 것은 아니다. 말하자면 진정한 죽음의 상태를 경험한 사람은 존재치 않기 때문에 죽음은 더욱더 우리 인간들의 호기심과 두려움을 자극하는 대상이 되고 있을지도 모른다.

아무튼 본서는 아득한 옛날부터 현재에 이르기까지 사람들은 어떻게 죽음을 맞이하고 생각했는가?라는 사람들의 호기심에 답하듯 죽음을 연구대상으로 삼은 역사서이다. 따라서 죽음의 이미지가 어떻게 변해 왔는지, 또 인간은 자신의 죽음을 앞에 두고 어떻게 행동했으며 타인의 죽음에 대해 어떤 생각을 품고 있었는지를 추적한다. 그리하여 역사 이래 인간의 항구적 거주지로서의 묘지로부터 죽음과 문화와의 관계를 파악하면서 묘비와 묘비명, 비문과 횡와상, 기도상, 장례절차, 매장 풍습, 나아가 20세기 미국의 상업화된 죽음의 이미지를 추적한다.

東文選 現代新書 129

번영의 비참

― 종교화한 시장 경제와 그 적들

파스칼 브뤼크네르 / 이창실 옮김

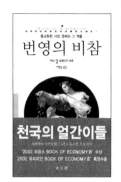

'2002 프랑스 BOOK OF ECONOMY賞' 수상
'2002 유러피언 BOOK OF ECONOMY賞' 특별수훈

　번영의 한가운데서 더 큰 비참이 확산되고 있다면 세계화의 혜택은 무엇이란 말인가?

　모든 종교와 이데올로기가 붕괴되는 와중에 그래도 버티는 게 있다면 그건 경제다. 경제는 이제 무미건조한 과학이나 이성의 냉철한 활동이기를 그치고, 발전된 세계의 마지막 영성이 되었다. 이 준엄한 종교성은 이렇다 할 고양된 감정은 없어도 제의(祭儀)에 가까운 열정을 과시한다.

　이 신화로부터 새로운 반체제 운동들이 사람들의 마음을 사로잡는다. 시장의 불공평을 비난하는 이 운동들은 지상의 모든 혼란의 원인이 시장에 있다고 본다. 그러나 실상은 그렇게 하면서 시장을 계속 역사의 원동력으로 삼게 된다. 신자유주의자들이나 이들을 비방하는 자들 모두가 같은 신앙으로 결속되어 있는 만큼 그들은 한통속이라 할 수 있다.

　그렇다면 우리가 벗어나야 하는 것은 자본주의가 아니라 경제만능주의이다. 사회 전체를 지배하려 드는 경제의 원칙, 우리를 근면한 햄스터로 실추시켜 단순히 생산자·소비자 혹은 주주라는 역할에 가두어두는 이 원칙을 너나없이 떠받드는 상황에서 벗어나야 한다. 일체의 시장 경제 행위를 원위치에 되돌려 놓고 시장 경제가 아닌 자리를 되찾아야 한다. 이것은 우리 삶의 의미와도 직결되는 문제이기 때문이다.

　파스칼 브뤼크네르: 1948년생으로 오늘날 프랑스에서 가장 영향력 있는 에세이스트이자 소설가이기도 하다. 그는 매 2년마다 소설과 에세이를 번갈아 가며 발표하고 있다. 주요 저서로는 《순진함의 유혹》(1995 메디치상), 《아름다움을 훔친 자들》(1997 르노도상), 《영원한 황홀》 등이 있으며, 1999년에는 프랑스에서 가장 많이 팔린 작가로 뽑히기도 하였다.